Pathologisch-histologisches Praktikum

Von

Professor Dr. Herwig Hamperl
Direktor des Pathologischen Institutes der Universität Bonn

7. neubearbeitete Auflage

Mit 212 Abbildungen, davon 11 farbige auf drei Tafeln

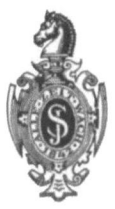

Springer-Verlag Berlin · Heidelberg · New York 1966

Alle Rechte, insbesondere das der Übersetzung in fremde Sprachen, vorbehalten.
Ohne ausdrückliche Genehmigung des Verlages ist es auch nicht gestattet, dieses
Buch oder Teile daraus auf photomechanischem Wege (Photokopie, Mikrokopie)
zu vervielfältigen

Copyright 1942, 1948 and 1955 by Springer-Verlag oHG.
Berlin, Göttingen and Heidelberg

© by Springer-Verlag oHG, Berlin · Göttingen · Heidelberg 1958 and 1961

© by Springer-Verlag, Berlin · Heidelberg 1966

Library of Catalog Card Number 66-24204

ISBN-13: 978-3-540-03527-5   e-ISBN-13: 978-3-642-87797-1
DOI: 10.1007/978-3-642-87797-1

Die Wiedergabe von Gebrauchsnamen, Handelsnamen, Warenbezeichnungen usw. in
diesem Werk berechtigt auch ohne besondere Kennzeichnung nicht zu der Annahme,
daß solche Namen im Sinn der Warenzeichen- und Markenschutz-Gesetzgebung
als frei zu betrachten wären und daher von jedermann benutzt werden dürften

Titel-Nr. 0363

Vorwort zur siebenten Auflage

Dieses Büchlein möchte denjenigen Studierenden eine Hilfe sein, die sich die Präparate ihres pathologisch-histologischen Kurses nach Monaten oder Jahren noch einmal ansehen wollen. Vieles von dem, was seinerzeit, als sie den Kurs hörten, frisch und lebendig vor ihren Augen stand, ist nunmehr verblaßt, so daß sie sich gewöhnlich an Kameraden oder Einpauker wenden oder ein Skriptum zu Hilfe nehmen müssen. Da diese Art des Studiums doch nicht recht befriedigt, geht meist die einmalige Gelegenheit, tiefer in die gestaltliche Welt einzudringen, freudlos und ungenützt vorüber. Darum habe ich versucht, dem Studierenden bei seiner Beschäftigung mit den histologischen Präparaten gewissermaßen über die Schulter zu sehen, ihm die Hand, die die verschiedenen Linsensysteme des Mikroskopes einschaltet und das Präparat verschiebt, zu führen, seine Aufmerksamkeit auf dieses und jenes zu lenken; ich möchte ihm den Weg zeigen, den er richtigerweise gehen muß, um in die Wunder der mikroskopischen Größen einzudringen. Wenn dann der eine oder andere das Bedürfnis fühlt, mehr zu sehen und zu hören, oder gar selbst sich bemüht, Rätsel zu finden und zu lösen, dann hätte dieses Büchlein seinen Zweck erreicht, nämlich ihm das Tor zu einer Welt geöffnet zu haben, die mich selbst seit meinen Studentenjahren gefangenhält. Es will also nicht einen Ersatz für die schon vorhandenen und ausgezeichneten Bücher über pathologische Histologie darstellen, sondern im Gegenteil gerade denjenigen, der mehr wissen möchte, als ich hier in diesem engen Rahmen sagen kann, zu ihrer Benutzung anregen.

Die Form, in der dieser Versuch, einen pathologisch-histologischen Kurs schriftlich wiederzugeben, Gestalt angenommen hat, geht wesentlich auf Erfahrungen zurück, die ich bei dem am Berliner pathologischen Institut üblichen Unterricht sammeln konnte. Deshalb seien auch die folgenden Seiten dem Leiter dieses Institutes, Herrn Professor ROBERT RÖSSLE, in Verehrung gewidmet als dem Manne, der mich durch sein Beispiel erst das Lehren gelehrt hat.

Mein besonderer Dank gilt dem Verleger, der keine Mühe und Kosten scheute, um meinen Wünschen gerecht zu werden, und den Zeichnern, die unverdrossen allen meinen Wünschen nachkamen, in erster Linie Fräulein LOTTE MÜLLER, Herrn HANS BRAND und Fräulein IRMGARD DAXWANGER.

Bonn, im Februar 1966 H. HAMPERL

Inhaltsverzeichnis

Seite

Einleitung 1

I. Blut 9
Normaler Blutausstrich S. 9. — Blutausstrich bei Eosinophilie S. 12. — Blutausstrich von chronischer myeloischer Leukämie S. 12. — Blutausstrich von chronischer lymphatischer Leukämie S. 13

II. Haut 14
Granulierende Hautwunde S. 14

III. Herz 16
Fragmentation von Herzmuskelfasern S. 16. — Fettdurchwachsung des Herzens S. 17. — *Verfettung des Herzmuskels* S. 18. — Fleckförmige Verfettung des Herzmuskels S. 19. — Diffuse Verfettung des Herzmuskels S. 20. — Braune Atrophie des Herzens S. 20. — Hypertrophischer Herzmuskel S. 21. — Akute fibrinöse Perikarditis S. 22. — Perikarditis in Organisation S. 24. — Frischer Herzinfarkt S. 26. — Nicht ganz frischer Herzinfarkt S. 27. — Herzschwiele nach Infarkt S. 28. — *Eitrige Entzündung des Herzmuskels* S. 29. — Abscesse im Herzmuskel S. 29. — Diffuse eitrige Myokarditis S. 31. — Myokarditis bei Diphtherie S. 31

IV. Gefäße 32
Arteriosklerose der Aorta S. 32. — Arteriosklerose einer Coronararterie S. 35. — Media-Verkalkung S. 36. — Mesaortitis S. 38. — *Thrombose* S. 39. — Frischer Gerinnungsthrombus S. 40. — Abscheidungsthrombus S. 40. — Thrombus in Organisation S. 41. — Organisierter Thrombus S. 43. — Kanalisierter Thrombus S. 44. — *Endokarditis* S. 45. — Rheumatische Endokarditis S. 45. — Thrombo-Endokarditis S. 46

V. Leber 47
Dissoziation der Leberzellen S. 49. — Braune Leberatrophie S. 49. — Hämosiderose der Leber S. 50. — Malarialeber S. 51. — Ikterus der Leber S. 52. — *Verfettung der Leber* S. 53. — Centroacinäre kleintropfige Verfettung S. 53. — Diffuse kleintropfige Verfettung S. 54. — Diffuse großtropfige Verfettung S. 54. — Amyloidleber S. 55. — Stauungsleber S. 57. — Leber bei chronischer myeloischer Leukämie S. 58. — Leber bei chronischer lymphatischer Leukämie S. 59. — Cholangitis mit Abscessen

S. 60. — Akute Hepatitis S. 61. — Akute Leberdystrophie
S. 63. — Leber bei Eklampsie S. 65. — *Lebercirrhose* S. 66. —
Atrophische Lebercirrhose S. 66. — Hämosiderotische Lebercirrhose S. 68. — Fettcirrhose S. 68. — Cholostatische Cirrhose S. 69. — Feuersteinleber S. 70

VI. Niere 71
Kadaveröse Trübung S. 72. — Stauungsniere S. 73. — Anämischer Niereninfarkt S. 74. — *Nephrosklerose* S. 76. — Arteriolosklerose der Niere S. 76. — Arteriolosklerotische Schrumpfniere S. 78. — Intracapilläre Glomerulosklerose S. 79. — *Nephrosen* S. 80. — Verfettung der Niere S. 80. — Diabetesniere (Diabetische Nephrose) S. 81. — Ikterus der Niere (Cholämische Nephrose) S. 81. — Sublimatnephrose S. 82. — Amyloidnephrose S. 83. — Lipoidnephrose S. 85. — *Glomerulonephritis* S. 87. — Akute diffuse Glomerulonephritis S. 87. — Akute hämorrhagische Glomerulonephritis S. 88. — Subakute Glomerulonephritis S. 89. — Chronische Glomerulonephritis S. 90. — Interstitielle Nephritis bei Scharlach S. 92. — Metastatische Nierenabscesse S. 93. — Pyelonephritis S. 95. — Hydronephrose S. 96

VII. Respirationstrakt 97
Diphtherie S. 97. — Rachendiphtherie S. 97. — Diphtherie der Trachea (descendierender Croup) S. 98. — *Lunge* S. 99. — Fetale Atelektase S. 100. — Fruchtwasseraspiration S. 100. — Anthrakose der Lunge S. 102. — Silikose der Lunge S. 103. — Lungenödem S. 104. — Lungenemphysem S. 105. — Fettembolie der Lunge S. 106. — Chronische Stauungslunge S. 107. — Hämorrhagischer Lungeninfarkt S. 109. — Blutaspiration S. 110. — *Lungenentzündung* S. 110. — Lobärpneumonie im Stadium der gelben Hepatisation S. 112. — Lobärpneumonie im Stadium der grauen Hepatisation S. 112. — Chronische Pneumonie S. 113. — Lobulärpneumonie S. 115. — Peribronchiale Pneumonie (bei Masern) S. 117. — Lungenabsceß S. 118. — *Interstitielle Pneumonie* S. 119. — Interstitielle Pneumocystis-Pneumonie S. 120

VIII. Milz 121
Hämosiderose der Milz S. 121. — *Amyloidose der Milz* S. 123. — Sagomilz S. 123. — Schinkenmilz S. 124. — Anämischer Milzinfarkt S. 125. — Zuckergußmilz S. 125

IX. Zentralnervensystem 126
Gehirn S. 126. — Eitrige Leptomeningitis S. 127. — Gehirnerweichung S. 128. — *Hirnblutung* S. 130. — Frische Hirnblutung S. 130. — Alte Hirnblutung S. 130. — Encephalitis S. 131. — *Rückenmark* S. 132. — Poliomyelitis anterior S. 133. — Tabes dorsalis S. 134. — Multiple Sklerose S. 135. — Pachymeningitis haemorrhagica interna S. 135

Inhaltsverzeichnis VII

Seite

X. Magen-Darm-Trakt 136
Chronische atrophierende Gastritis S. 137. — Magengeschwür
S. 138. — Colitis S. 140. — Typhusdarm S. 141. — Akute Appendicitis S. 142. — Obliterierte Appendix S. 145. — Chronische
Cholecystitis S. 145

XI. Knochensystem 146
Ostitis deformans Paget S. 147. — Normaler kindlicher Röhrenknochen S. 149. — Rachitischer Röhrenknochen S. 150. —
Osteochondritis luica S. 152. — Frakturcallus S. 153

XII. Exo- und endokrine Drüsen 155
Mastopathia cystica S. 155. — Adenomyomatose der Prostata
S. 157. — Ascendierende Parotitis S. 158. — Pankreas- und
Fettnekrose S. 160. — Sklerose des Pankreas S. 162. — Diffuse
Kolloidstruma S. 163. — Basedow-Schilddrüse S. 164

XIII. Geschlechtsorgane 165
Erosion der Portio S. 165. — Endometriose S. 167. — Hyperplasie der Uterusschleimhaut (Geschabsel) S. 168. — Geschabsel
bei Abortus S. 170. — Blasenmole S. 172. — Chronische Salpingitis S. 173. — Fibröse Atrophie des Hodens S. 175

XIV. Lymphatisches Gewebe 176
Anthrakose der Lymphdrüse S. 176. — Hyalin in Lymphdrüse
S. 178. — Lymphdrüse bei lymphatischer Leukämie S. 179. —
Hyperplasie der Tonsillen S. 179

XV. Skeletmuskulatur 180
Atrophie der Muskulatur S. 180. — Pseudohypertrophie der
Muskulatur S. 181. — Wachsartige Degeneration der Skeletmuskulatur S. 182. — Phlegmone der Skeletmuskulatur S. 183

XVI. Spezifische Entzündungen 185
Tuberkulose S. 185. — Tuberkulöse käsige Pneumonie S. 185. —
Tuberkulöse Meningitis S. 187. — Miliare Tuberkel der Leber
S. 188. — Miliartuberkulose der Lunge S. 190. — Solitärtuberkel
(Tuberkulom) S. 192. — Lymphdrüsentuberkulose S. 194. —
Tuberkulöse Perikarditis S. 195. — Fibröse Lungentuberkulose
S. 196. — Kavernenwand S. 198. — Tuberkulöses Darmgeschwür
S. 199. — *Syphilis* S. 200. — Angeborene Lebersyphilis S. 201. —
Lebergumma S. 202. — Viruslymphadenitis S. 203. — Aktinomykose S. 204. — *Pilzkrankheiten* S. 206. — Aspergillose
S. 206. — Soor S. 207. — Fremdkörpergranulom S. 208. —
Rheumatische Myokarditis S. 210. — Lymphogranulom S. 211

XVII. Tierische Parasiten 212
Echinococcus der Leber S. 212. — Oxyuren in der Appendix
S. 214. — Muskeltrichinose S. 215

Seite

XVIII. Tumoren 216

    1. Gutartige Tumoren des Binde- und Stützgewebes S. 217. — Fibrom der Haut S. 217. — Myxom S. 218. — Neurofibrom S. 219. — Neurinom S. 220. — Meningiom S. 221. — Fibromyom S. 222. — *Hämangiom* S. 223. — Capilläres Hämangiom S. 223. — Kavernöses Hämangiom S. 224. — Riesenzellenepulis S. 225. — Lipom S. 227. — Chondrom S. 227

    2. Bösartige Tumoren des Binde- und Stützgewebes S. 228. — Fibrosarkom S. 229. — Myosarkom S. 230. — Lymphosarkom S. 230. — Reticulosarkom S. 231. — Osteogenes Sarkom S. 232

    3. Gutartige epitheliale Tumoren S. 234. — Seborrhoische Warze S. 234. — Spitzes Kondylom S. 235. — Papillom der Harnblase S. 236. — Polyp der Darmschleimhaut S. 238. — Adenome der Schilddrüse S. 240. — Nebennierenrindenadenom S. 241. — *Kystome* S. 242. — Pseudomucinkystom des Eierstockes S. 242. — Papilläres Kystom des Eierstockes S. 244. — Sogenannter Parotismischtumor S. 245. — Fibroadenom der Mamma S. 246

    4. Bösartige epitheliale Tumoren (Carcinome, Krebse) S. 248. — Solides Carcinom S. 251. — Scirrhus S. 251. — Medulläres Carcinom S. 252. — Adenocarcinom S. 252. — Schleimkrebs S. 254. — Plattenepithelcarcinom S. 256. — Basaliom (sogenannter Basalzellkrebs) S. 258. — Primärer Leberkrebs (Hepatom) S. 260. — Hypernephrom S. 262

    5. Besondere Tumorformen S. 264. — Glioblastoma multiforme S. 264. — Pigmentnaevus S. 265. — Malignes Melanom (Metastase) S. 267. — Adenosarkom der Niere S. 267. — Chorionepitheliom S. 268. — Teratom S. 270

    6. Ausbreitungswege bösartiger Tumoren S. 271. — Lymphdrüsenmetastase eines Krebses S. 272. — Lymphangiosis carcinomatosa in der Lunge S. 273. — Hämatogene Krebsmetastase in der Leber S. 274

Sachverzeichnis 276

Tafeln 1—3. Farbige Beispiele für die gebräuchlichen histologischen Färbemethoden (am Schluß des Buches).

Einleitung

Wer dieses Büchlein mit Gewinn benutzen will, muß selbst einiges mitbringen: zunächst eine der Präparatesammlungen, wie sie in allen Pathologischen Instituten entweder an die Studierenden ausgegeben oder entliehen werden, und ein Mikroskop. Fast noch wichtiger sind aber gewisse grundlegende Kenntnisse der normalen Histologie. Zu ihrer Auffrischung mögen die kurzen Wiederholungen dienen, die jedem einzelnen Organkapitel vorangestellt sind. Weiter wird eine Kenntnis der allgemeinen und speziellen Pathologie vorausgesetzt, wie sie in entsprechenden Vorlesungen oder den gebräuchlichen Lehrbüchern vermittelt wird. Nur auf dieser Grundlage werden Zusammenhänge klar, die das im histologischen Präparat Feststellbare mit dem klinischen und makroskopischen Bild einer Krankheit verbinden. Kurze diesbezügliche Hinweise sind jeweils in den Text eingeflochten.

Wie hat nun der Lernende an ein solches histologisches Präparat heranzugehen? Aus vielfacher eigener Erfahrung weiß ich, daß der Anfänger die Möglichkeiten, die ihm sein Mikroskop bietet, nur zum geringsten Teil ausnutzt. Entweder begnügt er sich damit, den Schnitt mit einer der schwachen Vergrößerungen durchzusehen und, wenn er zu einem Urteil (Diagnose) über die vorliegende Veränderung gelangt ist, ihn sofort beiseite zu legen. Bei einem solchen Verfahren bleiben natürlich viele und vielleicht gerade die interessantesten, problematischen Einzelheiten unbeachtet. Auf der anderen Seite neigen manche Studenten dazu, möglichst schnell die starken Vergrößerungen einzuschalten, um gewissermaßen durch die Optik das zu ersetzen, was ihnen an Wissen und Kenntnissen fehlt; sie verlieren sich dann gern in Einzelheiten und vergessen über diesen die großen Zusammenhänge. Man mache es sich daher zum Grundsatz, alle gegebenen Möglichkeiten des Mikroskopes methodisch auszunutzen.

Einleitung

Zuerst betrachte man das Präparat *mit freiem Auge*, wobei man sich in manchen Schnitten schon sehr gut orientieren kann — ich kenne manchen alten Institutsangestellten, der auf diese Weise sogar histologische Diagnosen mit verblüffender Sicherheit zu stellen imstande ist. Dann suche man, sich mit der *Lupenvergrößerung*[1] einen Überblick über das ganze vorliegende Präparat zu verschaffen: Die Lupe ist das Objektiv der topographischen Orientierung. Weiß man einmal in der Topographie des Schnittes Bescheid, dann schalte man die *schwache Vergrößerung* ein, mit der man oft schon zu einer Diagnose gelangen kann: Die schwache Vergrößerung ist in den allermeisten Fällen das Objektiv der Diagnostik. Die *starke Vergrößerung* benützen wir nur zur Lösung bestimmter Fragen und Aufgaben, die wir uns mit der schwachen Vergrößerung selbst stellen, wie z. B. die Frage nach einer bestimmten Kern- oder Zellform, Granulierung einer Zelle, Zusammenhang der Zellen usw.: Die starke Vergrößerung ist also das Objektiv der Cytologie. Hat man mit ihm eine gestellte Aufgabe gelöst, so schaltet man wieder die schwache Vergrößerung ein, mit der neue Fragen und Aufgaben gesucht werden.

Man gehe also, wenigstens im Anfang, an ein Präparat immer methodisch heran. Nichts ist verderblicher als die schnelle, oder besser gesagt, die vorschnelle Diagnose: Dem Anfänger gibt sie, wenn sie überhaupt richtig ist, das trügerische Gefühl des Könnens und hindert ihn, sich mit den zahllosen Einzelheiten des Präparates näher zu befassen; beim Erfahrenen kann sie für die Kranken, die auf seine diagnostische Kunst angewiesen sind, lebensgefährlich werden. Ich habe mich deshalb bemüht, bei den Präparaten, die hier besprochen werden sollen, jedesmal eine gewisse Marschroute vorzuzeichnen, die der Anfänger zunächst tunlich einhalten sollte. Sie führt ihn an die wesentlichen und kennzeichnenden Veränderungen heran. Hier beginnt nun so recht die eigene Arbeit des Mikroskopierenden. Er steht vor der Aufgabe, aus der natürlichen Mannigfaltigkeit des Sichtbaren den Typus, den übergeordneten Begriff, herauszuschälen. In diesem Sinne wollen auch die bei-

---

[1] Manchmal muß man bei Anwendung der Lupenvergrößerung den Kondensor senken, um das Bildfeld ganz auszuleuchten. Falls das Mikroskop keine Lupe besitzt, kann man das gleiche Ziel, nämlich die topographische Orientierung, oft mit dem herausgenommenen und verkehrt über das Präparat gehaltenen Okular erreichen.

gegebenen Zeichnungen verstanden sein. Sie verzichten bewußt auf die naturgetreue Wiedergabe eines noch so typischen Präparates oder einer noch so typischen Stelle, die ja doch immer Einzelerscheinung bleiben muß; denn daß eine Zelle gerade *so* aussieht und gerade *so* liegt, bleibt auch in einem photographisch wiedergegebenen Präparat dem Zufall überlassen. Demgegenüber bringen die halbschematischen, bewußt vereinfachenden Zeichnungen, welche unter Weglassung alles Unwesentlichen fast immer nach originalen Mikrophotogrammen oder Abbildungen angefertigt wurden[1], gewissermaßen das Grundskelet, die „Idee" der betreffenden Veränderungen, die hinter der mehr oder minder zufallsüberlassenen einmaligen Verwirklichung im vorliegenden histologischen Präparat steckt. In ähnlicher Weise versucht ja auch der Kliniker, wenn er einen Kranken vorstellt, aus dem Einmaligen eines Falles zum Begriff der betreffenden Krankheit zu gelangen.

Ist es einmal gelungen, mit Hilfe des Textes und der Abbildungen alles Wesentliche im Präparat zu sehen, so lege man es nicht als erledigt zur Seite; jetzt erst beginnt der reizvollste Teil der mikroskopischen Arbeit, das Aufsuchen der, ich möchte fast sagen, persönlichen Besonderheiten gerade *dieses* Präparates. Fast nirgends in der Medizin kommt der Studierende in so nahe und tiefe Berührung mit dem krankhaften Objekt wie gerade hier. Je genauer er beobachtet, um so mehr Fragen und Rätsel tun sich vor ihm auf. Viele davon wird er selbst lösen können, andere wird ihm

[1] Als Grundlage dienten bei den Zeichnungen vielfach abgewandelte Abbildungen aus den großen Lehrbüchern, wie: Aschoff: Pathologische Anatomie. — Beattie u. Dickson: Special Pathology. — Borst: Pathologische Histologie. — Boyd: Text-book of Pathology. — Dürck: Pathologische Histologie. — Hamperl: Lehrbuch der allgemeinen Pathologie und speziellen pathologischen Anatomie. — Henke-Lubarsch: Handbuch der speziellen pathologischen Anatomie und Histologie. — Kaufmann (Gruber): Spezielle pathologische Anatomie. — Kyrle: Histobiologie der Haut. — MacCallum: Text-book of Pathology. — Mallory: Principles of pathological Histology. — Masson: Tumeurs. — Ribbert: Lehrbuch der allgemeinen Pathologie und speziellen pathologischen Anatomie. — Roussy-Bertrand: Travaux pratiques. — Roussy-Leroux-Oberling: Précis d'Anatomie pathologique. — Sandritter u. Schorn: Pathologische Histologie. — Schleip u. Alder: Atlas der Blutkrankheiten. — Schmaus-Herxheimer: Grundriß der pathologischen Anatomie. — Spielmeyer: Histopathologie des Nervensystems. — Woodhead: Practical Pathology. — Ziegler: Lehrbuch der allgemeinen Pathologie und der pathologischen Anatomie.

Einleitung

die Hilfe eines Erfahrenen leicht deuten können, manche aber sind vielleicht gerade im vorliegenden Präparat zutage liegende neue Befunde. Ich habe selbst mehr als einmal in wissenschaftlichen Arbeiten Befunde aus Kurspräparaten verwendet, die unzählige Male unter den Mikroskopen gelegen hatten und doch nicht restlos ausgeschöpft worden waren. Mit anderen Worten: hier kann jeder, der will, Forscherarbeit leisten. Darin liegt auch letzten Endes der Wert und Zweck des pathologisch-histologischen Kurses. Er vermittelt nicht nur die feinere Kenntnis der mit dem freien Auge feststellbaren Veränderungen, sondern kann den Studierenden sozusagen in die vorderste Frontlinie wissenschaftlichen Fortschrittes führen.

Die Zahl der in einem solchen Kurs zu behandelnden Präparate findet ihre natürliche Grenze in der Zahl der zur Verfügung stehenden Unterrichtsstunden und der Fassungskraft der Studierenden. Es wird also von der persönlichen Einstellung eines Vortragenden abhängen, wieviele Präparate und welche er für einen solchen Kurs auswählt. Schließlich soll ja der Student bloß imstande sein, „anhand einiger ... mikroskopischer pathologisch-anatomischer Präparate ... seine Kenntnisse in der ... Pathologie darzutun" (Bestallungsordnung für Ärzte, § 45), nicht aber zum perfekten histologischen Diagnostiker erzogen werden, der imstande ist, auch die seltensten Krankheiten zu erkennen. Es wird also in einem gegebenen Kurs nicht möglich sein, alle die in diesem Büchlein aufgezählten Präparate wirklich zu besprechen. Große Lücken entstehen aber dadurch wohl nicht, denn manche Präparate können einander bis zu einem gewissen Grad vertreten. So hängt es z.B. von der Einstellung des betreffenden Dozenten ab, ob er lieber das Wesen des hämatogen entstandenen Abscesses im Herzmuskel oder an der Niere besprechen will. Im vorliegenden Büchlein haben aber beide Lokalisationen Erwähnung gefunden. Andererseits ist es möglich, daß in einer Vorlesung auch Präparate besprochen werden, die in diesem Büchlein nicht ausdrücklich erwähnt sind. Wenn man aber z.B. das Wesen des Tuberkels in der Leber einmal kennengelernt hat, so wird es leicht sein, ein entsprechendes Vorkommnis in der Prostata oder in der Milz richtig zu deuten, auch wenn es im Text nicht ausdrücklich erwähnt ist.

Noch ein Wort über die Reihenfolge der Präparate. Sie hält sich weder streng an die Grundsätze der allgemeinen noch der speziellen (bzw. Organ-) Pathologie, hat sich mir aber in langjähriger Unterrichtstätigkeit bestens bewährt. Wir lernen zunächst die Organe mit ihren besonderen Veränderungen kennen und folgen damit der Einteilung der speziellen Pathologie, die wir erst bei den spezifischen Entzündungen und Tumoren verlassen. Übrigens kann man die besprochenen Präparate leicht nach den Grundsätzen der allgemeinen Pathologie umordnen, so daß es ohne weiteres möglich ist, sich sein Studium auch in dieser Art und Weise einzurichten.

Da heute im Rahmen des pathologisch-histologischen Kurses von den Studenten kaum mehr Präparate selbst angefertigt werden, erscheint es angebracht, einige Worte über die *Herstellung der Schnitte* zu sagen. Das Ziel jeder histologischen Technik ist es, einen dünnen, gut gefärbten und durchsichtigen Schnitt zu gewinnen. Um das zu ermöglichen, müssen mit dem frisch aus der Leiche oder durch Operation gewonnenen Material verschiedene Manipulationen durchgeführt werden. Zunächst wird es in eine Flüssigkeit eingebracht, die das Eiweiß fällt (denaturiert). Zu dieser „Fixierung" verwendet man jetzt meist eine wäßrige, 5—10%ige Formalinlösung. Nur dort, wo besonders empfindliche Strukturen erhalten bleiben sollen, z. B. Glykogen, benützen wir wasserfreien (absoluten) Alkohol oder andere Fixierungsmittel. Zur Herstellung dünner Schnitte ist es nötig, das Material mit einem gut schneidbaren Medium gleichmäßig zu durchtränken („Einbettung"), wozu gewöhnlich Paraffin oder Celloidin verwendet wird. Beide Stoffe haben aber die unangenehme Eigenschaft, daß sie sich mit Wasser nicht mischen, so daß zunächst aus den Geweben alles Wasser entfernt werden muß. Das geschieht durch Übertragen in immer konzentrierteren Alkohol. Da sich Paraffin und Celloidin auch in Alkohol nicht lösen, muß zwischen die Alkoholbehandlung und das Einbringen in Paraffin oder Celloidin noch eine Flüssigkeit (Zwischenharz) eingeschaltet werden, die sich sowohl mit Alkohol als auch mit den Einbettungsmitteln mischt. Wir benützen dazu Xylol, Toluol, Benzol oder Äther, die natürlich wasserfrei sein müssen. Erst jetzt läßt sich das Stückchen gleichmäßig im Thermostaten bei 50—60° mit Paraffin oder Celloidin durchtränken und kann dann auf dem Mikrotom bis in 0,005—0,01 mm, d. h. 5—10 Mikren dicke Schnitte zerlegt werden. Das geschilderte Verfahren hat aber den Nachteil, daß durch den Alkohol und die Zwischenharze aus

Einleitung

dem Gewebe auch alle Fettstoffe herausgelöst werden. Wollen wir sie erhalten, so müssen wir auf die Einbettung verzichten und das in Formalin fixierte Material dadurch schneidbar machen, daß wir es mit Kohlensäureschnee gefrieren. Dann läßt es sich auf eigens konstruierten Mikrotomen (Gefriermikrotom) in 0,01 mm dicke Schnitte zerlegen. Die auf die eine oder andere Weise gewonnenen Schnitte sind ganz farblos und lassen kaum Gewebsstrukturen erkennen. Um sie deutlich zu machen, hat man eine in die Tausende gehende Zahl von Farbstoffen herangezogen, von denen jeder die Eigenschaft hat, bald den einen, bald den anderen Gewebsbestandteil besonders intensiv zu färben. Wir haben es also in der Hand, das eine Mal bloß Kerne, das andere Mal die kollagenen Fasern, das hämosiderotische Pigment usw. darzustellen. Die allermeisten Präparate werden mit Hämatoxylin und Eosin gefärbt (im folgenden abgekürzt „H.-E."), wobei das Hämatoxylin die Kerne in blauer Farbe darstellt, während das Cytoplasma, die verschiedenen Fasern, die roten Blutkörperchen usw. sich mit Eosin rot färben. Eine große Anzahl der gebräuchlichsten Färbemethoden werden wir im Verlaufe des Kurses an besonderen Beispielen kennenlernen. Um eine Vorstellung von ihrem farbigen Ergebnis zu vermitteln, ist auch von jeder dieser Methoden eine naturgetreue Abbildung beigegeben (s. Tafel 1, 2, 3). Ist die Färbung beendet, dann überziehen wir das Präparat mit einem erstarrenden Medium und schützen es durch Zudecken mit einer dünnen Glasscheibe, dem Deckglas, vor Zerstörung. Diese zahlreichen Manipulationen verändern nicht nur die Gewebe, sondern können auch zur Bildung von störenden und unter Umständen höchst irreführenden Kunstprodukten führen.

Schon das bei der Fixierung meist verwendete *Formalin* kann mit dem Blutfarbstoff eigentümlich schwärzliche Niederschläge in Form von kleinsten Stäbchen und Körnchen bilden. Sie finden sich vor allem in Geweben, die reichlich Hämoglobin bzw. rote Blutkörperchen enthalten. Man verwechsle diesen Formolschmutz nicht mit anderen Pigmenten, z. B. den ebenfalls eckigen Kohlestäubchen. Dazu wird man vor allem dann verleitet, wenn das Formalinpigment sich mit scheinbarer Gesetzmäßigkeit in bestimmten Zellen, z. B. den von Kupfferschen Sternzellen der Leber, niedergeschlagen hat. Vielfach liegt es auch am Rande von Fettvacuolen.

Bei der Einbettung in Paraffin *schrumpfen* die Gewebe einmal bei der Entwässerung durch Alkohol, im Vorharz und schließlich im Thermostaten. Zellen und Fasern weichen dann mehr oder minder weit auseinander und sind durch Spalträume getrennt. Diese Schrumpfung fehlt dagegen bei den Gefrierschnitten, die vom nicht eingebetteten Material gewonnen werden. Eingebettete und gefriergeschnittene Gewebe sehen daher unterschiedlich aus.

Bei der Färbung der Schnitte können Verunreinigungen auf den Schnitt gelangen und mit ihm eingeschlossen werden. Das Gemeinsame aller dieser *Niederschläge* besteht darin, daß sie nicht *im*, sondern *auf* dem Schnitt liegen. Man kann das durch Drehen der Mikrometerschraube leicht nachweisen: Bei einer gewissen Einstellung der stärkeren Vergrößerung erscheint das Gewebe scharf und der Niederschlag unscharf; nach einer kleinen Drehung der Mikrometerschraube, die das Objektiv und damit die Bildebene hebt, erscheint der Niederschlag scharf und das Gewebe unscharf. Aus der Zahl der möglichen Niederschläge seien nur die wichtigsten und häufigsten erwähnt: Farbstoffniederschläge des Hämatoxylins erscheinen als schwärzliche Krümel; Sudan lagert sich in nadelförmigen Kristallen ab; recht störend sind manchmal auch die Epidermisschuppen der Laborantin, die auf dem Schnitt als eckige, stark mit Eosin färbbare Scheibchen liegen bleiben; leicht erkennbar sind über den Schnitt hinwegziehende Woll- und Baumwollfäden.

Schließlich möchte ich noch denjenigen, die dieses Büchlein benützen wollen, einige rein *aus der Praxis gewonnene Ratschläge* auf den Weg mitgeben.

1. Bei Betrachtung eines histologischen Präparates muß man sich immer darüber klar sein, daß es sich um einen Schnitt, also ein zweidimensionales Bild eines in Wirklichkeit dreidimensionalen, räumlichen Objektes handelt. Die meisten aller Unklarheiten und auftauchenden Fragen lassen sich auf dieser Grundlage als Anschnitte oder *Schrägschnitte* deuten, die ja stets zu erwarten sind. Man suche daher immer zuerst typische, also im Quer- oder Längsschnitt getroffene Stellen auf und stelle sich die durch ungewöhnliche Schnittführung entstehenden Bilder vor. Dazu bedarf es freilich der Phantasie und eines guten räumlichen Vorstellungsvermögens, ohne das der Histologe nicht auskommt.

Einleitung

2. Ein histologischer Schnitt stellt immer ein *Augenblicksbild* durch einen in einem bestimmten Stadium fixierten Vorgang dar. Neben dem typischen, voll ausgeprägten Bild der Veränderung werden daher in den Präparaten oft auch wenig kennzeichnende Anfangs- oder Endstadien enthalten sein. Es ist Aufgabe der histologischen Betrachtung, das Tote lebend zu machen und das beobachtete Augenblicksbild in einen fortschreitenden Ablauf von Veränderungen einzufügen. Dabei sind Irrtümer leicht möglich und sind auch schon vielfach vorgekommen, und doch eröffnet sich hier eine der schönsten, wenn auch schwersten Aufgaben der Histologie.

3. Nicht immer sind die *roten Blutkörperchen* in typischer Weise mit Eosin rot gefärbt. Besonders dort, wo sie dicht liegen und die Fixierungsflüssigkeit schlecht eindringen konnte (Thromben, Blutungen), verlieren sie ihren Hämoglobingehalt leicht, werden ausgelaugt und sind dann nur mehr an ihren schattenhaft angedeuteten, rundlichen Konturen zu erkennen (Blutschatten).

4. Wenn die starke Vergrößerung des Mikroskopes kein klares Bild gibt und verdorben zu sein scheint, dann ist in neun von zehn Fällen nicht das Mikroskop schuld, sondern der Umstand, daß das Präparat verkehrt, also mit dem *Deckglas nach unten* auf den Objekttisch gelegt wurde. Bei der schwachen Vergrößerung schadet das nichts, die starke Vergrößerung muß aber so nahe an das Präparat herangebracht werden, daß schon der dicke Objektträger ein Hindernis bedeutet.

I. Blut

Da wir die geformten Bestandteile des Blutes in so gut wie allen Organen wiederfinden, seien sie zusammenfassend mit ihren pathologischen Veränderungen zu allererst besprochen. In der Klinik wird der Blutausstrich mit besonderen Methoden gefärbt, die es gestatten, nicht nur die einzelnen normalen Blutbestandteile, sondern auch ihre viel schwerer bestimmbaren Vorstufen sicher zu unterscheiden (s. Abb. 1). Uns kommt es aber im Rahmen dieses Kurses weniger auf diese feineren Unterschiede an, die man mit den gewöhnlich geübten histologischen Methoden kaum erkennen kann. Wir wollen uns nur darüber ein Bild machen, wie die geformten Blutbestandteile bei denjenigen Färbungen aussehen, mit denen wir es im folgenden zu tun haben werden; wir wollen sie einzeln liegend bestimmen lernen, damit wir sie um so sicherer im Gewebe wiedererkennen. Allerdings sind im Schnittpräparat nicht alle im Ausstrich feststellbaren Einzelheiten wiederzufinden.

Normaler Blutausstrich
(H.-E.; Giemsa)

Die *roten Blutkörperchen* (Abb. 1 q) bilden die Hauptmasse des Blutausstriches und liegen zumeist als flache Scheibchen mit einer der breiten Flächen auf der Unterlage. Sie sind mit Eosin gewöhnlich stark gefärbt und lassen in ihrer Mitte eine hellere Stelle erkennen, die der zentralen Eindellung entspricht. Im Gewebsschnitt werden wir oft genug Profilansichten des Scheibchens zu sehen bekommen, aus denen seine flache Beschaffenheit deutlich hervorgeht.

Von den weißen Blutkörperchen fallen die *neutrophilen Leukocyten* zuerst ins Auge durch ihren ganz unregelmäßig eingeschnürten (segmentierten) Kern (Abb. 1a u. b). Früher sah man jeden Kernanteil als einen besonderen Kern an und bezeichnete diese Leukocyten dementsprechend als polynucleär, d.h. vielkernig. Später

Blut

wurde festgestellt, daß die einzelnen Kerne durch dünne Fäden miteinander zusammenhängen, also einen einzigen vielgestaltigen Kern darstellen. Dem trägt die heute gebräuchliche Bezeichnung

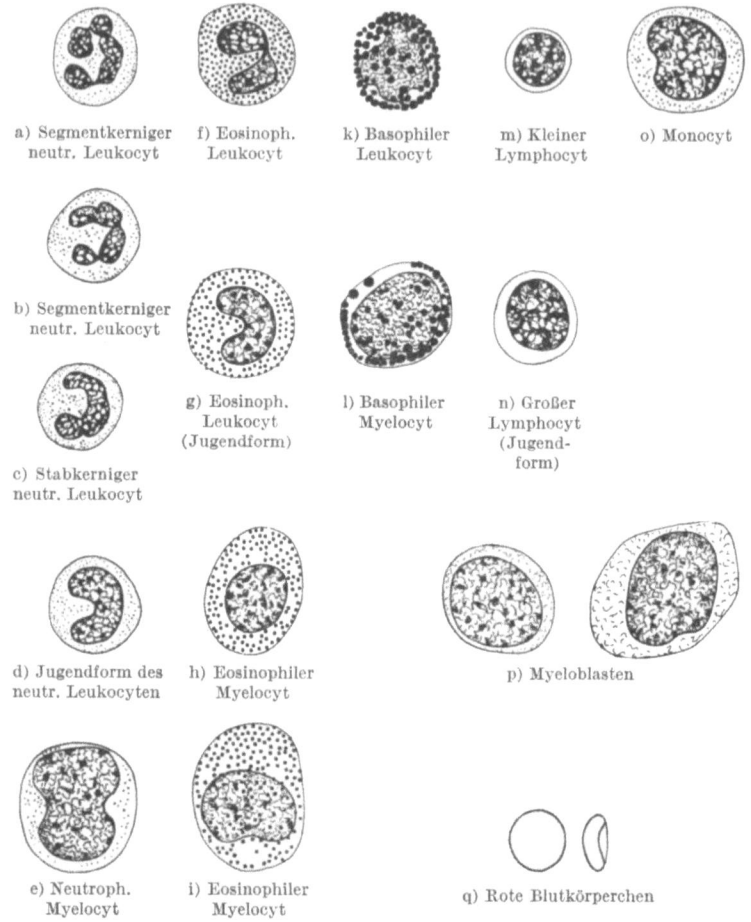

Abb. 1a—q. Weiße und rote Blutkörperchen

„polymorphkernige Leukocyten" Rechnung. Außerdem weist der jugendliche Leukocytenkern noch so gut wie keine Segmente auf (stabkerniger Leukocyt — Abb. 1c) und wird erst mit seinem Altern immer mehr zerschnürt, wobei sich das Chromatingerüst verdichtet (segmentkerniger L.). Im Blut kommen daher neben Leukocyten mit stark zerteilten Kernen immer auch solche mit Kernen vor, die am Beginn der Segmentation stehen. Die bei besonderen Färbungen so deutlich hervortretenden feinen, neutrophilen Granula sind bei der Hämatoxylinfärbung schlecht zu sehen. Bei der Erkennung der polymorphkernigen Leukocyten im Gewebe werden wir uns daher in erster Linie auf die Form des Kernes verlassen müssen.

Eine weitere Form der weißen Blutkörperchen, die nur in 2 bis 3% im strömenden Blut vorhanden ist, sind die *eosinophilen Leukocyten* (Abb. 1f u. g). Ihr kennzeichnendes Merkmal sind die groben, stark mit Eosin färbbaren Körnchen im Cytoplasma, die sie auch dann noch leicht erkennbar machen, wenn sie im Gewebe unter zahlreichen anderen Zellen verstreut liegen. Der Kern, welcher in der Regel die Form eines Hantels hat, also in bloß zwei Segmente geteilt ist, wird manchmal von den Körnchen überdeckt.

Sehr selten (0,5%) sind im strömenden Blut die *basophilen Leukocyten* (Abb. 1k). Sie sind ausgezeichnet durch dicht liegende, durch Hämatoxylin stark gefärbte Körnchen, die noch etwas gröber sind als die Körnchen der eosinophilen Leukocyten. Der Kern ist meist gelappt und ziemlich chromatinreich. Während die basophilen Leukocyten im strömenden Blut wie alle übrigen geformten Elemente eine rundliche Form besitzen, kommen in den Geweben ihnen entsprechende, ebenfalls basophil gekörnte Zellen vor, die rundlich sind oder vielfach Ausläufer, sowie runde Kerne besitzen, die sogenannten *Mastzellen*. Man unterscheidet dementsprechend zwischen Blut- und Gewebsmastzellen.

Neutrophile, eosinophile und basophil gekörnte Leukocyten werden auch unter der Bezeichnung „Granulocyten" zusammengefaßt und den nicht granulierten Monocyten und Lymphocyten gegenübergestellt. Bei Beschreibung von Veränderungen an Schnittpräparaten wird vielfach in nicht ganz einwandfreier Weise, anstatt von polymorphkernigen Leukocyten, von Leukocyten schlechtweg gesprochen. Bedeutet doch die Bezeichnung „Leukocyt" eigentlich „weiße Blutkörperchen" und würde damit auch Monocyten und Lymphocyten einschließen; „Leukocyt" wird hier also mehr im Sinne von „Granulocyt" gebraucht. Die Hauptmasse der Leukocyten wird allerdings im Blut so wie im Gewebe von den neutrophilen Leukocyten gebildet, auf die es ja bei den Gewebsveränderungen in erster Linie ankommt.

In geringer Zahl sind im strömenden Blut *Monocyten* enthalten (4—8%), die, wie der Name ausdrücken soll, im Gegensatz zu den polymorphkernigen Leukocyten nur einen einzigen Kern aufweisen (Abb. 1 o). Dieser ist elliptisch oder bohnenförmig gestaltet. Die bei besonderen Färbungen deutlich werdenden Körnchen im Cytoplasma können wir bei der Hämatoxylin-Eosin-Färbung nicht erkennen. In normalen Blutausstrichen finden wir auch leicht die etwa ein Viertel aller kernhaltigen Zellen ausmachenden *Lymphocyten* (Abb. 1 m u. n). Man erkennt sie vor allem an ihrem kleinen, sehr chromatinreichen Kern. Da die groben Chromatinbröckel meist der Kernmembran anliegen und nur wenige die Mitte des Kernes einnehmen, hat man auch von Radspeichenstruktur des Kernes gesprochen. Das schmale, basophile Cytoplasma ist in den Ausstrichpräparaten kaum, an den im Gewebe liegenden Lymphocyten so gut wie nie erkennbar.

Die *Thrombocyten* erkennen wir zwar auch im Ausstrich als blaßrosa gefärbte Körnchenhaufen, im Gewebsschnitt werden wir ihnen aber nur dort begegnen, wo sie gehäuft vorkommen, wie z. B. in Thromben.

Blutausstrich bei Eosinophilie
(H.-E.; Giemsa)

Unter Umständen können einzelne Formen der weißen Blutkörperchen vorübergehend vermehrt sein. Wir besprechen hier nur die besonders leicht festzustellende Vermehrung der eosinophilen Leukocyten, die Eosinophilie, wie sie besonders bei allergischen Krankheiten, z. B. Asthma bronchiale, und bei Parasitenbefall vorkommt.

Ohne daß wir eine besondere Zählkammer benötigten, fällt in dem Präparat die unverhältnismäßig große Zahl von reifen eosinophilen Leukocyten auf, besonders wenn wir den Ausstrich mit demjenigen des Normalblutes vergleichen. Die Vermehrung kann bis zu 30—40% der weißen Blutkörperchen betragen.

Bei den oben erwähnten Erkrankungen findet sich auch eine Eosinophilie in den Geweben, wie z. B. in der Bronchialwand bei Asthma bronchiale.

Blutausstrich von chronischer myeloischer Leukämie
(H.-E.; Giemsa)

In diesem Ausstrich fällt sofort das gegenüber dem normalen Blut vollkommen veränderte Mengenverhältnis der kernlosen roten zu den kernhaltigen weißen Blutkörperchen auf, da letztere stark vermehrt sind. Nach diesem Zeichen hat ja auch die Krankheit ihren Namen erhalten (Leukämie, d. h. Weißblütigkeit). Betrachten wir die einzelnen weißen Blutkörperchen näher, so finden wir zwar alle im vorhergehenden Präparat geschilderten Formen wieder, aber außerdem noch andere Zellen. Viele, ja manchmal die meisten von ihnen, können wir als Vorstufen der reifen weißen Blutkörperchen ansprechen, die sonst im strömenden Blut nicht vorhanden sind, sondern nur an den Blutbildungsstätten (Knochenmark) gefunden werden: die neutrophilen, eosinophilen und basophilen *Myelocyten* (Abb. 1e, h, i, l). Am leichtesten zu erkennen sind die eosinophilen und basophilen Myelocyten, da sie bereits dieselbe, wenn auch nicht so dichte Körnung des Cytoplasmas aufweisen wie die entsprechenden reifen Formen, die überdies etwas kleiner sind. Außerdem erscheint der Kern groß und ist beim eosinophilen Myelocyten noch nicht hantelförmig durchgeschnürt. Die neutrophilen Myelocyten sind bei der H.-E.-Färbung kaum von den noch jüngeren Vorstufen der Leukocyten, den *Myeloblasten* (Abb. 1p), zu unterscheiden. Es handelt sich um größere Zellen mit einem ovalen oder bohnenförmigen Kern, der mehr oder minder reichlich Chromatin enthält. Es ist überhaupt die Frage, ob man alle bei der myeloischen Leukämie auftretenden Zellformen ohne weiteres mit den normalen Knochenmarkszellen vergleichend in Beziehung setzen kann.

Gelegentlich kommen im leukämischen Blut auch Vorstufen der roten Blutkörperchen vor, die sonst nur im Knochenmark anzutreffen sind, nämlich *Normoblasten* (kernhaltige rote Blutkörperchen). Sie zeichnen sich durch einen kleinen, runden, sehr dichten Kern aus, der keine Chromatinstruktur erkennen läßt. Ihr Cytoplasma färbt sich dank des Hämoglobingehaltes mit Eosin stark rot.

Blutausstrich von chronischer lymphatischer Leukämie
(H.-E.; Giemsa)

Auch in dem Ausstrichpräparat des lymphatisch leukämischen Blutes fällt die starke Zunahme der kernhaltigen weißen Blutkörperchen sofort ins Auge. Gegenüber der myeloischen Leukämie ist aber das Bild jetzt viel eintöniger. Zwar finden wir auch hier noch alle Formen der weißen Blutkörperchen, die wir im normalen Blut kennengelernt haben, aber es überwiegen durchaus die rundkernigen Elemente. Viele von ihnen lassen sich ohne weiteres an der

Beschaffenheit des Kernes als *Lymphocyten* bestimmen. Andere sind aber etwas größer als die normalen Lymphocyten und besitzen einen größeren, ebenfalls rundlichen Kern mit verhältnismäßig wenig Chromatin; während beim reifen Lymphocyten der Cytoplasmasaum kaum sichtbar ist, tritt er jetzt infolge seiner größeren Breite mehr oder minder deutlich in Erscheinung: Es handelt sich um Vorstufen der Lymphocyten, um *Lymphoblasten* (Abb. 1n). Auch hier gibt es verschiedene Zwischenstufen, deren Einordnung nach den Gesichtspunkten der normalen Histologie durchaus nicht immer restlos glücken muß. Dazu kommt noch, daß die lymphatischen Elemente gewöhnlich sehr empfindlich sind und bei nicht sorgfältig angefertigten Ausstrichen leicht deformiert werden.

II. Haut
Granulierende Hautwunde (*H.-E.*)

An der Hautoberfläche läßt sich am besten das Grundsätzliche im Aufbau einer besonderen Gewebsreaktion aufzeigen, der wir in zahlreichen Abwandlungen in inneren Organen immer wieder begegnen werden. Es handelt sich um das sog. *Granulationsgewebe*, das ja auch von seinem makroskopischen Aussehen im Bereich der Haut seinen Namen erhalten hat: man sieht im Bereich einer gewöhnlich nässenden Hautwunde eine etwas körnige (granuläre!) samtartig-rote Fläche, die bei Berührung leicht blutet.

Histologisch stellen wir schon bei schwacher Vergrößerung eine Unterbrechung der Epidermis fest, die gegen den Defekt von beiden Seiten her in schmalen Zellagen ausläuft (Abb. 2). In dem Bereich, in dem sie fehlt, ist die Hautoberfläche von dicht gelagerten Zellen bedeckt, die den aus den unterliegenden Capillaren ausgewanderten Leukocyten entsprechen. Sie und die gleichzeitig austretende Flüssigkeit bilden das von der Wunde abgesonderte Sekret. Rücken wir nunmehr bei unserer Betrachtung in die Tiefe, so ist vor allem die Anordnung der Gefäße zu beachten. Sie steigen aus den tieferen Lagen der Haut gegen die Oberfläche empor, wobei sie immer mehr an Kaliber und Wanddicke abnehmen, bis sie nahe der Oberfläche etwa Capillaren entsprechen. Diese Gefäße sind es auch, die bei der makroskopischen Betrachtung des Geschwürsgrundes die rötlichen Körnchen bilden, die wegen der Verletzbarkeit der dünnen Wände so leicht bluten (s. oben).

Mit der stärkeren Vergrößerung durchwandern wir nunmehr diese Gewebslagen von oben nach unten. Zunächst treffen wir auf

Granulierende Wunde

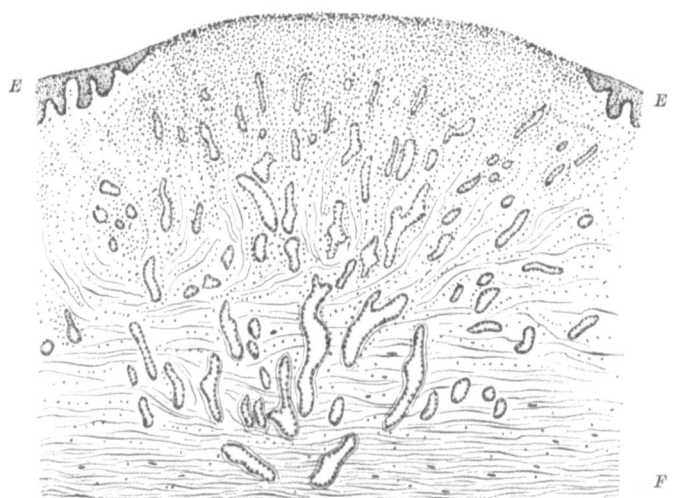

Abb. 2. Granulierende Hautwunde. Ein zentraler Defekt beiderseits von Epidermis (*E*) begrenzt. Von der Tiefe her zur Wundfläche aufsteigende Gefäße. An der Basis bereits Faserbildung (*F*)

die dicht gelagerten, zum Teil schon zerfallenden Leukocyten, dann treten wir in die Lage der capillaren Blutgefäße ein. Im Zwischenraum zwischen den einzelnen Capillaren treffen wir die erst jüngst ausgewanderten Leukocyten, aber je mehr wir in die Tiefe vorrücken, auch andere Zellelemente (s. Abb. 3), wie etwa die Lymphocyten, die man an ihrem rundlichen, chromatinreichen Kern sofort erkennt. Außerdem treten aber auch noch spindelige oder sternförmige Zellen mit größeren, bläschenförmigen Kernen auf, die mobil gewordenen Histiocyten und Fibroblasten entsprechen. Sie bilden die zunächst feinsten, dann immer mehr an Menge zunehmenden kollagenen Fäserchen. Diese verlaufen zunächst ungeordnet, schlagen aber, je mehr wir in die Tiefe rücken, einen

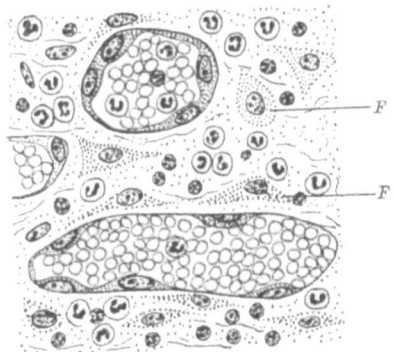

Abb. 3. Entzündliches Granulationsgewebe. Weite, blutgefüllte Gefäße mit dünner Wand; zwischen ihnen Leukocyten und Fibroblasten (*F*)

parallel zur Oberfläche und damit senkrecht zu den aufsteigenden Gefäßen gerichteten Verlauf ein. Diese Überkreuzung im Verlauf der Gefäße und der kollagenen Fasern ist geradezu kennzeichnend für das Granulationsgewebe. In den tiefsten Schichten fehlen die Leukocyten ganz, einige Lymphocyten sind noch um die Gefäße angeordnet; hier ist also das Granulationsgewebe dabei, sich in eine Narbe umzuwandeln.

Später einmal wird die Epidermis von beiden Seiten her die granulierende Wunde überziehen. Dann hört der Austritt von Leukocyten und Flüssigkeit aus den Gefäßen auf. Die Faserbildung schreitet immer weiter fort, bis das ganze von Granulationsgewebe eingenommene Gebiet schließlich vernarbt ist.

Man kann also in diesem Präparat, indem man von der Oberfläche zur Tiefe fortschreitet, alle Veränderungen von der jüngsten Bildung des Granulationsgewebes bis zu seiner schließlichen Vernarbung erleben. In den inneren Organen läßt sich diese Ausrichtung des Granulationsgewebes zwar ebenfalls, aber nicht so deutlich wahrnehmen wie an der Hautoberfläche.

III. Herz

Bei Betrachtung von Schnitten durch die Herzwand müssen wir immer bemüht sein, uns klarzumachen, wo sich die Außenfläche und die Innenfläche des Herzens befindet. Die Außenfläche ist von einer Lage ganz dünner Serosadeckzellen überzogen, die einem bindegewebigen Grundhäutchen aufsitzen (Epikard). Unter ihm liegen manchmal mehr, manchmal weniger reichliche Fettzellen (subepikardiales Fettgewebe), ja oft fehlen sie ganz. Hier verlaufen auch Arterien und Venen des Kranzgefäßsystems sowie begleitende Nerven. Normalerweise grenzen sich die Fettzellen des subepikardialen Gewebes mit einer scharfen Linie von der Muskelwand, dem Myokard, ab. Die quergestreiften Fasern der Herzmuskulatur unterscheiden sich bekanntlich von den ebenfalls quergestreiften Skeletmuskelfasern dadurch, daß sie netzartig miteinander zusammenhängen und ihre Kerne in der Mitte der Fasern gelegen sind, was man besonders gut an Querschnitten beobachten kann (s. Abb. 7). Gegen die Herzlichtung zu wird das Myokard vom Endokard überzogen, das die Fortsetzung des Gefäßendothels auf das Herz darstellt. Wie dieses besteht es aus ganz platten Zellen, die einem feinen Grundhäutchen aufsitzen. Die Innenfläche des Herzens erscheint auf den histologischen Schnitten nicht glatt, sondern immer etwas ungleichmäßig zerklüftet, da ja Trabekel und eventuell Papillarmuskel in verschiedensten Richtungen angeschnitten werden.

Fragmentation von Herzmuskelfasern (H.-E.)

Sehr häufig findet man besonders an Herzen älterer Menschen, die an fieberhaften Krankheiten gestorben sind, eine eigentümliche

Unterbrechung der Herzmuskelfasern, welche in lose, aneinander liegende Teilstücke zerfallen sind (Abb. 4). Diese entsprechen den einzelnen Herzmuskelzellen, während die Bruchlinien durch Aus-

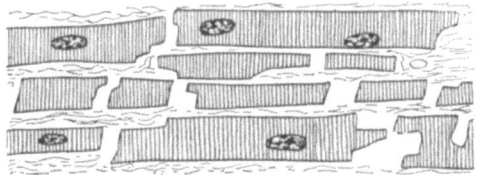

Abb. 4. Fragmentation von Herzmuskelfasern

einanderweichen der Zellen an den Zellgrenzen, den sogenannten Glanzstreifen, entstanden sind.

Ein Herz mit Fragmentation seiner Muskelfasern wird schlaff und morsch sein und läßt sich leicht zerreißen.

Fettdurchwachsung des Herzens (H.-E.)

Eine Veränderung, bei der wir leicht einen Überblick über die Schichtenfolge der Herzwand gewinnen können, ist die Lipomatosis

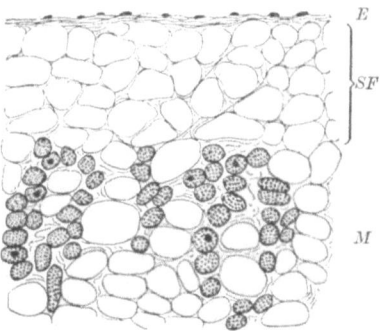

Abb. 5. Fettdurchwachsung des Herzens. *E* Epikard (Serosaüberzug); *SF* subepikardiales Fettgewebe; *M* Myokard von Fettzellen durchsetzt; Muskelfasern quer geschnitten

cordis, das Fettherz. Die krankhafte Veränderung besteht darin, daß die reichlich entwickelte subepikardiale Fettlage sich nicht mit einer scharfen Linie gegen die Muskulatur absetzt, sondern wie mit Ausläufern verschieden weit in das Myokard hineinreicht und dieses gewissermaßen zerschichtet, was am besten bei der Untersuchung mit der schwächsten Vergrößerung zu sehen ist. Bei den am stärksten ausgeprägten Fällen stoßen die Fettzüge bis unter das Endokard vor. Die zwischen den Fettlagen eingeschlossenen Muskelfasern zeigen merkwürdigerweise keinerlei Zeichen einer Raumbeengung (Abb. 5).

Wir müssen uns das Zustandekommen dieses Zustandes so erklären, daß im Rahmen einer Vermehrung des Fettgewebes die zwischen den Muskelfasern immer vorhandenen Mesenchymzellen sich vermehren und zu Fettzellen werden, indem sie Fetttröpfchen aufnehmen. Diese Erscheinung, nämlich die Umwandlung interstitiellen Bindegewebes in Fettgewebe, ist durchaus nicht auf das Herz beschränkt, sondern kann in ganz ähnlicher Weise zu einer Lipomatose von exo- und endokrinen Drüsen führen (Pankreas, Mundspeicheldrüsen, Epithelkörperchen usw.). Die Ursache ist wohl in erster Linie ein größeres Angebot von Fett infolge reichlicher Zufuhr mit der Nahrung.

Höhere Grade der Veränderung werden im Bereiche des Herzens die Funktion beeinträchtigen und bei starker Beanspruchung zu Herzinsuffizienz führen.

Verfettung des Herzmuskels. Von dieser Lipomatose des Herzens müssen wir streng trennen die Verfettung der Herzmuskelfasern selbst. In ihnen treten dabei feinste oder durch Zusammenfließen auch größere Fetttröpfchen auf. Würden wir das Präparat bei der gewöhnlichen H.-E.-Färbung betrachten, so wäre es schwer, sich über die Ausdehnung der Verfettung und die Größe der Fettropfen ein anschauliches Bild zu machen: Da durch die Einbettungsverfahren alles Fett herausgelöst ist, liegen nämlich an der Stelle der Tröpfchen nur kleinste, leere, rundliche Räume, die man leicht übersehen kann. Wir ziehen deshalb einen Gefrierschnitt vor, der das gesamte Fett noch enthält und uns Gelegenheit gibt, es mit besonderen Farbstoffen zur Darstellung zu bringen. Der gebräuchlichste dieser Farbstoffe ist das Sudan III; auch Scharlachrot oder Osmiumsäure werden zu diesem Zwecke verwendet. Sudan färbt das Neutralfett orangerot (s. Abb. 9 auf Tafel 3). Zur Darstellung der übrigen Gewebsbestandteile wird man nun nicht mehr die übliche H.-E.-Färbung anwenden, da der Farbunterschied zwischen dem Eosinrot und Sudanorange zu gering ist, sondern sich mit der bloßen Kerndarstellung durch Hämatoxylin begnügen.

Fleckförmige Verfettung des Herzmuskels
(Hämatoxylin-Sudan)

Bei Betrachtung des Schnittes mit Lupenvergrößerung fällt uns auf, daß im Myokard rötlich gefärbte, also fetthaltige Bezirke mit solchen abwechseln, die nur den bläulichen Hämatoxylinton angenommen haben, also fettfrei sind. Mit stärkerer Vergrößerung suchen wir zunächst in den verfetteten Gebieten eine Stelle, die uns reine quergeschnittene Muskelfasern zeigt. Der rundliche Querschnitt ist

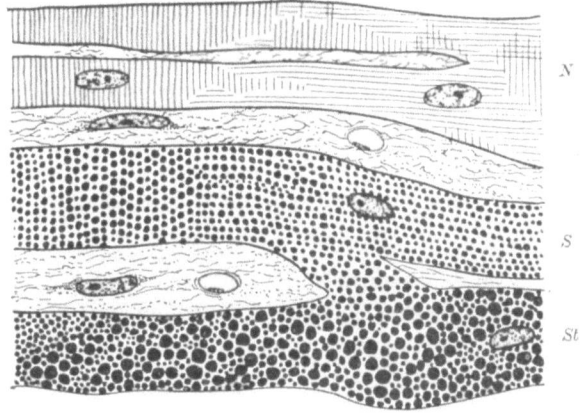

Abb. 6. Tigerung des Herzmuskels.
N nichtverfettete (normale); *S* schwach; *St* stark verfettete Muskelfaser.
(Fetttropfen schwarz)

dann erfüllt von zahlreichen ganz feinen oder wenigen größeren, rotorange gefärbten Tropfen. An rein längsgeschnittenen Muskelfasern finden wir dieselben Tröpfchen wieder (Abb. 6), doch zeigen sie dort, wo sie nicht so dicht liegen, eine deutlich reihenförmige Anordnung einmal in der Längsrichtung, also dem Verlauf der Muskelfibrillen entsprechend, dann aber auch in der Querrichtung entsprechend der Streifung der Faser. Wenn sie durch Zusammenfließen an Größe und Umfang zunehmen, verliert sich diese gesetzmäßige Anordnung und wir können manchmal kaum noch die Querstreifen entdecken. Beim Verschieben des Präparates aus dem verfetteten Gebiet in ein nicht verfettetes können wir leicht alle Zwischenstufen der Tröpfchengröße und -menge verfolgen; in der Mitte des Herdes liegen meist die größten, am Rand die kleinsten Tröpfchen. In den nicht verfetteten Herzmuskelbezirken können wir bei genauem Durchmustern der Schnitte noch fast regelmäßig kleine Fettkörnchen an den Polen der Kerne feststellen: Es handelt sich um das an Hand des nächsten Präparates zu besprechende Lipofuscin.

Die fleckweise Verfettung des Myokards ist auch makroskopisch besonders unter dem Endokard sichtbar als Tigerfellzeichnung, „Tigerung", Schilderhauszeichnung. Sie hängt mit der Gefäßversorgung insofern zusammen, als die am stärksten verfetteten Gebiete am venösen Schenkel des Capillarsystems, die nicht verfetteten näher dem arteriellen gelegen sind. Die Ursache dieser fleckförmigen Verfettung ist fast immer eine ungenügende Sauerstoffversorgung der Muskeln durch das Blut, z. B. bei zu geringer Zahl der roten Blutkörperchen (chronische Anämie), wobei nur die am arteriellen Schenkel gelegenen Fasern noch genügend versorgt sind, diejenigen am venösen Schenkel aber Mangel leiden. Es handelt sich also um eine hypoxämische Verfettung. Ihre stärksten Grade beeinträchtigen natürlich die Funktion der Fasern und damit des ganzen Herzens.

Diffuse Verfettung des Herzmuskels
(Hämatoxylin-Sudan)

Dabei enthalten sämtliche Muskelfasern ziemlich gleichmäßig Fetttröpfchen in etwa derselben Anordnung, wie wir sie bei der herdförmigen Verfettung kennengelernt haben. Allerdings erreichen die Fetttröpfchen kaum die Dichte und Größe wie bei der fleckförmigen Verfettung.

Die diffuse Verfettung ist der Ausdruck der Einwirkung von Giften, in erster Linie Bakterientoxinen, auf die Herzmuskelfasern, deren Funktion dabei sehr wesentlich beeinträchtigt wird.

Braune Atrophie des Herzens
(Hämatoxylin)

Bei der braunen Atrophie des Herzens müssen wir unser Augenmerk auf zwei Veränderungen richten, die schon in der Benennung enthalten sind: die braune Verfärbung des Herzmuskels durch Einlagerung eines Pigmentes und die Atrophie.

Würden wir das in Frage kommende *Pigment* in einem H.-E.-Schnitt finden wollen, so wäre das deshalb schwierig, weil die braune Eigenfarbe des Pigmentes sich von dem Eosinrot der Muskelfasern nicht deutlich genug abheben würde. Wir verzichten daher auf die Eosinfärbung und behandeln den Schnitt nur mit Hämatoxylin, um die Zellkerne deutlich darzustellen. In einem solchen Schnitt

Atrophie. Hypertrophie

zeigen nicht bloß die Pigmentkörnchen, sondern auch die roten Blutkörperchen ihre Eigenfarbe — sie erscheinen blaßgelblich. Mit schwacher Vergrößerung suchen wir uns nun ein Gebiet, in dem die Muskelfasern rein längsgeschnitten sind. Hier ist es dann nicht schwierig, mit der starken Vergrößerung an den Polen der Kerne eckige Körnchen von bräunlicher Eigenfarbe zu entdecken, das Pigment (Abb. 7 L). Diese Pigmentkörnchen liegen fast immer in einem dreieckigen Gebiet angesammelt, das den Polen des Kernes aufsitzt. An der quergeschnittenen Muskelfaser (Abb. 7 Q) wird man, je nachdem, welches Gebiet der Faser getroffen ist, nur die Muskelfibrillen oder im Zentrum der Faser ein kleines Pigmenthäufchen oder den Kern sehen. Da das Pigment auch Fettstoffe enthält (s. vorhergehende Präparate und S. 20), die allerdings z. T. bei der Einbettung herausgelöst wurden, bezeichnet man es als Lipofuscin.

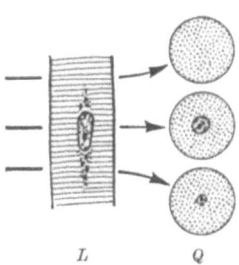

Eine weitere Veränderung, die wir an unserem Schnitt beobachten können, ist die Verschmälerung der Herzmuskelfasern, die Atrophie.

Abb. 7. Braune Atrophie des Herzens. L Herzmuskelfaser im Längsschnitt, Pigment an den Kernpolen; Q verschiedenes Aussehen der Querschnitte, je nach der Schnittführung (Pfeile)

Sie kommt uns allerdings nur dann richtig zum Bewußtsein, wenn wir die Dicke der normalen Muskelfasern entweder gefühlsmäßig im Gedächtnis behalten haben oder die Dicke im vorliegenden Präparat abmessen. Bemerkenswert ist an solchen atrophischen Muskelfasern auch die ganz ungleiche Größe der Kerne.

Die braune Atrophie ist ein harmloser Altersvorgang, bei dem Atrophie und braune Pigmentierung vereint sind. Jede dieser Veränderungen kann aber auch für sich allein auftreten.

Hypertrophischer Herzmuskel (H.-E.)

Wenn wir nunmehr einen Schnitt durch die Wand eines hypertrophischen Herzens betrachten, so fällt uns schon bei schwacher Vergrößerung auf, daß in ein und demselben Bildfeld weniger Muskelfasern Platz haben als soeben bei der Atrophie; dafür zeigt uns die stärkere Vergrößerung außerordentlich dicke, manchmal über doppelt so dicke Fasern wie vorher (Abb. 8). Bemerkenswert ist auch eine Größenzunahme und Gestaltveränderung der Zellkerne: Die Zunahme ihres Umfanges kann man sich leicht dadurch sinnfällig machen, daß man sie mit den im atrophischen (oder normalen) und hypertrophischen Herzmuskel gleich großen Kernen des Bindegewebes vergleicht; ihre Gestalt ist in den allermeisten Fällen nicht mehr rundlich, sondern vieleckig, unregelmäßig, manchmal flügelförmig ausgezogen, so, als ob die Kernoberfläche mit der Vermehrung der plasmatischen und fibrillären Substanz Schritt halten wollte.

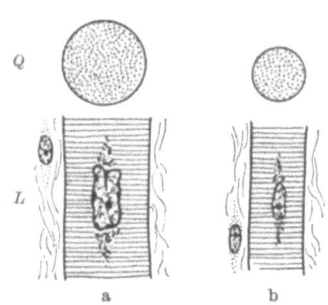

Abb. 8 a u. b. Hypertrophische Herzmuskelfaser (a) im Quer- (Q) und Längsschnitt (L); daneben zum Vergleich eine normale Herzmuskelfaser (b)

Die Hypertrophie der Herzmuskelfasern, die bei Überbeanspruchung des Herzens (Herzfehler, Hypertonus usw.) auftritt, geht also nur auf eine Verdickung der Fasern und so gut wie nie auf eine Vermehrung zurück, wenn wir von seltenen, das Kindesalter betreffenden Ausnahmefällen absehen. Sie endet schließlich in Insuffizienz, da die Blutversorgung durch Capillaren mit der Massenzunahme der Muskulatur nicht Schritt hält. Hierbei findet man auch eine leichte Vermehrung der Bindegewebsfasern zwischen den Muskelfasern (interstitielle Fibrose).

Akute fibrinöse Perikarditis (*H.-E.*)

Bei der akuten fibrinösen Perikarditis kommt es zu einer Ausschwitzung von Exsudat auf die Serosaoberfläche des Herzens und des Herzbeutels.

Wenn wir einen entsprechenden histologischen Schnitt des Herzens mit schwacher Vergrößerung betrachten, so fällt uns auf, daß die Außenfläche des Herzens, das Epikard, nicht wie gewöhnlich mit einer glatten Linie abschließt, sondern durch eine rötlich gefärbte Masse wie ausgefranst erscheint. Bei stärkerer Vergrößerung (Abb. 9) können wir ganz deutlich die Grenzen des ursprünglichen Epikards erkennen in Form einer dem Grundhäutchen der Serosa entsprechenden, auch jetzt noch glatten Linie, auf der sich nach außen zu eine stark mit Eosin färbbare, balkig-netzige Masse abgelagert hat, das Fibrin. Dabei sind die früher hier gelegenen Serosadeckzellen zugrunde gegangen. Das Fibrin entsteht durch eine Art Ausfällungsvorgang aus dem im Blutplasma gelöst enthaltenen Fibrinogen unter dem Einfluß der Zell- und Gewebssäfte. Wir können also bei Betrachtung dieser Auflagerung annehmen, daß aus den Capillaren des Epikards mit dem Blutplasma Fibrinogen ausgetreten ist, das dann außerhalb der Capillaren zu Fibrin erstarrte. Tatsächlich können wir bei genauem Zusehen oft noch zwischen den erweiterten, blutgefüllten Capillaren und der Oberfläche des Herzens im subepikardialen Gewebe die sperrigen, feinen Fibrinfäden von den welligen, kollagenen Fibrillenbündeln unterscheiden. Wenn auch bei der reinen fibrinösen Perikarditis,

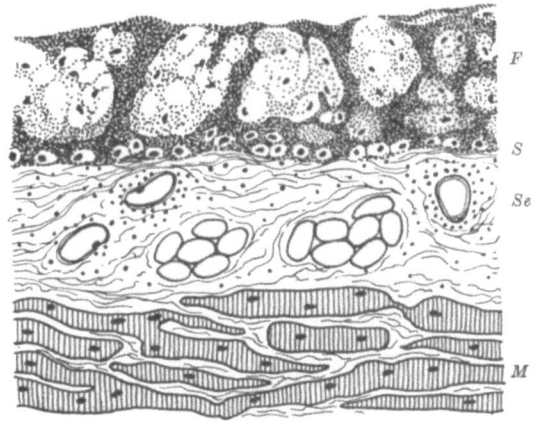

Abb. 9. Frische fibrinöse Perikarditis.
F Fibrinauflagerungen auf der Serosa (S); Se subepikardiale Schicht; M Myokard

wie sie z. B. im Rahmen der Urämie vorkommt, hauptsächlich Fibrin aus den Capillaren austritt, so lassen sich doch immer auch noch andere, ebenfalls ausgetretene Bestandteile des Blutes im Gewebe und in dem oberflächlichen Fibrinbelag feststellen, wie z. B. Leukocyten und einzelne Erythrocyten.

Da sich solche fibrinöse Auflagerungen bei der Perikarditis nicht nur auf der visceralen Serosa des Herzens (Epikard), sondern auch auf der parietalen Serosa des Herzbeutels finden, kommt es bei jeder Bewegung des Herzens zu einer Verschiebung der rauhen Oberflächen aneinander und damit zu den klinisch so kennzeichnenden Reibegeräuschen. Dabei tritt eine Verformung des Fibrins ein, das sich stellenweise zu dichteren Massen zusammenballt; zwischen ihnen spannen sich feineFibrinfäden aus (s. Abb. 10a). Die Reibegeräusche und die Verformung des Fibrins können aber fehlen, wenn außer dem Fibrin im Herzbeutel noch reichlich flüssiges Exsudat vorhanden ist, das die beiden Serosablätter voneinander trennt.

Herz

Grundsätzlich dasselbe Bild wie bei der akuten Perikarditis findet sich bei der akuten Entzündung der anderen serösen Häute, also bei *Pleuritis* und *Peritonitis*.

Perikarditis in Organisation (*H.-E.*)

Im weiteren Verlauf einer solchen fibrinösen Perikarditis kann — selbstverständlich unter der Voraussetzung, daß die ursächliche

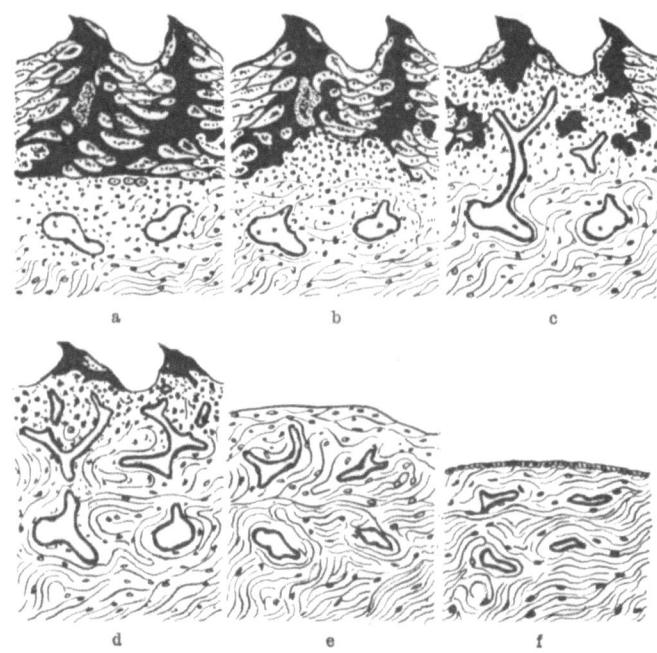

Abb. 10a—f. Ablauf einer fibrinösen Perikarditis. a Frische Fibrinauflagerung; b beginnende Organisation mit Einsprossen von Fibroblasten und Gefäßen (c); d Fibrin fast völlig geschwunden und durch Bindegewebe ersetzt (e); neuer Überzug von Serosadeckzellen (f)

Schädlichkeit nicht mehr wirkt —, das Fibrin durch eine Art Autolysevorgang zerfallen. Die Serosaoberflächen bedecken sich dann wiederum mit Deckzellen, die durch Regeneration von den hier und dort erhaltengebliebenen Zellen geliefert werden. Recht häufig tritt aber der Zerfall des Fibrins nicht ein, es bleibt liegen und muß als gewebsfremder Körper auf anderem Wege beseitigt werden. Dies geschieht in Form eines aufsaugenden (organisierenden) Granulationsgewebes. Der ganze Vorgang ist auf Abb. 10 schematisch dargestellt. Wir betrachten zunächst ein Präparat, das etwa dem Stadium 10c entspricht.

Bei schwacher Vergrößerung ist wiederum die Oberfläche des Herzens nicht glatt, sondern ganz unregelmäßig fetzig gestaltet. Zum Unterschied von der akuten Perikarditis vermissen wir aber meist die eben noch so scharfe Grenze zwischen Fibrinbelag und dem subepikardialen Gewebe, die durch das erhaltene Serosagrundhäutchen bedingt war; balkiges Fibrin ist überhaupt nicht mehr in zusammenhängender Lage vorhanden, sondern nur in Form einzelner Klumpen und Fäden, besonders an der Oberfläche (Abb. 10c). Wir erkennen sie ganz leicht an der starken Färbbarkeit mit Eosin. Rücken wir nun mit der stärkeren Vergrößerung von der Oberfläche des Herzens gegen das Myokard vor, so fallen uns zuerst große, ovale Kerne auf, die wir in Anbetracht ihres geringen Chromatingehaltes als bläschenförmig bezeichnen. Manchmal erkennen wir auch ihren zugehörigen Zelleib, der ausgesprochen spindelig ist. Hier liegen Zellen vor, die aus den Fibrocyten und Histiocyten des Epikards durch Teilung hervorgegangen und als mobile Zellen in den fibrinösen Belag eingewandert sind. Rücken wir noch etwas tiefer, so treffen wir auf platte Endothelzellen mit dichteren Kernen, die geschlossene, blutgefüllte Capillarröhren umhüllen; sie stehen in Verbindung mit den weiten Capillaren des Epikards und sind von ihnen ausgesproßt. Die in noch tieferen Schichten anzutreffenden Fibroblasten beginnen bereits, wiederum Fasern zu bilden. Unter dem aufsaugenden Einfluß dieser Zell- und Gewebsneubildung, die wir bereits als Granulationsgewebe kennengelernt haben (s. S. 14), ist, je tiefer wir vorrücken, das Fibrin mehr und mehr geschwunden, es ist „organisiert" worden.

Mit dem Verschwinden des letzten Fibrinrestes kommt natürlich auch die Organisation zum Stillstand. Die Faserbildung der Fibroblasten beherrscht immer mehr das Bild, während die neugebildeten Gefäßchen wieder veröden. So wandelt sich das Granulationsgewebe zu einer bindegewebigen *Narbe* um.

Lag bloß eine umschriebene Perikarditis vor, so kann diese Stelle vom Rand her wieder von Serosadeckzellen überzogen werden. Dann findet man einen makroskopisch weißlichen undurchsichtigen Fleck auf dem Herzen, der von glatter, glänzender Serosa bedeckt ist. Solche Stellen machen dann den Eindruck eines *Sehnenfleckes*.

Nun ist aber bei einer Entzündung des Herzbeutels meist viscerale und parietale Serosa gleichzeitig befallen. Das organisierende Granulations-

Herz

gewebe wächst dann von beiden Seiten her aufeinander zu, so daß sich schließlich die Gefäßsprossen in der Mitte treffen und miteinander in Verbindung treten. Bei der endgültigen Ausheilung, d. h. der fibrösen Umwandlung des Granulationsgewebes, bleibt dann eine bindegewebige Verbindung zwischen Herz und Herzbeutel bestehen. Sie kann strang- oder herdförmig sein oder das ganze Perikard betreffen. In letzterem Falle ist also die Lichtung des Herzbeutels vollkommen verödet; es liegt eine *Concretio cordis cum pericardio* vor.

Dasselbe Schicksal wie die Fibrinauflagerungen auf dem Perikard haben sie auf *Pleura* und *Peritoneum:* Auch hier kann es bei ihrer Organisation entweder bloß zu einer bindegewebigen Verdickung der sonst glatten Serosa oder zu strang- oder flächenhaften Verwachsungen kommen.

Frischer Herzinfarkt (*H.-E.*)

Der Herzinfarkt entsteht in der Regel durch den Verschluß eines Kranzschlagaderastes bei Arteriosklerose (s. S. 35). Da die Kranzarterien funktionelle Endarterien sind, ist damit die Blutzufuhr für ein Muskelgebiet abgesperrt — es kommt zur ischämischen Nekrose.

Betrachten wir einen ganz frischen Infarkt mit schwacher Vergrößerung, so fallen uns Gebiete des Herzmuskels auf, die mit Eosin intensiver rot gefärbt sind als der übrige Herzmuskel (Abb. 2 auf Tafel 1). Bei starker Vergrößerung erkennen wir hier noch die regelrechte Anordnung der netzartig zusammenhängenden Muskelfasern. Sie lassen aber die Querstreifung kaum mehr erkennen, sondern sind fast homogen geworden. Besonders kennzeichnend ist aber der Umstand, daß die Muskelfaserkerne so gut wie verschwunden sind; nur hie und da sind noch einige Chromatinbröckel in der Mitte der Faser zu sehen. Zu einem solchen Kernverlust kann es auf verschiedenen Wegen kommen: entweder unter dem Bild der Karyorhexis nach vorhergehender Kernwandhyperchromatose, oder durch Pyknose, oder unter dem Bilde der Chromatolyse. Besser als aus einer Beschreibung sind die in Frage kommenden und auch in unseren Präparaten nachweisbaren Kernveränderungen aus der Abb. 11 zu entnehmen. Zum Unterschied von den Muskelfaserkernen sind die Kerne des interstitiellen Bindegewebes und der

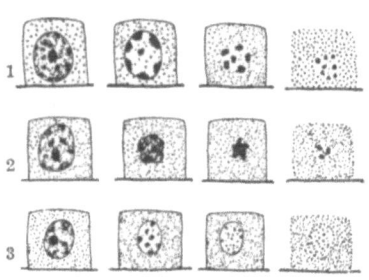

Abb. 11. Kernuntergang durch Karyorhexis (1), Pyknose (2) und Chromatolyse (3)

Capillaren zumeist noch gut erhalten und färbbar. Wir lesen aus dem Bild einmal die Kennzeichen der gewöhnlichen Koagulationsnekrose ab, wie wir sie in späteren Präparaten immer wieder finden werden: starke Färbbarkeit des Protoplasmas mit Eosin bei gleichzeitigem Aufhören der Darstellbarkeit der Kerne. Weiter können wir aus dem geschilderten Bild entnehmen, daß die einzelnen Gewebe gegenüber einer plötzlichen Blutabsperrung verschieden empfindlich sind: Während die Herzmuskelfasern schon deutlich Zeichen der Nekrose aufweisen, ist das Zwischengewebe wenig oder kaum beeinträchtigt. Wichtig ist es bei solchen Infarkten, mit der schwachen Vergrößerung die Randabschnitte zu durchmustern: Hier ist der Farb- und Strukturunterschied zwischen lebenden und toten Muskelfasern besonders einprägsam; außerdem erkennt man aber an dieser Stelle auch am frühesten eine eventuell bereits einsetzende Reaktion des Organismus. Beim ganz frischen Infarkt besteht sie in einer Leukocyteneinwanderung und stärkeren Füllung der capillaren Gefäße, in denen das Blut gewissermaßen aus der nicht geschädigten Umgebung in den blutleeren Herd einzuströmen trachtet. Da die vis a tergo aber nicht ausreicht, um in dem blutleeren Bezirk einen regelrechten Kreislauf in Gang zu bringen, bleibt das Blut im Bereich der Randanteile des Infarktes in den erweiterten Gefäßen liegen und tritt auch aus den Gefäßen aus (hämorrhagische Randzone).

Nicht ganz frischer Herzinfarkt (*H.-E.*)

Betrifft unser Präparat einen einige Tage alten Herzinfarkt, so erkennen wir dies wiederum in erster Linie an seinen Randgebieten. Zwischen das lebende Myokard und den toten Infarkt hat sich nämlich ein abgrenzender Gewebssaum eingeschoben, in dem wir mit starker Vergrößerung alle diejenigen Einzelheiten wiederfinden, die wir bereits (s. S. 14) als für ein Granulationsgewebe kennzeichnend kennengelernt haben: neu gebildete und mit roten Blutkörperchen gefüllte capillare Gefäße, dazu die großen bläschenförmigen, ovalen Kerne der Fibroblasten und darüber ausgestreut zahlreiche Leukocyten und Lymphocyten (Abb. 3). Die Leukocyten sind besonders in denjenigen Teilen des Granulationsgewebes reichlicher, die gegen das Zentrum des Infarktes zu gelegen sind. Sie dringen auch zwischen die toten Muskelfasern vor und erfüllen so die zwischen ihnen gelegenen Räume. Das Granulationsgewebe, dessen Bildung wir hier verfolgen, ersetzt („organisiert") den immer mehr dem Abbau verfallenden nekrotischen Infarktbezirk. Aus ihm werden natürlich Eiweißzerfallsprodukte frei, die in den Kreislauf übergehen und so das während dieser Zeit auftretende Fieber erklären. Als gestaltlichen Ausdruck dieser Aufsaugung kann man manchmal in den Fibroblasten ein braunes Pigment finden, das dem phagocytierten Lipofuscin der zugrunde gegangenen Muskelfasern entspricht.

Der in Aufsaugung begriffene Infarkt ist gelegentlich umgeben von einer Zone, in der die contractile Substanz der Herzmuskelfasern aufgelöst wurde unter Erhaltenbleiben der Sarkolemmschläuche (*Myokardiolyse*). In Längsschnitten erkennt man dann am besten die „leeren" oder nur von Eiweißkrümeln erfüllten Sarkolemmscheiden, die sich ununterbrochen auf die noch erhaltenen, angrenzenden Herzmuskelfasern fortsetzen.

Herzschwiele nach Infarkt
(H.-E.; van Gieson)

Durch den schnell voranschreitenden Abbau verschwindet das nekrotische Gewebe schließlich ganz. Das Granulationsgewebe wandelt sich schließlich im Laufe von 6—8 Wochen in eine fibröse Narbe um.

Bei schwacher Vergrößerung erkennt man dann, daß der sonst so regelmäßige Zug der Muskelfasern streckenweise durch ein blaßrosa gefärbtes Gewebe unterbrochen ist. Die starke Vergrößerung enthüllt uns die feinere Struktur des hier aus dem Granulationsgewebe schließlich hervorgegangenen Narbengewebes (Abb. 12): Die gesproßten Capillaren sind enger oder durch Verödung verschwunden; die Fibroblasten haben reichlich kollagene Fasern gebildet, Leukocyten und Lymphocyten sind verschwunden. So ersetzt schließlich eine indifferente Narbe (Herzschwiele) die im Infarkt zugrunde gegangenen Muskelfasern. Man kann sie besonders gut bei Färbung mit Pikrinsäure-Säurefuchsin (van Gieson) zur Darstellung bringen: Die kollagenen Fasern der Narbe sind durch das Fuchsin rot gefärbt, während die Muskelfasern die gelbe Farbe der Pikrinsäure angenommen haben. Die erhaltengebliebenen Fasern der Umgebung strahlen in die Narbe ein und sind meist deutlich hypertrophisch, so, als ob sie dadurch den Ausfall an contractiler Substanz ersetzen wollten. Ein wirklicher Ersatz einmal zerstörter Herzmuskelfasern (etwa durch Regeneration) ist aber nicht möglich.

Eitrige Entzündung des Herzmuskels. Die eitrige Entzündung kann entweder herdförmig oder diffus sein. Im ersten Falle wird sie das Aussehen von Abscessen annehmen, im zweiten Falle handelt es sich um eine mehr phlegmonöse Entzündung.

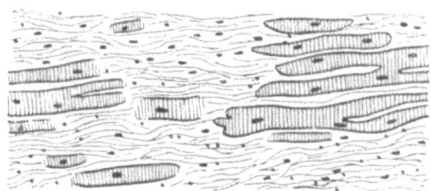

Abb. 12. Herzmuskelschwiele

Abscesse im Herzmuskel (*H.-E.*)
Wenn Bakterien (meist Staphylokokken) im Blute kreisen und sich in einzelnen Organen ansiedeln („Pyämie"), so entstehen unter ihrer Einwirkung Abscesse. Eine der Lieblingslokalisationen solcher Abscesse ist neben Niere (s. S. 93) und Prostata der Herzmuskel.

Schon bei Betrachtung mit freiem Auge oder der Lupe sehen wir inmitten des rötlich gefärbten Herzfleisches einige bläuliche, runde Herde. Mit schwacher Vergrößerung erkennen wir (Abb.13), daß die bläuliche Farbe auf die große Zahl der hier angesammelten Zellen, bei gleichzeitigem Schwund der Herzmuskelfasern zurückgeht. In manchen der Herde läßt sich ein tiefdunkelblau gefärbtes Korn im Zentrum erkennen.

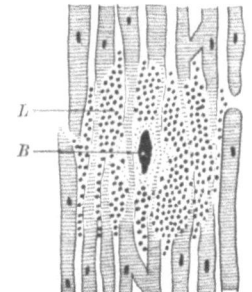

Abb. 13. Pyämischer Absceß im Herzmuskel. *B* Bakterienhaufen; *L* Leukocytenwall

Mit der starken Vergrößerung durchmustern wir nun einen solchen Herd vom Zentrum zu seiner Peripherie hin.

Der zentrale, stark blau gefärbte Klumpen läßt sich mit der starken Vergrößerung nicht weiter auflösen, höchstens ist eine ganz feine, in den Randanteilen verschwimmende Körnung festzustellen.

Herz

Nur bei Anwendung einer Ölimmersion könnte man seine Zusammensetzung aus kleinsten Kügelchen erkennen, die Kokken entsprechen: Es handelt sich also um einen Bakterienhaufen. Seine Form entspricht manchmal noch einem länglichen oder sich verzweigenden capillaren Gefäßchen als Zeichen dafür, daß die Keime auf dem Blutwege eingeschleppt wurden: Sie haben sich zunächst in den Endothelien festgesetzt und sind durch rasche Vermehrung so zahlreich geworden, daß sie schließlich die ganze Gefäßlichtung ausfüllen und gegebenenfalls nach Zerstörung der Capillarwand auch in das umgebende Gewebe übertreten. Um diesen zentralen Bakterienhaufen liegt eine mehr oder minder breite Zone, in deren Bereich jede Kernfärbung fehlt. Nur schattenhaft angedeutet

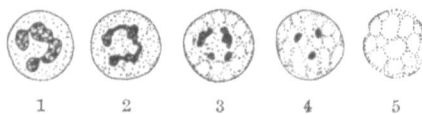

1 2 3 4 5

Abb. 14. Umwandlung eines neutrophilen Leukocyten (1) zu einem Eiterkörperchen (2—4) und dessen fettiger Zerfall (5)

erkennen wir die Umrisse von zerfallenden rundlichen Zellen oder Herzmuskelfasern. Hier liegt also Nekrose mit Auflösung des Gewebes vor. Sie ist der Ausdruck der aus den Bakterienhaufen in die unmittelbare Umgebung abfließenden, zellschädigenden Gifte (Toxine). Weiter peripher folgen dann rundliche Zellen mit einem vielgestaltigen, in einzelne Trümmer zerbröckelnden Kern. Es handelt sich um Leukocyten, die, durch die Toxine geschädigt, verfetten (bei der H.-E.-Färbung nicht zu erkennen) und schließlich zugrunde gehen. Wir nennen solche Leukocyten auch Eiterkörperchen (Abb. 14). Sie liegen in einem durch Auflösung des Muskelgewebes entstandenen Hohlraum und bilden den makroskopisch sichtbaren Abszeßeiter. Noch weiter peripherwärts treffen wir dann auf weniger geschädigte oder überhaupt unveränderte Leukocyten mit ihren typischen vielgestaltigen Kernen. Sie lassen sich eine Strecke weit im Zwischengewebe zwischen den Muskelfasern verfolgen. Die Capillaren sind im ganzen Umkreis um den Absceß stark erweitert und prall mit roten Blutkörperchen gefüllt, die wir auch außerhalb der Gefäße im Interstitium liegend antreffen (Hämorrhagie). So erklärt sich der mit freiem Auge erkennbare rote Randsaum, der jeden der Abscesse umgibt.

Myokarditis

Eine mit Herzmuskelabscessen einhergehende Pyämie ist natürlich eine schwere, ja tödliche Komplikation einer Staphylokokkeninfektion irgend eines Organes. Erfreulicherweise gehört jetzt dank der Einführung der Antibiotica sowohl Infektion als auch Pyämie zu den seltenen Erkrankungen.

Diffuse eitrige Myokarditis (H.-E.)

Im Gefolge von manchen Krankheiten, wie z. B. Grippe oder Fleckfieber, kann es zu einer diffusen Myokarditis kommen, die dann oft genug den tödlichen Ausgang der Krankheit herbeiführt.

In unserem Präparat scheint zunächst bei Lupenvergrößerung die Struktur des Muskels nicht wesentlich gestört; es fällt höchstens auf, daß das Zwischengewebe zwischen den einzelnen rot gefärbten Fasern hier und dort stärker zellig durchsetzt ist und daher dunklerblau erscheint. Bei starker Vergrößerung werden wir aber gewahr, daß diese zellige Durchsetzung so gut wie ausschließlich auf die Anwesenheit von polymorphkernigen Leukocyten zurückgeht. Dabei lassen die Muskelfasern bei H.-E.-Färbung noch keine Zeichen einer Schädigung erkennen.

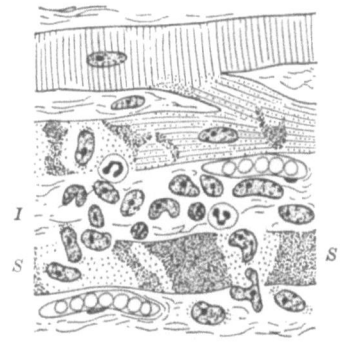

Abb. 15. Myokarditis bei Diphtherie.
S scholliger Zerfall der Muskelfasern; I interstitielle Infiltrate

Myokarditis bei Diphtherie (H.-E.)

Im Gegensatz zu den eben besprochenen Präparaten steht das folgende, bei dem nicht, wie dort, zunächst das Zwischengewebe Sitz der Veränderungen ist, sondern die Muskelfasern selbst. Das in den Kreislauf gelangende Diphtherietoxin setzt sich besonders an den Herzmuskelfasern fest und schädigt sie. Durch ihren Zerfall kommt es zum Auftreten einer eigentümlichen Entzündung im Myokard, die als eine Art Reaktion des Zwischengewebes auf den Zerfall der Muskelfasern zu verstehen ist. Dementsprechend wird in früheren Stadien die Schädigung der Muskelfasern, in späteren die Reaktion des Gefäßbindegewebes vorherrschen.

Mit schwacher Vergrößerung sehen wir in *frühen Stadien*, daß Anteile der Herzmuskelfasern sich besonders stark rot anfärben.

Bei starker Vergrößerung (Abb. 15) fehlt ihnen jede Querstreifung, auch zeigen sich in der nunmehr die Muskelfaser ausmachenden roten, homogenen Masse zahlreiche Einrisse, die den endgültigen Zerfall in einzelne Schollen anzeigen. Dabei ist das Stroma um diese Fasern bereits etwas zellreicher als normal. Es handelt sich vorwiegend um mobil gewordene Bindegewebszellen und Lymphocyten.

In *späteren Stadien* sind von den geschädigten Muskelfasern nur sehr unregelmäßig begrenzte rote Schollen nachweisbar, so daß also hier das Gefüge der Muskelfasern aufgelockert erscheint und Lücken aufweist. Die zellige Infiltration des Interstitiums hat um diese Stellen wesentlich zugenommen: Neben Lymphocyten sind auch Leukocyten vorhanden; von seiten der Bindegewebszellen bahnt sich eine Neubildung kollagener Fasern an.

In den *Endstadien* ist der Ausfall der Muskelfasern bereits durch Bindegewebsfasern gedeckt, und zwar durch einen Vorgang, der grundsätzlich der Vernarbung beim Herzinfarkt entspricht, bloß daß hier keine große flächenhafte Narbe entsteht, sondern eine große Zahl kleiner Narbenherde.

Auf das ganz ähnliche Verhalten bei der toxischen Schädigung quergestreifter Muskulatur (wachsartige Degeneration, s. S. 182) sei besonders hingewiesen.

IV. Gefäße

Arteriosklerose. Die Arteriosklerose (wörtlich: die Verhärtung der Arterien) kann unter verschiedenen Formen auftreten, je nach Größe und Bau des befallenen Gefäßes. Am leichtesten und schon mit freiem Auge zu überblicken, sind die Veränderungen an der Aorta (s. u.), die sich dank ihrer Größe flach ausbreiten läßt; klinisch wichtiger ist aber die Arteriosklerose der mittleren Gefäße, wie z. B. der Coronararterien und der Femoralarterien sowie schließlich die der Arteriolen, die wir in der Niere kennenlernen werden.

Arteriosklerose der Aorta
(H.-E.; Hämatoxylin-Sudan; Elasticafärbung)

Bei Untersuchung des Schnittes durch die Aortenwand müssen wir uns zunächst mit der Lupe über die allgemeinen Verhältnisse dieses Organs orientieren. Die Adventitia ist gekennzeichnet durch lockere Bindegewebsbündel, zwischen denen Fettzellen und Gefäße, die Vasa vasorum, liegen. Die Media ist leicht daran zu erkennen,

daß sie aus parallel angeordneten elastischen Platten besteht, zwischen denen glatte Muskelfasern eingelagert sind. Nach innen wird die Aorta normalerweise von einer dünnen, sehr feinfaserigen Intima überzogen, welche mit einem glatten Endothel abschließt.
Bei der Arteriosklerose sitzen die Veränderungen hauptsächlich in der Intima, verdicken sie und buckeln sie herdweise vor.
Im *H.-E.*-Schnitt kann man mit schwacher Vergrößerung im Bereich solcher Vorbuckelungen zwei verschiedene Veränderungen wahrnehmen (Abb. 16). Einmal ist das feinfaserige Gewebe der Intima jetzt grobfaserig geworden, ja an manchen Stellen treten dicke, gleichmäßig rot gefärbte (hyaline) Bindegewebsfasern auf

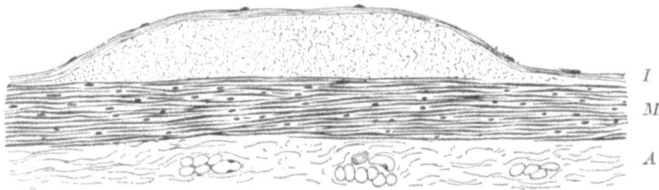

Abb. 16. Atherom der Aorta. *I* Intima; *M* Media; *A* Adventitia

(Sklerose der Intima). Hier kann es auch zu Ablagerungen von Kalk in Form von blaugefärbten Körnchen kommen. Zweitens erkennen wir eine eigentümliche Auflockerung des Gewebes, die bis zu feinkörnigem Zerfall oder Lückenbildung führt. Es handelt sich um Einlagerung fettiger Massen bzw. fettigen Zerfall der Intima *(Atheromatose)*. Untersuchen wir eine solche Stelle mit der stärkeren Vergrößerung, so treffen wir hier und dort oft ganz schmale, zugespitzte Lücken in einer feinkörnigen, rosaroten Masse (Abb.17 I). Hier ist aus dem fettigen Brei reines Cholesterin frei geworden und in Form von Kristallen ausgefallen, die natürlich bei der Einbettung herausgelöst wurden. Daher sind an diesen Stellen nur mehr die der Kristallform entsprechenden Lücken übriggeblieben (,,Cholesterinlücken"). Von besonderem Interesse sind die Ränder der verfetteten Stelle: Hier können wir noch Spuren zerfallender Zellkerne, ja auch ganze Zellen feststellen, die durch Aufnahme von Fett vergrößert sind, bzw. im H.-E.-Schnitt ein von ,,Fettvacuolen" durchsetztes Protoplasma aufweisen (Abb. 17). Nachdem wir so die beiden wesentlichen Veränderungen unterscheiden gelernt haben, können wir ihre gegenseitige Lagebeziehung wieder mit der

Gefäße

schwachen Vergrößerung untersuchen. Dabei stellt sich heraus, daß der Zerfall, die Atheromatose, zumeist in der Mitte des Intimabuckels liegt, während seitlich anschließend die Sklerose der Intima überwiegt (Abb. 17 F). Sklerotisch verdickte Intima deckt meist auch den Atheromherd in Form einer dünnen Gewebslage gegen die Aortenlichtung zu ab. Reißt diese Schicht ein, so kann sich fettiger Brei in die Lichtung entleeren — es entsteht ein sogenanntes atheromatöses Geschwür.

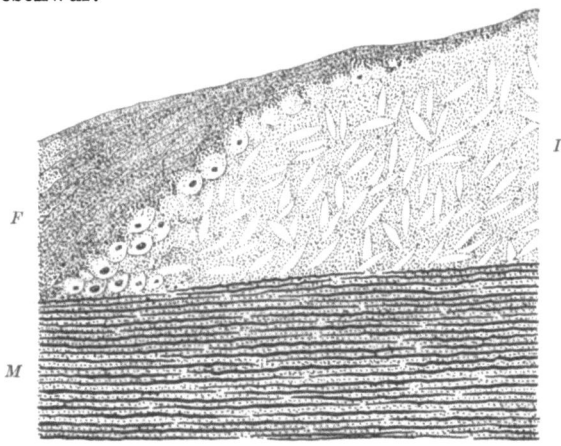

Abb. 17. Arteriosklerose der Aorta. *M* Media; *F* Fibröse Verdickung der Intima, an deren Grenze zu einem Zerfallsherd (*I*) sich Schaumzellen finden; in dem Zerfallsherd zahlreiche Cholesterinlücken

Um uns ein zutreffendes Bild von der Ausdehnung der Intimaverfettung zu machen, untersuchen wir einen mit *Hämatoxylin-Sudan* gefärbten Gefrierschnitt derselben Aortenveränderung. An der Stelle der krümeligen Zerfallsmassen, bzw. Cholesterinlücken, finden wir jetzt größere und kleinere, mit Sudan kräftig orangerot gefärbte Neutralfetttröpfchen sowie blaßbraune Lipoide (Cholesterinester der Fettsäuren). Die Cholesterinkristalle sind jetzt nicht herausgelöst, machen aber, da sie den Farbstoff nicht angenommen haben, zunächst wiederum den Eindruck von Lücken; erst bei stärkerer Abblendung erkennt man sie an ihrem stärkeren Glanz. Besonders deutlich treten sie infolge ihrer Doppelbrechung im polarisierten Licht hervor. Am Rande des atheromatösen Herdes treffen wir auf die schon oben erwähnten, mit Fettkügelchen beladenen Intimazellen. Schließlich kann man gelegentlich feststellen, daß die fettige Durchsetzung bzw. der Zerfall noch eine kleine Strecke weit auch auf die innersten Lagen der Media übergreift. Wir erinnern uns daran, daß nach Ansicht mancher Forscher gerade an dieser Stelle, der Grenze zwischen Intima und Media, die Atherosklerose ihren Anfang nehmen soll.

Arteriosklerose einer Coronararterie
(*H.-E.; Hämatoxylin-Sudan*)

Grundsätzlich spielen sich in der Coronararterie bei Arteriosklerose dieselben Veränderungen ab, die wir eben an der Aorta kennengelernt haben. In der Aorta vermögen selbst größere beetartige Einlagerungen die Gefäßlichtung nicht wesentlich einzuengen und bleiben deshalb klinisch-funktionell bedeutungslos; ein gleich großes Beet in der Intima einer Coronararterie führt dagegen schon zu einer wesentlichen Verengerung der Lichtung; ein völliger Verschluß kann dann noch durch eine über dem atheromatös zerfallenden Herd auftretende Thrombose herbeigeführt werden. Als Folge haben wir bereits den Herzinfarkt kennengelernt.

Mit freiem Auge betrachtet, erkennen wir an dem H.-E.-Präparat ein Stück rot gefärbter Herzmuskulatur. An einer Oberfläche des Schnittes, und zwar derjenigen, die dem Epikard entspricht, sieht man ein ringförmiges Gebilde mit dicker Wand und enger Lichtung, eben die veränderte Coronararterie, die wir uns nunmehr mit der Lupenvergrößerung aufsuchen (Abb. 18). Wir erkennen dabei die muskuläre Media als schmalen, stark rot gefärbten Ring an der äußeren Umgrenzung des Gefäßes. Nach innen von ihm, also der Intima entsprechend, finden wir wieder die beiden Veränderungen, die schon die Arteriosklerose der Aorta gekennzeichnet hatten: Einmal eine Vermehrung der meist fein und ungeordnet verlaufenden Bindegewebsfasern, welche gegenüber der Muskelschicht schwächer rot gefärbt sind, und andererseits die hellen, mehr oder minder strukturlosen Lücken, die durch Herauslösung eines fettigen Inhalts entstanden sind. Mit der stärkeren Vergrößerung sind noch Reste der meisten unter dem Herd gestreckt verlaufenden Elastica interna nachzuweisen, die uns die Grenze zwischen Media und Intima markiert. In der Intima selbst fallen wieder die faserbildenden Bindegewebszellen und runde Zellen auf, deren Cytoplasma infolge der Herauslösung von Fettsubstanzen wabig erscheint. Gelegentlich lassen sich auch in der Intima und Media

Gefäße

lymphocytäre Infiltrate und Gefäßsprossen nachweisen, die, von den Vasa vasorum stammend, gegen die Intima vorwuchern. Gerade durch diese letzteren Veränderungen, die man häufiger bei jugendlichen Coronarsklerosen antrifft, kann sie Züge erhalten, die einer leichten Entzündung entsprechen (sogenannte Coronaritiis).

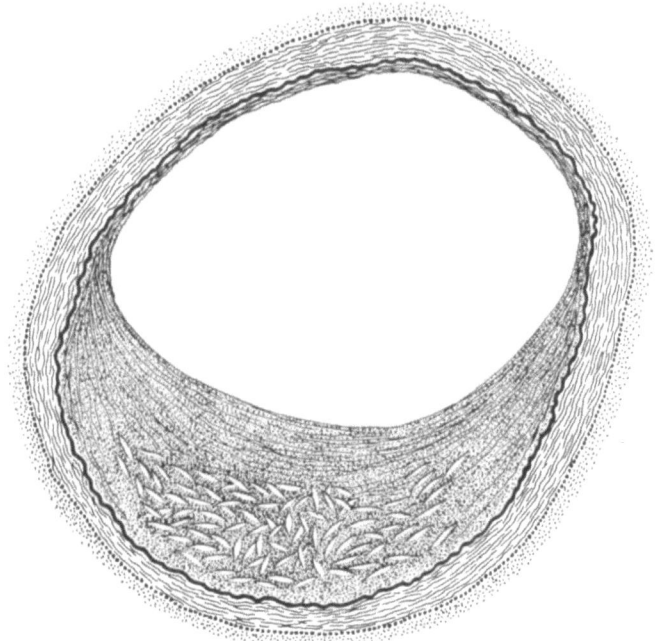

Abb. 18. Arteriosklerose einer Coronararterie. Die Lichtung durch eine Verdickung der Intima eingeengt, die in der Tiefe Cholesterinlücken erkennen läßt. Die Elastica interna deutlich sichtbar

Eine Hämatoxylin-Sudan-Färbung läßt, wie an der Aorta, den Anteil der Fetteinlagerung bei der Coronarsklerose deutlich erkennen.

Media-Verkalkung
(*H.-E.*)

Bei der Arteriosklerose der muskelstarken Arterien, insbesondere der Arteria femoralis, finden wir zwar auch Bindegewebswucherung und Verfettung der Intima, sehr häufig aber noch eine weitere Veränderung, die sogenannte Mediaverkalkung.

Bei schwacher Vergrößerung fällt uns schon in der Wand der befallenen Arterie eine streckenweise tiefblaue Färbung in der Media auf (Abb. 19). Es handelt sich um eine Kalkeinlagerung, die meist die Form eines breiten Bandes angenommen hat; nur an ihren Rändern löst sie sich in feinste Krümel und Körnchen auf, durch deren Zusammenfließen offenbar die kompakte Verkalkung entstanden

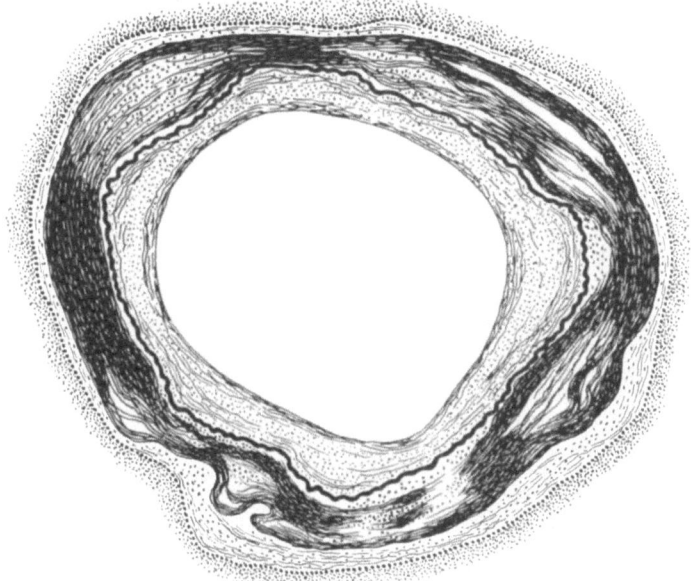

Abb. 19. Mediaverkalkung einer Arterie. Auch die Intima fibrös verdickt. Die Elastica interna deutlich sichtbar

ist. Dort, wo die Media unverkalkt ist, erscheinen die Muskelfasern oft auseinandergewichen und fassen zwischen sich eine rötlich oder bläulich gefärbte „hyaline" Substanz, in die offenbar erst der Kalk eingelagert werden wird. Das so umgewandelte Arterienrohr ist sehr starr, die Kalkplatten brechen wohl auch während des Lebens, besonders aber bei der Präparation nach dem Tode, mehrfach ein, wodurch verschieden breite „leere" Spalträume und Bruchlücken im Kalkring entstehen.

In den meisten Fällen ist die Mediaverkalkung mit Intimaveränderungen vergesellschaftet, sie kommt aber auch für sich allein vor. Man spricht dann von Arteriosklerose vom Typ Mönckeberg. Die Arterienerkrankung führt leicht zur Thrombose mit nachfolgender Nekrose (Gangrän oder Mumifikation) der Extremität.

Mesaortitis

(H.-E.; Elasticafärbung)

Obwohl die Mesaortitis durch die Syphilisspirochäte hervorgerufen wird und zu den tertiär syphilitischen Krankheiten zu zählen ist, treffen wir doch gewöhnlich histologisch in der Aortenwand kein typisches luisches Granulationsgewebe an, sondern nur die

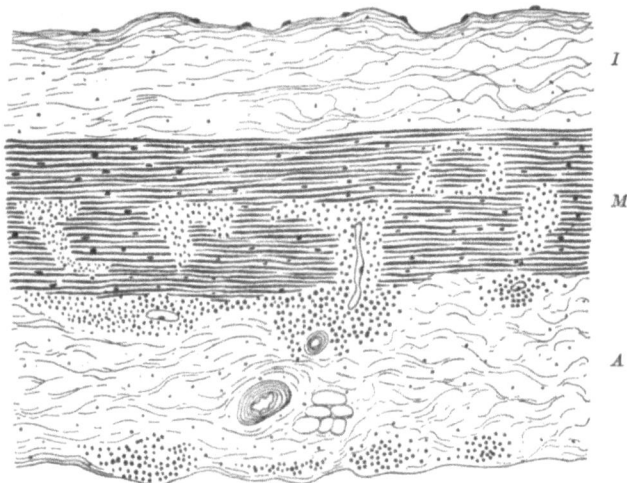

Abb. 20. Mesaortitis. *I* Intima; *M* Media; *A* Adventitia

Zeichen einer entlang der Vasa vasorum auf die Media übergreifenden Entzündung. Zum Unterschied von der Arteriosklerose spielen sich also die kennzeichnenden krankhaften Veränderungen bei der Mesaortitis hauptsächlich in Media und Adventitia ab.

Betrachten wir einen *H.-E.-Schnitt* mit schwacher Vergrößerung, so erkennen wir, daß die Adventitia deutlich an Dicke zugenommen hat und ebenso wie die Media zellreiche Infiltratherde enthält (Abb. 20). Die Intima kann ebenfalls verdickt sein, zeigt aber in reinen Fällen niemals die schweren Veränderungen wie bei der Arteriosklerose. Mit der starken Vergrößerung durchmustern wir nunmehr alle Wandschichten der Aorta und beginnen bei der Adventitia. Abgesehen von dem reichlich vorhandenen Bindegewebe, treffen wir vor allem auf zahlreiche, aus Lymphocyten bestehende

Zellansammlungen, die um die Vasa vasorum angeordnet sind *(perivasculäre Infiltrate)*. Sie setzen sich, dem Lauf dieser Gefäßchen folgend, auf die Media fort. Hier verbreitern sie sich zu größeren Herden, in denen nicht nur Lymphocyten, sondern auch Fibroblasten und neugebildete capillare Gefäßchen nachweisbar sind, so daß also das Bild eines Granulationsgewebes entsteht. Die Stelle, an der es liegt, muß früher von den elastischen Lamellen und glatten Muskelfasern der Media eingenommen gewesen sein, die beide in diesem Bereich verschwunden sind. Manchmal schließen sich seitwärts an solche Granulationsgewebsherde Abschnitte der Media an, die zwar ihre Struktur beibehalten haben, aber jede Kernfärbung vermissen lassen, also nekrotisch sind *(Medianekrose)*. Dringen wir schließlich bis zur Intima vor, so finden wir sie über den zerstörten Mediastellen fibrös verdickt *(Intimafibrose)* oder im Sinne einer Arteriosklerose (s. oben) verändert.

Die Zerstörung in der Media der Aorta wird dann besonders sinnfällig, wenn wir nicht die H.-E.-Färbung anwenden, sondern mit einem besonderen Farbstoff die elastischen Membranen darstellen, z. B. durch Anwendung von *Resorcinfuchsin*. Dabei färbt sich alles elastische Gewebe schwarz. Als Gegenfärbung benützen wir Kernechtrot, welches die Zellkerne in roter Farbe darstellt. Schon bei Betrachtung mit der Lupe oder der schwachen Vergrößerung erkennt man an einem solchen Präparat, daß die sonst in paralleler und regelmäßiger Schichtung die Media aufbauenden Membranen, wie sie auch in einzelnen Teilen des Präparates noch zu sehen sind, an mehreren Stellen unterbrochen sind, und zwar an eben den Stellen, die wir im vorherigen Präparat als Sitze der Granulationsgewebsherde kennengelernt haben (Abb. 20). An den Rändern der Unterbrechung sind die elastischen Massen manchmal unregelmäßig verklumpt oder eingerollt. In der Intima ist es zu einer Vermehrung der feinsten elastischen Fäserchen gekommen.

Durch die Schwächung der Media leidet natürlich die Elastizität der Aortenwand; so wird die Entstehung von Ausweitungen der Lichtung (Aneurysmen) verständlich.

Thrombose. Grundsätzlich unterscheiden wir zwei Formen der Thrombose, die sich auch histologisch leicht auseinanderhalten lassen, die Gerinnungs- und Abscheidungsthrombose. Beim frischen Gerinnungsthrombus (S. 40) verfestigt sich die Blutsäule so, wie

Gefäße

sie eben das Gefäß erfüllt hat, durch Ausfallen von Fibrinfäden. Beim Abscheidungsthrombus (S. 40) setzen sich zunächst verklebte Blutplättchen auf der Gefäßwand ab, an die sich dann alle übrigen Blutbestandteile, darunter auch Fibrin, ablagern. Besonders durch Einwirkung von der Gefäßwand her macht der Thrombus eine Reihe von Veränderungen durch (S. 41), die letzten Endes zu seiner völligen Beseitigung führen (S. 43, 44). Wenn wir also im folgenden einzelne Thromben untersuchen, so werden wir uns immer fragen müssen: was für eine Art Thrombus liegt vor? und: wie verhält sich die Gefäßwand zu ihm?

Frischer Gerinnungsthrombus (*H.-E.*)

Ein frischer Gerinnungsthrombus, wie man ihn hauptsächlich in Venen findet, füllt die Lichtung vollständig aus, was im Präparat schon mit freiem Auge zu erkennen ist. Er entspricht in seiner Zusammensetzung genau der durch das Auftreten der Fibrinfäden erstarrten Blutsäule insofern, als das Verhältnis zwischen roten und weißen Blutkörperchen im Thrombus vollkommen der Norm entspricht, wovon wir uns mit der starken Vergrößerung überzeugen. Ein solcher Thrombus wird makroskopisch daher eine rote Farbe besitzen (roter Thrombus). Nur hier und da lassen sich davon Abweichungen finden, indem eine größere Menge von Fibrinfäden von reichlicheren Leukocyten umgeben ist. Der Thrombus liegt der unveränderten Intima überall dicht an oder hat sich durch den Einbettungsvorgang an einigen Stellen von der Wand gelöst, so daß er von ihr durch einen künstlichen Spalt getrennt ist. Wir schließen daraus, daß die Intima noch nicht Zeit gefunden hat, auf die Anlagerung des Thrombus zu reagieren, daß also der Thrombus erst vor kurzem entstanden sein muß.

Abscheidungsthrombus (*H.-E.*)

Der Abscheidungsthrombus bietet schon bei Betrachtung mit schwacher Vergrößerung ein recht abwechslungsreiches Bild (Abb. 21). Er wird von hellrosa gefärbten Straßen durchzogen, die in ihrer Anordnung geradezu an die Äste eines Korallenstockes erinnern. Eingesäumt sind diese Straßen von dunkelblauen Rändern, während die von ihnen begrenzten Räume kräftig rot gefärbt erscheinen. Betrachten wir diese einzelnen Anteile des Thrombus mit starker Vergrößerung, so zeigt sich, daß jene Straßen aus dicht aneinander gelagerten, feinsten Körnchen bestehen, es handelt sich um zusammengeballte (agglutinierte) Thrombocyten; die erwähnten dunkelblauen Ränder können wir nun als an der Oberfläche dieser Thrombocytenmassen angesammelte Leukocyten erkennen, während die Lücken von stark rötlich gefärbten Fibrinfäden ausgefüllt erscheinen. Manchmal schließen diese auch mehr oder minder zahlreiche rote Blutkörperchen ein.

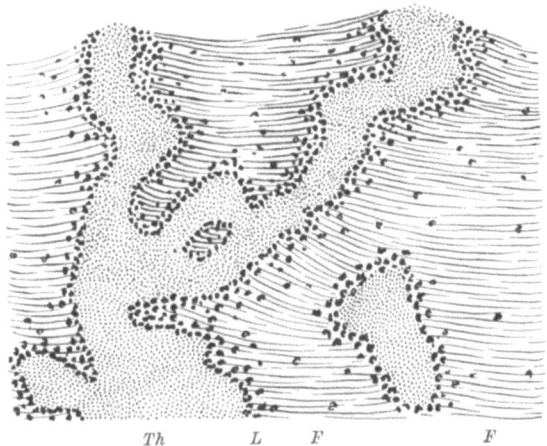

Abb. 21. Abscheidungsthrombus. *Th* Korallenstockartig angeordnete Thrombocytenmassen; *L* Belag von Leukocyten; *F* Fibrinfäden

Im ganzen wird also der Abscheidungsthrombus eine grauweiße Farbe besitzen (grauweißer Thrombus), die nur hie und dort durch die Einlagerung von Erythrocyten eine rötliche Tönung erhält (grauroter Thrombus). Im gemischten Thrombus kombinieren sich die Bilder des Abscheidungs- und des Gerinnungsthrombus. Ist der Abscheidungsthrombus frisch, so wird er sich von der unterliegenden Intima scharf abgrenzen.

Thrombus in Organisation (*H.-E.*)

Liegt ein Thrombus längere Zeit der Gefäßwand an, so spielt sich an ihm eine eigentümliche Reaktion ab. Wir suchen zunächst mit der schwachen Vergrößerung die Grenze zwischen Gefäßwand und Thrombus zu bestimmen, die mehr oder minder verwaschen erscheint (Abb. 22). Nun sehen wir gerade dieses Gebiet mit starker Vergrößerung durch, indem wir vom Zentrum des Thrombus gegen die Peripherie zu vorrücken. In der Mitte des Thrombus können wir noch den ursprünglichen Aufbau des Abscheidungs- oder Gerinnungsthrombus erkennen. Allerdings haben hier die roten Blutkörperchen ihre starke Färbbarkeit mit Eosin verloren, so daß nur mehr ihre Konturen schattenhaft zu sehen sind, besonders dann,

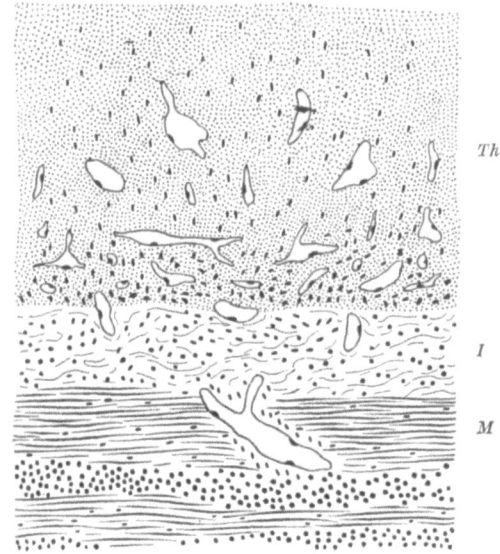

Abb. 22. Thrombus in Organisation. *Th* Thrombus; *I* Intima; *M* Media

wenn wir die Irisblende etwas zuziehen. Die Leukocyten befinden sich ebenfalls in Zerfall. Gehen wir gegen die Peripherie zu, so treffen wir bald auf saftig gefärbte spindelige Zellen mit ovalen, chromatinarmen Kernen. Es handelt sich um Fibroblasten, die aus der Gefäßwand in den Thrombus eingedrungen sind. Dabei sind sie hauptsächlich entlang den Fibrinfäden gewandert, die sie manchmal geradezu überziehen. Noch weiter gegen die Gefäßwand zu, stoßen wir dann auf endothelausgekleidete Spalträume und in den Thrombus einsprossende Capillaren, die aus der Gefäßwand stammen. Es liegt also letzten Endes dieselbe Gewebsneubildung vor, die wir bei der Perikarditis als organisierendes Granulationsgewebe kennengelernt haben. Dabei ist durch die aufsaugenden Fähigkeiten dieses

Granulationsgewebes, je weiter wir gegen die Gefäßwand fortschreiten, der ursprüngliche Thrombus bzw. sein Fibrin immer mehr geschwunden. Auch die roten Blutkörperchen werden abgebaut; ihr umgewandelter Blutfarbstoff kann in Form von Hämosiderinkörnchen in den Bindegewebszellen nachweisbar sein. Ebenso wie bei der Perikarditis wird also auch hier das Fibrin bzw. der Thrombus „organisiert" — wir sprechen von einem Thrombus in Organisation. Die Gefäßwand, von der ja der ganze Vorgang seinen Ausgang nimmt, ist aufgelockert und lymphocytär infiltriert. Diese entzündliche Reaktion setzt sich bis in die Adventitia fort.

Sie ist auch dafür verantwortlich, daß die Organisation des Thrombus klinisch unter dem Bilde einer Entzündung (Thrombophlebitis) mit Schmerzen, örtlicher Wärmeentwicklung, Schwellung und, wenn es sich um Hautgefäße handelt, auch mit Rötung einhergeht.

Organisierter Thrombus (*H.-E.*)

Der Vorgang der Organisation läuft so lange weiter, als Reste des Thrombus vorhanden sind. Ist alles Thrombusmaterial weggeschafft und durch Bindegewebszellen und Capillaren ersetzt, so liegt ein organisierter Thrombus vor.

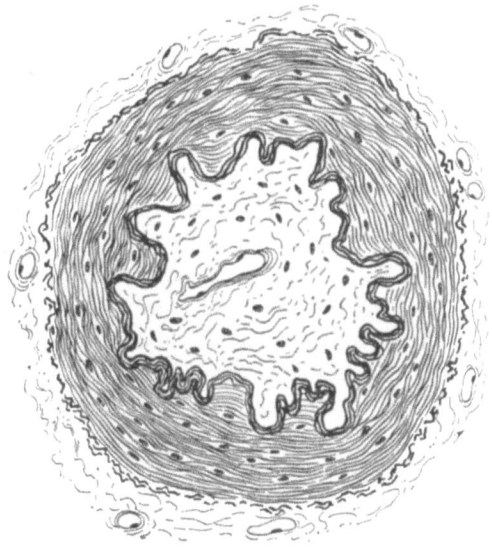

Abb. 23. Organisierter Thrombus in einer Arterie

Gefäße

In einem entsprechenden Präparat ist die Gefäßlichtung von einem Gewebspfropf verschlossen, der hauptsächlich aus kollagenen Fasern besteht und nur mehr spärlich Capillaren enthält (Abb. 23). In den Bindegewebszellen kann man oft noch Hämosiderinpigment feststellen, das durch Verarbeitung des aus den roten Blutkörperchen aufgesaugten Hämoglobins entstanden ist.

Kanalisierter Thrombus (H.-E.)

Die Umwandlung eines Thrombus in einen die Gefäßlichtung verschließenden Pfropf bedeutet letzten Endes einen dauernden Ausfall dieses Gefäßes für den Kreislauf. Es gibt aber doch noch

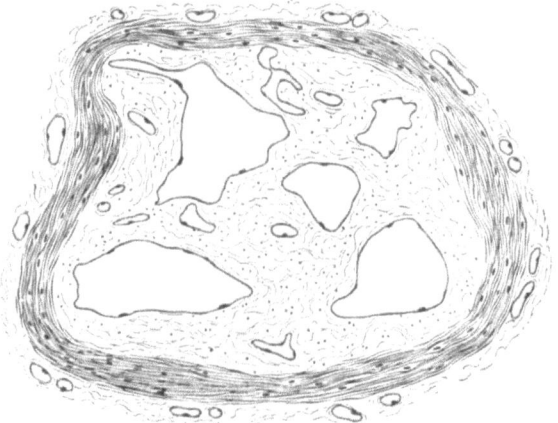

Abb. 24. Kanalisierter Thrombus in einer Vene

eine Möglichkeit, das von einem Thrombus verstopfte Gefäß für den Blutstrom wieder durchgängig zu machen. Schon während die Organisation noch im Gange ist, kleiden oft die einwuchernden Bindegewebszellen Spalträume aus, die an beiden Enden des Thrombus Anschluß an die flüssige Blutsäule gewinnen. Die einsprossenden Capillaren können ebenfalls zu einer quer durch den Thrombus gehenden Verbindung beitragen. So kommt es zu der sogenannten Kanalisation des Thrombus.

An unserem Präparat erkennt man noch deutlich die ursprüngliche Gefäßwand (Arterie oder Vene). An Stelle einer einzigen, dem Kaliber des Gefäßes entsprechenden Lichtung finden sich aber zahlreiche kleinere Lichtungen, die durch dünne oder dickere Scheidewände voneinander getrennt sind (Abb. 24). In diesen Scheidewänden, welche die letzten Reste des organisierenden Granulationsgewebes darstellen, können wir manchmal noch Reste des Thrombus in Form einzelner Fibrinfäden oder Hämosiderinschollen finden.

Endokarditis. Wir wollen anhand von Präparaten nur die zwei wichtigsten Endokarditis-Formen kennenlernen: die rheumatische Endokarditis (s. u.) und die bakterielle Endocarditis (S. 46) und zwar beide im Bereiche der Aortenklappen.

Rheumatische Endokarditis (H.-E.)

Wir betrachten ein Spät- und Ausheilungsstadium dieser Erkrankung, die Endocarditis chronica fibroblastica; sie ist die Grundlage der chronischen Herzklappenfehler.

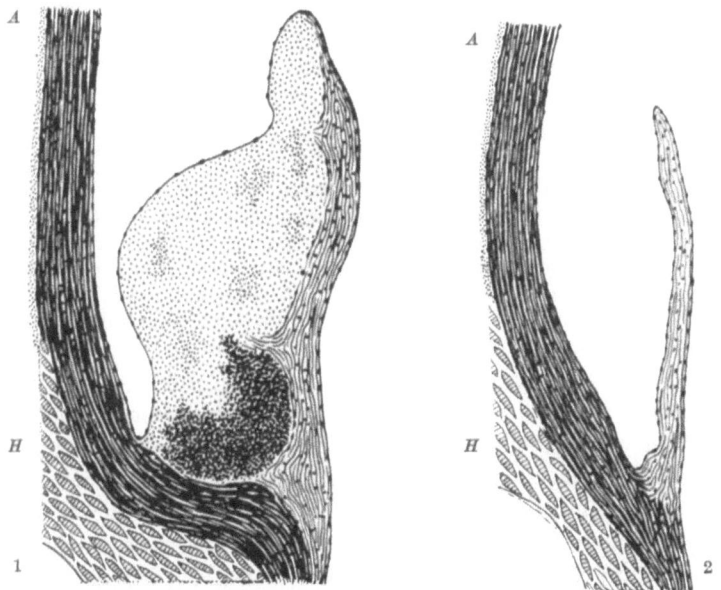

Abb. 25. Alte rheumatische Endokarditis der Aortenklappen (1). *A* Aorta mit stark gefärbten elastischen Membranen; *H* Herzmuskelfasern. Die Klappe verdickt und an ihrer Basis verkalkt. 2 Normales Verhalten zum Vergleich

Bei Lupenvergrößerung verschaffen wir uns zunächst einen Überblick über das ganze Präparat (Abb. 25/1). Es zeigt den Ursprungsteil der Aorta, die leicht an der Schichtung der elastischen

Membranen zu erkennen ist. Am Grund des Sinus Valsalvae entspringt die in der Längsrichtung getroffene Klappe. Weiter herzwärts sind noch gewöhnlich die Muskelbündel des Myokard bzw. des Ventrikelseptums zu sehen. Unser Hauptinteresse konzentriert sich natürlich auf die Klappe selbst. Sie stellt nicht, wie normal, ein dünnes, beiderseits von Gefäßendothel überzogenes, gefäßloses Häutchen (Abb. 25/2) dar, sondern einen breiten Streifen, der aus zum Teil hyalinen, d. h. wie homogen, kollagenen Fasern besteht. Hier und dort kann man auch die Einlagerung von Kalksalzen als bläulich-krümelige Massen erkennen. Auch capillare Gefäße, die ja in der normalen Klappe fehlen, sind nachweisbar — sie sind von der Basis her in sie eingesproßt. Die Oberfläche der Klappe ist zwar von Endokard überzogen, erscheint aber uneben und höckrig. In den Buchten können sich kleinste Thromben abscheiden. Da das narbige Bindegewebe in der Klappe die Neigung zur Schrumpfung hat, wird diese verkürzt und starr werden — sie kann sich weder richtig öffnen noch schließen. Stenose und Insuffizienz sind die Folge.

Thrombo-Endokarditis (*H.-E.*)

Auf eine durch vorangegangene rheumatische Entzündung veränderte Klappe, wie wir sie eben kennengelernt haben, siedeln sich leicht Bakterien an, insbesondere Streptokokken, wie der Streptococcus viridans, der hier die Endocarditis lenta erzeugt. Aber auch auf vorher nicht veränderten Klappen können sich Bakterien ansiedeln. Sie schädigen die Klappenoberfläche, auf der sich dann infolge der hier frei werdenden Thrombokinase ein Abscheidungsthrombus bildet (Endocarditis polyposa).

In unserem Präparat erkennt man schon mit der Lupenvergrößerung die eben bei der chronischen fibroblastischen Endokarditis besprochene bindegewebige Verdickung des ganzen Klappengewebes mit den eingesproßten Gefäßen und eventuell kleinzelligen Infiltrationen. Die Klappenoberfläche ist aber nach ihrem freien Rand zu nicht glatt, sondern von unregelmäßig zottigen Massen bedeckt, die sich stark mit Eosin anfärben (Abb. 26). Es handelt sich, wie die stärkeren Vergrößerungen zeigen, um balkiges Fibrin, das sich in Form von Abscheidungsthromben aus dem strömenden Blut auf die Klappe niedergeschlagen hat. In diesen Massen verschwindet das Klappengewebe und läßt sich kaum mehr richtig verfolgen. Außerdem fallen hier und dort blaue Flecke auf, die wir mit der starken Vergrößerung als Bakterienhaufen an ihrer feinkörnigen

Beschaffenheit erkennen, während Kalkeinlagerungen im Klappengrundgewebe eher grobschollig erscheinen. Unter der Einwirkung dieser Bakterien, d.h. ihrer Toxine, wird das Klappengrundgewebe nekrotisch, homogen und verliert seine Kernfärbbarkeit. Schließlich mag es unter dem Druck des anprallenden Blutes einreißen: Es kommt dann zur Geschwürs- und Lochbildung, wie sie für die ulceröse Endokarditis kennzeichnend ist.

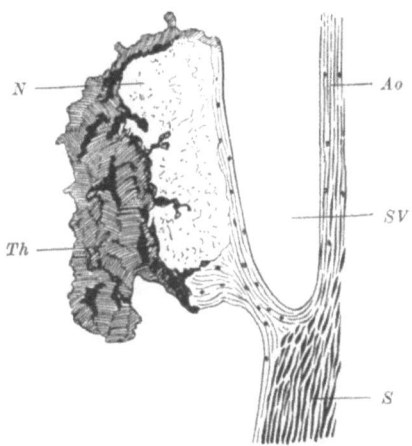

Abb. 26. Thromboendokarditis einer Aortenklappe. *Ao* Aortenwand; *SV* Sinus Valsalvae; *S* Kammerscheidewand; *Th* thrombotische Auflagerung auf der zum Teil nekrotischen (*N*), verdickten Klappe

V. Leber

Die menschliche Leber ist aus einzelnen Acini (Läppchen) zusammengesetzt, die sich aber voneinander nicht deutlich abgrenzen lassen. Für die Beurteilung vieler pathologischer Veränderungen ist es von ausschlaggebender Bedeutung, festzustellen, in welchem Teil des Acinus sie sich abspielen. Wir orientieren uns am besten nach dem Acinuszentrum und der Acinusperipherie[1] (s. Abb. 27).

Das Acinuszentrum ist durch die Zentralvene gekennzeichnet, ein kleines Gefäß mit dünner Wand, in das die Capillaren des Leberläppchens von allen Seiten her strahlenförmig einmünden. An der Acinusperipherie liegen dicht nebeneinander Gallengänge, Arterie (Ast der Arteria hepatica) und Vene (Ast der Vena portae). Durch das sie begleitende lockere Bindegewebe entsteht ein kleines, vom Leberparenchym ausgespartes Feld, das wir als periportales Feld oder Glissonsche Scheide bzw. Glissonsches Dreieck bezeichnen.

[1] Am besten eignet sich dazu ein Schnitt von der braunen Leberatrophie (s. S. 49).

Während die Zentralvene ebenso wie die größeren sublobulären Venen bzw. die Äste der Venae hepaticae also für sich allein liegen, sind die in den Glissonschen Feldern verlaufenden interlobulären Venen bzw. die Äste der

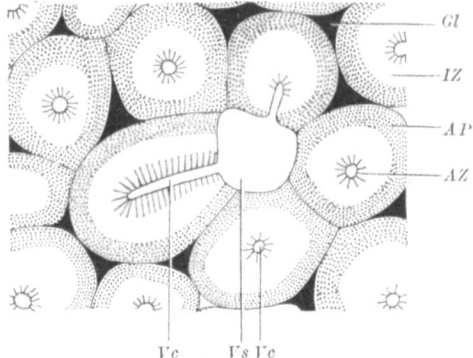

Abb. 27. Schema des Leberaufbaues. (In Anlehnung an PETERSEN.) *AZ* Acinuszentrum; *AP* Acinusperipherie; *Vc* Vena centralis; *Vs* Vena sublobularis; *IZ* intermediäre Zone; *Gl* Glissonsche Scheide (periportales Feld)

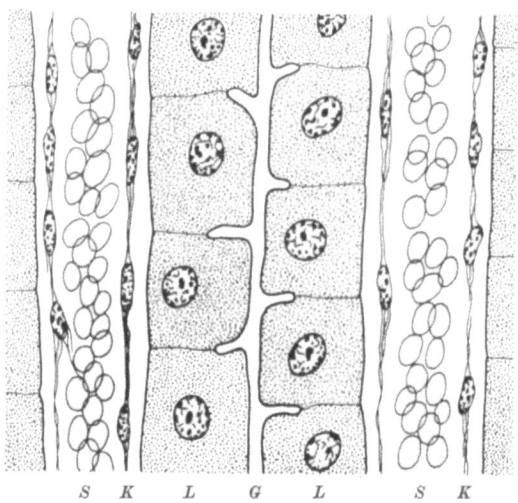

Abb. 28. Schematische Darstellung des feineren Leberbaues. *S* Sinusoide, *G* Gallecapillaren, *K* Kupffersche Sternzellen, von den Leberzellbalken (*L*) durch den Disséschen Spaltraum getrennt

Pfortader immer von einem Gallengang und einer Arterie begleitet. Die im Verhältnis zur Lichtung größere Wanddicke der Arterie und die Auskleidung des Gallenganges mit kubischem bis zylindrischem Epithel macht uns ihre Erkennung leicht. Von der Acinusperipherie verlaufen zum Acinuszentrum

Dissoziation, Braune Atrophie

die radiären Capillaren (Sinusoide), welche von den v. Kupfferschen Sternzellen ausgekleidet sind (Abb. 28). Ihre Kerne lassen sich infolge ihrer langgestreckten oder ovalen Form leicht von den runden Leberzellkernen unterscheiden. Die Maschen des Capillarnetzes werden von den Leberzellbalken ausgefüllt. Diese bestehen aus den im epithelialen Verband liegenden Leberzellen, zwischen denen die Gallecapillaren verlaufen.

Dissoziation der Leberzellen (H.-E.)

Nach dem Tode, besonders wenn eine infektiös-toxische Erkrankung vorangegangen ist, kann sich die Verbindung zwischen den

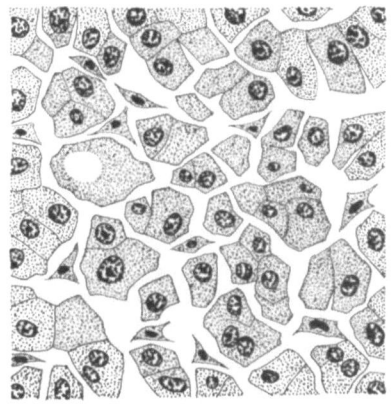

Abb. 29. Postmortale Dissoziation der Leberzellen

einzelnen Zellen lockern, so daß dann jede Leberzelle durch einen Spaltraum von der Nachbarzelle getrennt ist (Abb. 29).

Makroskopisch zeichnet sich eine solche Leber durch besondere Brüchigkeit aus.

Braune Leberatrophie

(Hämatoxylin; Kernechtrot)

Bei der braunen Atrophie handelt es sich, ähnlich wie bei der braunen Atrophie des Herzens (s. S. 20), um den Nachweis eines Pigmentes, so daß wir wiederum eine bloße Hämatoxylinfärbung oder Kernechtrotfärbung anwenden.

Schon bei schwacher Vergrößerung fällt auf, daß das Parenchym um das Acinuszentrum einen leicht gelblichen Farbton aufweist. Mit der starken Vergrößerung stellen wir uns eine Zentralvene

Leber

ein und betrachten die Leberzellbalken in ihrer unmittelbaren Nachbarschaft (Abb. 4 auf Tafel 1). In ihnen entdecken wir auch die Ursache des gelblichen Farbtons: die Anwesenheit von eckigen Körnchen mit gelbbrauner Eigenfarbe in den Leberzellen. Es handelt sich wieder um *Lipofuscin*. Je mehr wir uns von der Zentralvene gegen die Acinusperipherie entfernen, um so spärlicher wird diese Pigmenteinlagerung, um schließlich vollkommen zu verschwinden.

Abgesehen von der Einlagerung braunen Pigmentes ist die Leber aber auch *atrophisch*. Die einzelnen Leberzellen sind klein, die Zellbalken schmal, was uns allerdings erst dann so richtig zum Bewußtsein kommt, wenn wir eines der folgenden Präparate zum Vergleich heranziehen. Bemerkenswert ist hier wie im Herzen die ungleiche Größe der Kerne; besonders im Acinuszentrum kommen große Kerne vor. Die Verkleinerung der einzelnen Zellen und damit der Zellbalken führt natürlich auch zu einer Verkleinerung des ganzen Acinus und — makroskopisch betrachtet — zur Verkleinerung (Atrophie) des ganzen Organes. Daher kommt es, daß bei derselben schwachen Vergrößerung im Bildfeld einer braunen Leberatrophie mehr Acini Platz finden als in einem anderen zum Vergleich herangezogenen Leberpräparat.

Die braune Atrophie macht keine besonderen klinischen Erscheinungen und wird hauptsächlich im Alter und bei auszehrenden Krankheiten gefunden. Lipofuscin kann jedoch auch ohne Atrophie vorübergehend bei jüngeren Menschen abgelagert sein.

Hämosiderose der Leber

(Hämatoxylin; Kernechtrot; Berlinerblau-Reaktion — Kernechtrot)

Untersuchen wir einen Schnitt von einer hämosiderotischen Leber bei derselben Färbung, wie eben die braune Leberatrophie, so fällt es uns viel schwerer, die einzelnen Pigmentkörnchen aufzufinden. Zwar sind auch sie durch eine Eigenfarbe ausgezeichnet, diese ist aber heller, mehr ins Gelbe spielend, als die des bräunlichen Abnützungspigmentes.

Wollen wir daher über die Lagerung des Hämosiderins genaue Kenntnis bekommen, so ist es besser, eine besondere Färbemethode anzuwenden. Sie beruht darauf, daß das Hämosiderin als Abbauprodukt des Hämoglobins Eisen in reaktionsfähigem Zustand enthält. Setzen wir daher dem Schnitt Ferrocyankalium (rotes Blutlaugensalz) und Salzsäure zu, so entsteht bei Anwesenheit von Eisen *Berlinerblau.* Alles Hämosiderin erscheint dadurch blau gefärbt. Um die übrigen Gewebsbestandteile hervortreten zu lassen, müssen wir noch die Zellkerne mit einem roten Farbstoff darstellen, z.B. mit Kernechtrot. Bei der Betrachtung eines so behandelten Schnittes mit der schwachen Vergrößerung fällt sogleich eine ungleichmäßige Verteilung des Hämosiderins im Läppchen auf. Die peripheren Acinusgebiete sind reich an bläulichen Körnchen, während das Gebiet um die Zentralvenen nur wenige oder überhaupt keine enthält bzw. mit dem keine Eisenreaktion gebenden Abnützungspigment versehen ist. Bei Anwendung der stärkeren Vergrößerung können wir noch einige Besonderheiten der Lage dieser Hämosiderinkörnchen feststellen (Abb. 6 auf Tafel 2). In den Leberzellen liegen sie zu beiden Seiten der Grenze, an der zwei Leberzellen aneinanderstoßen, und bilden so einen bläulichen Doppelsaum. Einige feine Körnchen können wir meist auch in den Kupfferschen Sternzellen entdecken.

Die Hämosiderose der Leber ist am stärksten ausgeprägt bei Krankheiten mit starkem Blutzerfall, insbesondere der perniziösen Anämie. Sie führt zu einer makroskopisch leicht erkennbaren rostbraunen Verfärbung des Organs. Die Leberfunktion ist dabei nicht wesentlich beeinträchtigt.

Malarialeber
(Kernechtrot)

Durch die Malariaplasmodien werden rote Blutkörperchen zerstört. Der frei werdende Blutfarbstoff wandelt sich unter dem Einfluß der Parasiten nicht zu Hämosiderin, sondern zu einem schwarzbraunen Pigment um, dem sogenannten Malariamelanin. Dieser Farbstoff ist in den Reticulo-Endothelzellen, besonders von Leber und Milz, abgelagert und markiert sie uns mit der Deutlichkeit eines Experimentes, so etwa, wie wenn wir im Tierversuch Carmin oder andere Stoffe einspritzen.

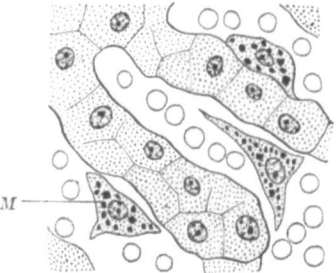

Abb. 30. Malarialeber. *M* Malariamelanin in Kupfferscher Sternzelle

Bei schwacher Vergrößerung ist an dem, wie alle Pigmentpräparate bloß mit Hämatoxylin oder Kernechtrot gefärbten Präparat, kaum etwas Abwegiges zu bemerken. Erst bei stärkerer Vergrößerung erkennen wir, daß so gut wie alle Kupfferschen

Leber

Sternzellen schwarze Körnchen enthalten, eben das Malariamelanin (Abb. 30).

Ikterus der Leber
(Hämatoxylin)

Wenn wir die Organe gelbsüchtiger Menschen mikroskopisch untersuchen, so sind wir immer überrascht, wie wenig von der makroskopisch so augenfälligen Färbung im histologischen Präparat zu finden ist. Das kommt daher, daß der mit dem Blut in alle Organe eingeschwemmte Gallenfarbstoff die Gewebe diffus durchtränkt und bei der Fixierung und Einbettung fast ganz wiederum herausgelöst wird. Nur dort, wo Gallenfarbstoff körnig niedergeschlagen oder stark eingedickt ist, haben wir Gelegenheit, ihn histologisch nachzuweisen.

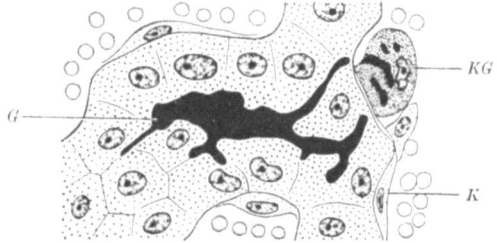

Abb. 31. Ikterus der Leber. *G* Gallenzylinder in einem Leberzellstrang; *K* Kupffersche Sternzelle; *KG* Kupffersche Sternzelle mit Resten eines phagocytierten Gallezylinders

Im mikroskopischen Leberschnitt von einem schweren Ikterus, wie er etwa durch chronische Gallestauung hervorgerufen wird, erkennen wir bei schwacher Vergrößerung eine gewisse Unregelmäßigkeit der Leberzellbalken im Acinuszentrum, verbunden mit einer schmutzig-gelbgrünen Färbung. Wenden wir auf dieses Gebiet die starke Vergrößerung an, so wird deutlich, daß dieser Farbton auf ein schmutzig-gelbgrünes Pigment, eben das Gallepigment, zurückgeht, das in verschiedener Gestalt und Lagerung nachweisbar ist.

Inmitten der einzelnen Leberzellbalken liegen längliche Gebilde zwischen den Leberzellen, die sich meist verzweigen und so Ausgüsse der zwischen den Leberzellen verlaufenden Gallecapillaren (Galleröhrchen) darstellen (Abb. 31). Nicht sehr glücklich hat man diese Ausgüsse, die aus eingedicktem Gallenfarbstoff, untermischt mit Eiweiß, bestehen, als Gallethromben bezeichnet — Gallezylinder ist eine zutreffendere Benennung. Im Cytoplasma der angrenzenden Leberzellen selbst liegen ebenfalls gelbgrüne, eckige

Körnchen, Gallepigmentkörnchen. Oft genug sieht man, daß einzelne, mit solchen Pigmentkörnchen beladene Leberzellen, sich aus dem Epithelverband lösen und Zeichen von Zerfall zeigen, der offenbar durch die Giftwirkung der angesammelten Gallemassen verursacht wird. Schließlich enthalten auch die Kupfferschen Sternzellen Gallepigmentkörnchen, ja manchmal auch Reste von Gallezylindern, die offenbar nach Zerfall der angrenzenden Leberzellen phagocytiert wurden (Abb. 31 KG). Im allgemeinen sind die geschilderten Veränderungen im Acinuszentrum am stärksten ausgeprägt. Man kann aber auch gelegentlich die erweiterten Gallengänge in den Glissonschen Scheiden von Gallezylindern erfüllt finden.

Verfettung der Leber. Bei der üblichen Einbettung werden alle Fetttropfen herausgelöst, so daß in Hämatoxylin-Präparaten nur leere, rundliche Hohlräume zu sehen sind („Fettvacuolen"). Um das Fett sicher darzustellen, verwenden wir daher mit Sudan behandelte Gefrierschnitte. Je nach der Größe der Fetttropfen unterscheidet man eine kleintropfige und eine großtropfige Verfettung; nach der Lage der fetthaltigen Zellen im Acinus eine acinuszentrale, eine acinusperiphere und eine diffuse Verfettung; Größe und Lage der Fetttropfen können sich bei den einzelnen Verfettungstypen in der Leber in verschiedener Weise kombinieren.

Centroacinäre kleintropfige Verfettung
(H.-E.; Hämatoxylin-Sudan)

Schon bei der Betrachtung mit freiem Auge erkennen wir einzelne, durch Sudan gelbrötlich gefärbte rundliche Herde in der sonst bläulich erscheinenden Leber. Mit der schwachen Vergrößerung stellen wir fest, daß in ihrer Mitte eine Zentralvene gelegen ist, mit anderen Worten, daß die im Zentrum des Leberläppchens gelegenen Zellen der Sitz der Verfettung sind. Bei Anwendung stärkerer Vergrößerung erkennt man, daß das Cyto-

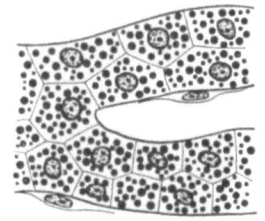

Abb. 32. Kleintropfige Verfettung der Leberzellen. (Fetttropfen schwarz)

plasma dieser Zellen von vielen kleinen Fetttröpfchen durchsetzt ist, die gewöhnlich keine besondere Lagerung in der Zelle einnehmen

(Abb. 32). Etwas größer sind gewöhnlich die Fetttropfen in den näher an der Zentralvene gelegenen Leberzellen. Sie sind durch Zusammenfließen der kleinen Tröpfchen entstanden.

Eine solche zentroacinäre, also um den venösen Schenkel des Capillarsystems angeordnete Verfettung finden wir vor allem bei länger dauernden anämischen Zuständen, insbesondere der perniziösen Anämie. Die Parallele zu der grundsätzlich ähnlich angeordneten Verfettung des Herzens (Tigerung, s. S. 9) ist sinnfällig. Hier wie dort handelt es sich um die Wirkung eines chronischen Sauerstoffmangels, um eine hypoxämische Verfettung.

Diffuse kleintropfige Verfettung
(H.-E.; Hämatoxylin-Sudan)

Bei der Betrachtung mit schwacher Vergrößerung fällt uns im Sudanschnitt höchstens eine leichte orange-rote Färbung der Leberzellbalken auf. Erst bei Anwendung der stärkeren Vergrößerungen entdecken wir, daß diese Färbung auf eine so gut wie gleichmäßige Beladung aller Leberzellen mit kleinen Fetttröpfchen zurückgeht.

Hier hat eine, die ganze Leber treffende, toxische Schädlichkeit den Stoffwechsel aller Leberzellen so geschädigt, daß es zum Liegenbleiben des angefluteten Fettes gekommen ist. Dementsprechend finden wir diese Form der Leberverfettung z. B. bei der enteralen Intoxikation der Kinder.

Diffuse großtropfige Verfettung
(H.-E.; Hämatoxylin-Sudan)

Untersuchen wir einen Schnitt dieser Form der Leberverfettung, so hat man bei schwacher Vergrößerung überhaupt nicht mehr den Eindruck, daß es sich um eine Leber handelt, sondern man würde zunächst an ein gewöhnliches Fettgewebe denken. Ist doch jede einzelne Leberzelle von einem einzigen großen, leuchtend orange gefärbten Tropfen erfüllt, der Cytoplasma und Kern ganz an den Zellrand verdrängt hat (Abb. 33). Auch die Capillaren

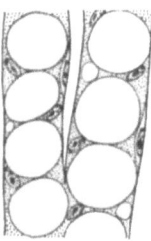

Abb. 33. Großtropfige Verfettung der Leberzellen (Fettlücken)

sind durch die vergrößerten Zellen stark eingeengt, spaltförmig oder kaum zu sehen. Erst bei genauerem Durchmustern entdeckt man zwischen den „Fettzellen" die für die Leber so kennzeichnenden periportalen Felder (Glissonschen Scheiden) mit Gallengang,

Vene und Arterie. Auch die Zentralvenen lassen sich als größere Gefäßlücken inmitten der „Fettzellen" feststellen.

Makroskopisch erscheint eine solche „Fettleber" (Steatosis hepatis) vergrößert, gelblich und weist meist eine teigige Konsistenz auf. Ebenso wie bei der diffusen kleintropfigen Verfettung ist auch die diffuse großtropfige Verfettung Ausdruck einer Störung der fettspaltenden Fähigkeit der Leberzellen, so daß mehr und mehr kleine Fetttropfen im Cytoplasma liegenbleiben, welche schließlich zu den großen Tropfen zusammenfließen. Dieser Vorgang beginnt in der Acinusperipherie (acinusperiphere großtropfige Verfettung) und schreitet gegen das Acinuszentrum fort, bis dann die Fettleber eine totale geworden ist.

Es ist merkwürdig, daß trotz der argen Verdrängung des funktionierenden Cytoplasmas die Leberzellen in vielen Fällen doch ihre Tätigkeit noch regelrecht ausüben können.

Amyloidleber
(H.-E.; Hämatoxylin-Kongorot; Methylviolett)

In diesem Präparat machen wir zum ersten Male histologisch Bekanntschaft mit dem eigentümlichen Stoff, den man Amyloid nennt. Bei gewöhnlicher H.-E.-Färbung nimmt er einen rosaroten Farbton an und ist nur an seiner vollkommen homogenen Beschaffenheit zu erkennen. Um das Amyloid überzeugend zur Darstellung zu bringen, verwendet man daher Verfahren, die es vom Cytoplasma, auch im Farbton, deutlich unterscheiden lassen. Man hat gefunden, daß Amyloid eine besondere Affinität zu dem orangeroten Farbstoff *Kongorot* aufweist. Färben wir einen amyloidhaltigen Schnitt mit Kongorot, so nimmt alles Amyloid sehr rasch den Farbstoff auf und hält ihn auch dann noch fest, wenn wir ihn aus anderen Geweben bereits ausgewaschen (herausdifferenziert) haben. Es wird überdies durch Einlagerung der Farbstoffmoleküle zwischen den submikroskopischen Fasern des Amyloids doppeltbrechend. Da also schließlich nur das Amyloid orangerot gefärbt erscheint, ist es angezeigt, keine Eosinfärbung des Cytoplasmas vorzunehmen, da der Farbunterschied zwischen dem Rot des Cytoplasmas und dem Orangerot des Amyloids zu gering wäre, um es sicher erkennbar zu machen, deshalb wenden wir also nach der Kongorotfärbung nur die einfache Kernfärbung mit Hämatoxylin an. Eine zweite Methode zur Darstellung des Amyloids ist die Färbung mit *Methyl-* bzw. *Gentianaviolett*; es färbt sich dann nicht wie alles übrige Gewebe violett, sondern rot (s. auch Abb. 7 auf Tafel 2), eine Eigenschaft, die man als Metachromasie bezeichnet.

Bei den *schwächsten Graden* der Amyloidablagerung können wir uns am besten über Verteilung und Ablagerung des Amyloids klar werden. Wir suchen uns zu diesem Zweck mit der schwachen Vergrößerung eine Stelle aus, die durch eine rötliche Färbung die Anwesenheit von Amyloid verrät, und betrachten sie anschließend gleich mit starker Vergrößerung. Das durch seine Färbung gekennzeichnete Amyloid liegt, wie wir nunmehr feststellen können, zwischen den Capillarwänden und den Leberzellbalken, die es wie ein schmaler Begleitstreifen umgibt (Abb. 34). Gewöhnlich findet

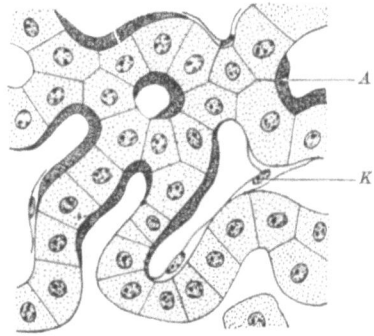 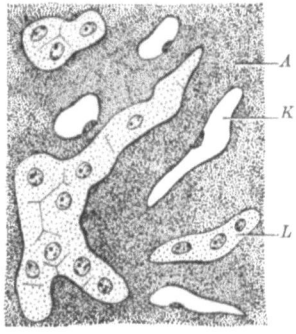

Abb. 34. Leichte Amyloidose der Leber.
A Amyloid; *K* Kupffersche Sternzelle

Abb. 35. Schwere Amyloidose der Leber.
A Amyloid; *K* Capillare; *L* Leberzellbalken

sich eine solche beginnende Amyloidablagerung in einer, die Mitte zwischen Acinusperipherie und Acinuszentrum einnehmenden, sogenannten intermediären Zone.

Handelt es sich um *stärkere* Amyloideinlagerung, so ist der Streifen zu einem breiten Band oder gar zu einem großen Klumpen verbreitert. Da je zwei solcher Bänder sowohl die Capillaren wie die Leberzellbalken umkleiden, werden beide Gebilde dadurch wesentlich räumlich beeinträchtigt (Abb. 35). Die Capillaren sind verengt, ja manchmal überhaupt nur als schmale, von Endothel ausgekleidete Spalträume erkennbar; die Leberzellbalken erscheinen verschmälert (druckatrophisch).

Innerhalb der *mächtigsten* Amyloidablagerungen sind die Capillaren und Leberzellbalken offenbar durch den Druck des Amyloids völlig geschwunden, so daß eine einfache homogene Masse vorliegt, in der man manchmal noch schattenhaft angedeutet capillare Spalten erkennen kann. Man kann aber auch noch bei der stärksten Amyloidablagerung hier und dort Stellen finden, welche dem oben beschriebenen Beginn der Veränderung entsprechen, da diese nicht gleichmäßig, sondern herdförmig im Leberacinus beginnt und von dort aus auf die noch freien oder weniger betroffenen Gebiete fortschreitet.

Die stärksten Grade der Amyloidablagerung verleihen dem Organ eine feste Konsistenz (Holzleber) und eine blasse weißgelbliche, durchscheinende Farbe (Wachsleber, Speckleber).

Stauungsleber (*H.-E.*)

Bei Vorliegen eines Hindernisses, das dem Blutstrom den freien Abfluß aus der Leber verwehrt, kommt es zu einer Rückstauung

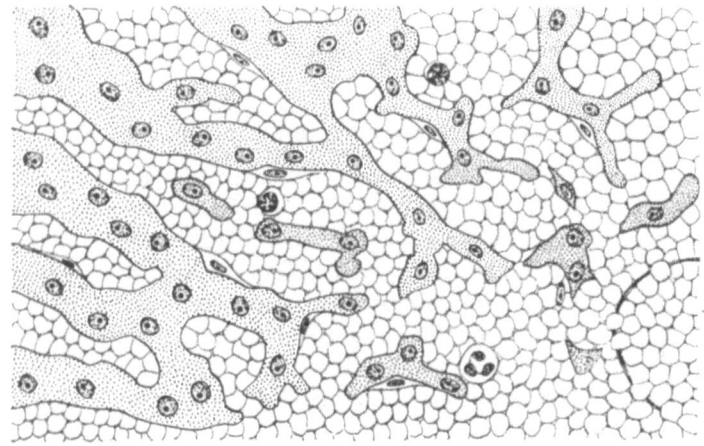

Abb. 36. Stauungsleber. Vena centralis in der rechten unteren Ecke des Bildfeldes

des Blutes aus den Venae hepaticae in die Venae sublobulares und centrales und weiter stromaufwärts in die den Venae centrales nächstgelegenen Abschnitte der capillaren Strombahn.

Bei schwacher Vergrößerung erkennen wir dementsprechend einen deutlichen Unterschied zwischen dem blutgefüllten Acinuszentrum und der nicht so blutreichen Peripherie des Leberläppchens. Rücken wir nun mit der stärkeren Vergrößerung von der Peripherie gegen die Zentralvene vor und behalten wir das Verhalten der Capillaren im Auge. Sie weisen zunächst eine normale

Lichtung auf, um gegen das Acinuszentrum zu eine immer größere Weite zu erlangen. Dabei sind sie von dicht aneinandergepackten roten Blutkörperchen vollkommen ausgefüllt. Bei *ganz frischer Stauung* können wir die Leberzellbalken noch bis an die Vena centralis verfolgen; sie werden allerdings mit der Zunahme der Capillarweite immer schmäler, offenbar infolge des auf ihnen von allen Seiten her lastenden Druckes (Abb. 36). Hat die Störung des Kreislaufs *längere Zeit* angehalten, so beginnen die Leberzellen fettig zu zerfallen und verschwinden schließlich ganz. Das Acinuszentrum ist jetzt ein einziger Blutsee, der nur von dem hier und da erhaltenen bindegewebigen Gerüst der Capillarwand durchzogen wird. Von den Leberzellen lassen sich nur mehr Trümmer nachweisen. Bloß dann, wenn die Stauung — sei es auch nur zeitweise — behoben wird, kann der entstandene Ausfall an Lebergewebe durch Regeneration der an der Acinusperipherie erhalten gebliebenen Leberzellen ausgeglichen werden.

Leber bei chronischer myeloischer Leukämie (*H.-E.*)

Untersuchen wir die Leber eines Kranken, der an chronischer myeloischer Leukämie gestorben ist, mit der schwachen Vergrößerung, so glauben wir zunächst, ein völlig normales Organ vor uns zu sehen. Immerhin fällt aber auf, daß die Zahl der Zellkerne, gegenüber den bisher durchmusterten Lebern, offenbar zu groß ist. Erst bei der Anwendung der starken Vergrößerung können wir für diesen ersten Eindruck genaue Unterlagen beibringen. Die Capillaren des Leberacinus enthalten nämlich nicht, wie gewöhnlich, hauptsächlich rote Blutkörperchen, sondern sind von kernhaltigen Zellen erfüllt. Wir erkennen unter ihnen alle diejenigen Elemente, die wir im Blutausstrich der myeloischen Leukämie (s. S. 12) besprochen haben (s. auch Abb. 1): Myelocyten (eventuell mit eosinophiler Granulierung) und unreifen Myeloblasten, die meisten kenntlich an ihren großen, ovalen oder bohnenförmigen Kernen. Gelegentlich ist auch eine Capillare durch eine einzige Riesenzelle wie verstopft, die einen vielfach eingekerbten, abenteuerlich gestalteten Kern besitzt. Es handelt sich um Elemente, die den Knochenmarksriesenzellen entsprechen. Das Krankhafte an der Leber ist also das die Capillaren erfüllende myeloisch-leukämische Blut, welches hier offenbar infolge der besonderen Strömungsverhältnisse besonders reich an zelligen Elementen ist. In den Glissonschen Scheiden sehen wir fast keine Veränderungen, höchstens eine schüttere Durchsetzung mit Zellen der myeloischen Reihe.

Leber bei chronischer lymphatischer Leukämie (*H.-E.*)
Bei der chronischen lymphatischen Leukämie zeigt die Leber schon mit der schwächsten Vergrößerung ein sehr kennzeichnendes Bild: Alle Glissonschen Scheiden sind auf das dichteste zellig infil-

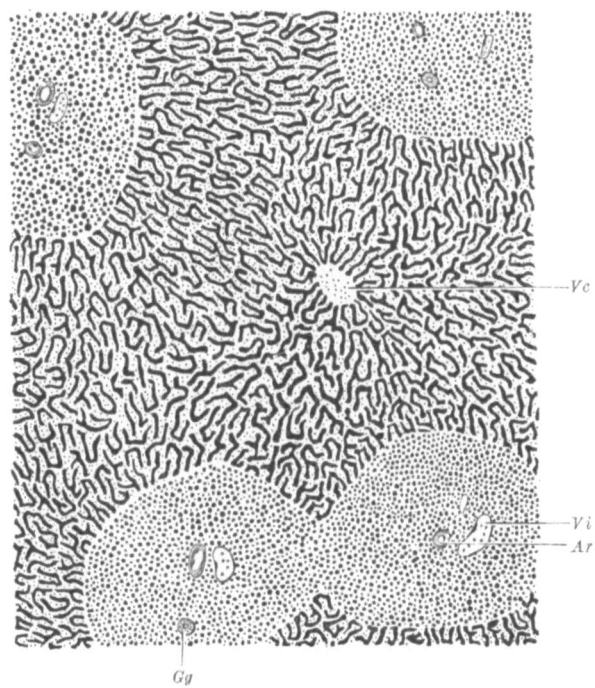

Abb. 37. Leber bei lymphatischer Leukämie. *Vc* Vena centralis; *Vi* Vena interlobularis; *Ar* Ast der Arteria hepatica; *Gg* Gallengang

triert. Oft ist diese Infiltration so stark, daß es schwer fällt, Arterie, Vene und Gallengang aufzufinden (Abb. 37). Betrachten wir die Glissonschen Scheiden bei stärkerer Vergrößerung, so erkennen wir, daß es sich bei den Infiltratzellen ausschließlich um kleine Rundzellen, um Lymphocyten, handelt. Im Leberläppchen selbst fällt wiederum ein gewisser Zellreichtum in den radiären Capillaren auf. Zum Unterschied von der myeloischen Leukämie handelt es sich aber um die schon im Blutausstrich (s. S. 13) festgestellten rundkernigen Elemente (s. Abb. 1), nämlich kleine Lymphocyten oder ihre etwas größeren Vorstufen, die Lymphoblasten. Mit anderen Worten: Die Capillaren enthalten besonders zellreiches, lymphatisch-leukämisches Blut. Die Leberzellbalken selbst sind nicht wesentlich verändert.

Cholangitis mit Abscessen (*H.-E.*)

Wenn sich pathogene Keime (Bacterium coli) in den Gallenwegen angesiedelt haben, was gewöhnlich unter dem Einfluß einer gleichzeitigen Gallestauung erfolgt, dann kommt es in ihnen und in ihrer Umgebung zu einer eitrigen Entzündung, zur Cholangitis und Pericholangitis.

Bei schwacher Vergrößerung kann eine solche Leber eine oberflächliche Ähnlichkeit mit der Leber bei lymphatischer Leukämie aufweisen. Hier wie dort sind die Glissonschen Felder zellreicher, allerdings erreicht die Infiltration bei der Cholangitis nie die hohen Grade wie bei der lymphatischen Leukämie und ist auch nicht so regelmäßig in sämtlichen Glissonschen Scheiden zu finden. Bei der stärkeren Vergrößerung erkennen wir, daß die Hauptmasse der Infiltrate aus polymorphkernigen Leukocyten besteht, wenn auch immer eine gewisse Zahl von Lymphocyten vorhanden ist. Der Gallengang ist meist schwer zu erkennen, weil er infolge der in ihm sich abspielenden Entzündung seine epitheliale Auskleidung verloren hat. Wir sehen nur eine von bläulichen Bakterienhaufen und zerfallenden Leukocyten erfüllte Lichtung, die zum Unterschied von Vene und Arterie nicht von Muskelfasern, sondern bloß von einem einfachen Grundhäutchen umgrenzt ist. Von hier aus hat sich unter Wandzerstörung der entzündliche Vorgang auf die Umgebung, also das Gewebe der Glissonschen Scheide, ausgebreitet.

Handelt es sich um eine Entzündung von besonderer Heftigkeit, dann kann sowohl das Gewebe der Glissonschen Scheide wie das der angrenzenden Abschnitte des Leberacinus so geschädigt werden, daß es zu Zerfall und Gewebsuntergang kommt. In der so entstehenden Höhlung liegen dann massenhaft Eiterzellen — ein *cholangitischer Absceß* hat sich gebildet (Abb. 38). Suchen wir seinen Rand mit der starken Vergrößerung ab, so können wir bei frischen Leberabscessen noch dort, wo ihre Ränder im Acinus verlaufen, die

Cholangitis, Hepatitis

auseinandergefallenen und nekrotischen Leberzellen erkennen. Erst bei länger bestandenen Abscessen findet sich eine zarte, auskleidende Granulationsgewebsschicht. Die Lichtung des Abscesses steht durch den oder die zerstörten Gallengänge in offener Verbindung mit den galleableitenden Wegen. Daher findet sich in ihr gewöhnlich neben den Leukocyten mehr oder weniger reichlich Gallepigment in groben und feinen Schollen. Da durch den Absceß und die

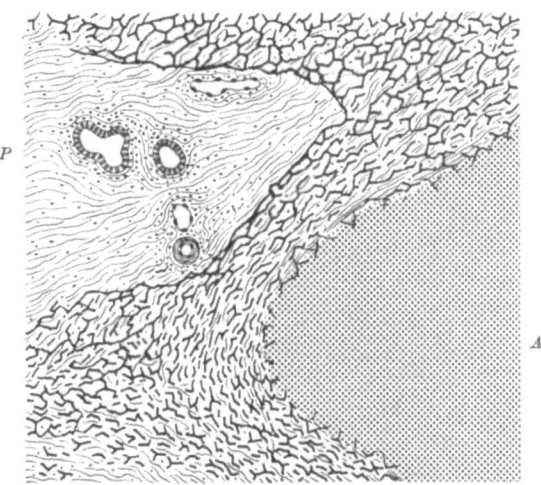

Abb. 38. Cholangitischer Leberabsceß (*A*); entzündliche Infiltrate um die Gallengänge in einem periportalen Feld (*P*)

Entzündung auch der Abfluß der Galle aus den betroffenen Läppchen verhindert wird, nimmt es uns nicht wunder, wenn wir in ihnen die Zeichen des Stauungsikterus in Form der früher besprochenen Gallezylinder finden.

Akute Hepatitis (*H.-E.*)

Dadurch, daß es möglich wurde, Gewebszylinder aus der Leber durch Punktion zu gewinnen, konnte man das histologische Bild und den Ablauf der Hepatitis genauer kennenlernen. Ein solcher Zylinder liegt uns zur Untersuchung vor.

Die Orientierung gelingt ohne weiteres, wenn wir versuchen, periportale Felder und Zentralvenen aufzufinden. Dabei fällt auf, daß beide Gebiete zellreicher erscheinen als normal. Bei der stär-

Leber

keren Vergrößerung erkennt man um die Zentralvenen zellige Infiltrate, die sich verschieden weit nach der Acinusperipherie erstrecken (Abb. 39). Sie bestehen aus Histiocyten, Lymphocyten und Leukocyten. Zwischen ihnen kann man noch Reste zugrunde gehender Leberzellen erkennen, in Form von stark färbbaren Gebilden, deren Kern oft nicht mehr nachweisbar ist. Rücken wir gegen die Acinusperipherie vor, so treffen wir ebenfalls auf einzelne derartige nekrotische Leberzellen, die von Abraumzellen umgeben

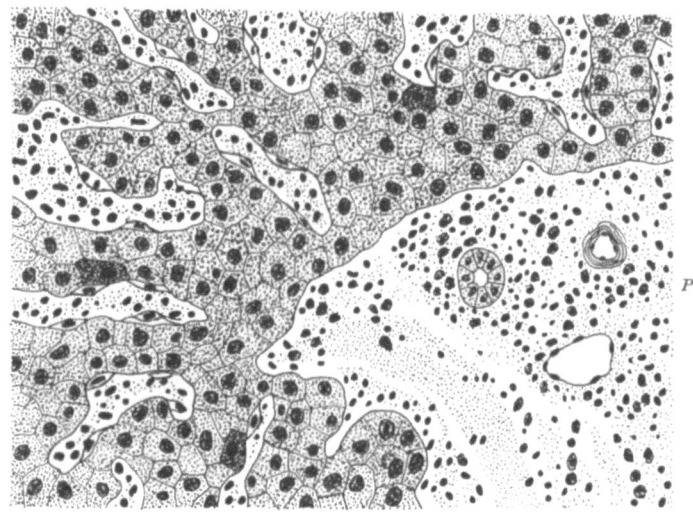

Abb. 39. Akute Hepatitis. Das periportale Feld (*P*) zellig infiltriert. Die Sinusoide zellreicher; in den Leberzellbalken einzelne nekrotische Leberzellen (dunkler)

sind. Erst in der Acinusperipherie, und besonders in den Glissonschen Feldern, wird die zellige Infiltration wieder stärker (Abb.39). Sie besteht vorwiegend aus Rundzellen (Lymphocyten), denen einige Leukocyten beigemengt sind.

Zum Unterschied von der cholangitischen Entzündung, die sich um die Gallengänge abspielt, sind bei der Hepatitis die Leberzellen der erste Angriffspunkt der Schädigung durch ein besonderes Virus, das unter Umständen nicht bloß einzelne Zellen, sondern das ganze Leberparenchym zerstören kann, wie das bei der akuten Leberdystrophie (s. unten) der Fall ist.

Andererseits kann die Hepatitis auch so schleichend verlaufen, daß sie klinisch erst dann bemerkt wird, wenn sich aus ihr eine (posthepatitische) Lebercirrhose entwickelt hat.

Akute Leberdystrophie (H.-E.)

Bei dieser Erkrankung kommt es zu einem massiven Untergang der Leberzellen, der in erster Linie die zentralen Acinusteile betrifft. Die Leberzellen verfetten zuerst („akute gelbe Leberatrophie"), um dann rasch zu zerfallen. Wenn wir ein solches Leberstück mit der schwachen Vergrößerung untersuchen, so glauben wir zunächst, überhaupt keine

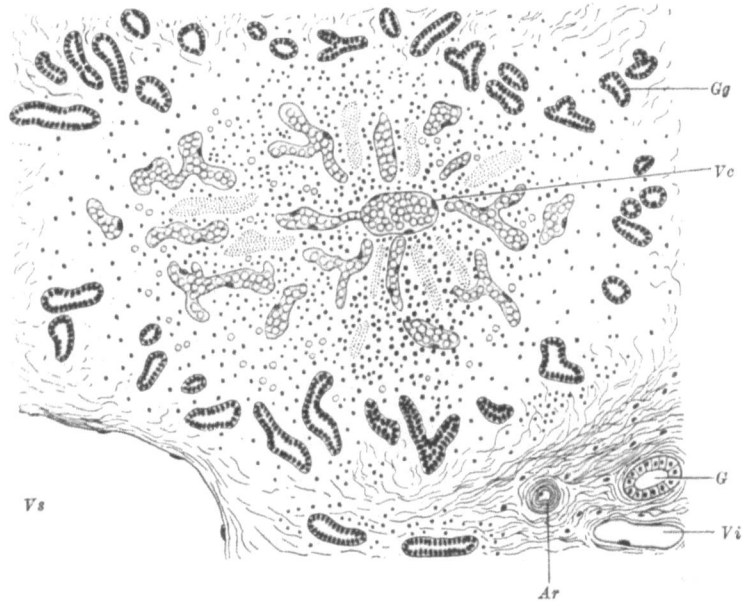

Abb. 40. Akute Leberatrophie. *Vc* Vena centralis; *Gg* gewucherter Gallengang; *Ar* Ast der Arteria hepatica; *G* Gallengang; *Vi* Vena interlobularis; *Vs* Vena sublobularis

Leber vor uns zu haben, sind doch die sonst so kennzeichnend gestalteten und angeordneten Leberzellstränge so gut wie ganz verschwunden (Abb. 40). Finden wir irgendwo einige letzte Reste zusammenhängender Leberzellen, so befinden wir uns immer in der unmittelbaren Nähe eines Glissonschen Feldes. Auf der anderen Seite des schmalen Leberzellsaumes, dort, wo die Hauptmasse des Leberläppchens liegen müßte, treffen wir nur auf ein schwer entwirrbares Durcheinander von Blutgefäßen und Zellen. Immerhin kann man in diesem Trümmerfeld doch oft genug noch deutlich die Lichtung der Zentralvene erkennen und sich auf diese Weise ein

Leber

Bild über die Ausdehnung des ursprünglichen Acinus machen. Haben wir eine Stelle gefunden, die noch halbwegs eine solche Orientierung gestattet, dann kommen wir mit der schwachen Vergrößerung zu derselben Feststellung wie bei der braunen Atrophie: In einem Bildfeld hat jetzt zum Unterschied von der normalen Leber eine große Anzahl von Acini Platz. Das geht darauf zurück, daß durch den Zerfall fast des ganzen Acinus bis auf seine peripheren Teile sich der von jedem einzelnen Acinus eingenommene Raum wesentlich verkleinert hat und sie deshalb viel enger aneinanderrücken konnten. Makroskopisch beruht auf diesem Umstand die Verkleinerung des ganzen Organs, die ,,Atrophie". Wenn wir uns mit der schwachen Vergrößerung eine genügende Orientierung in diesem fürs erste verwirrenden Bild verschafft haben, können wir dazu übergehen, mit der starken Vergrößerung die einzelnen Leberabschnitte genauer zu untersuchen. In den Glissonschen Scheiden fällt uns eine starke Durchsetzung mit Lymphocyten auf sowie ihr Reichtum an epithelialen Gängen. Einer oder einige von ihnen sind mit hohem Zylinderepithel ausgekleidet und entsprechen den schon vor Einsetzen der Erkrankung hier gelegenen Gallengängen. Andere weisen eine Auskleidung mit niedrigeren, dunkel gefärbten Zellen auf; sie finden sich besonders dort in der Glissonschen Scheide, wo sie an stehengebliebene periphere Leberzellbalken anstößt. Tatsächlich handelt es sich um Gangwucherungen, die als Regenerate durch fortwährende Teilung dieser Leberzellen entstanden sind. Sie erhalten kaum je Anschluß an die richtigen Gallengänge und werden auch als ,,Pseudogallengänge" bezeichnet. Betrachten wir nunmehr das zentrale Trümmerfeld, so ist auch bei der starken Vergrößerung meist keine Andeutung eines geregelten Aufbaues mehr zu erkennen. Einzig und allein das faserige Gerüstwerk ist noch auszumachen, das nach Schwinden der Leberzellen in sich zusammengesunken ist. Dabei ist es infolge des Wegfalles des Gegendruckes von seiten der Parenchymzellen zu einer Erweiterung der Capillaren und zu Blutaustritten gekommen. Außerdem ist dieses Gebiet von Lymphocyten und Leukocyten durchsetzt, die die Abräumung der zerfallenden Leberzellen zu besorgen haben.

Die gegebene Schilderung entspricht den von der Erkrankung am schwersten betroffenen Leberabschnitten. Es kommt aber immer wieder vor, daß einzelne Leberanteile oder Läppchengruppen inmitten des allgemeinen Zusammenbruches verschont geblieben sind. Von ihnen aus kann, wenn diese Bezirke genügend groß sind, eine Regeneration der Leber ausgehen, die dann aber nicht mehr den normalen Läppchenbau, sondern das Bild der Cirrhose (s. S. 66) aufweisen wird. Waren diese Zerstörungen aber zu umfangreich, dann stirbt der Kranke an Leberkoma.

Die Ursachen dieses dramatischen Leberzerfalls sind entweder besonders auf die Leberzellen wirkende Gifte oder eine Infektion mit einem Virus, das bei einer milderen Form der Erkrankung bloß eine Hepatitis erzeugt (s. o.).

Leber bei Eklampsie (*H.-E.*)

Auch bei der Eklampsie gehen Leberzellen durch toxische Einwirkung zugrunde, wobei es zu Blutungen kommt. Diese Veränderungen treten aber auf in Form kleiner verstreuter Herde inmitten sonst normalen Leberparenchyms.

Bei schwacher Vergrößerung sieht man verschieden große Herde, die sich durch starken Blutgehalt und intensivere Färbung auszeichnen. Ihre Abgrenzung ist im allgemeinen scharf und leicht zu verfolgen. Die Grenzlinie verläuft zackig und schneidet gewissermaßen Winkel und Stücke aus den einzelnen Acini heraus oder umfaßt auch eine ganze Gruppe von Acini. Wir stellen uns zur Untersuchung mit starker Vergrößerung eine solche Grenze ein (Abb. 41) und rücken von den normal gebliebenen Leberzellen gegen das veränderte Gebiet vor. Während die normale Leberzelle einen Kern mit deutlicher Chromatinstruktur und ein feinkörniges,

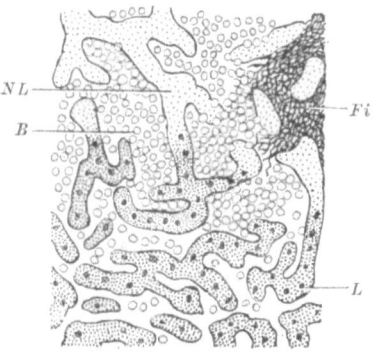

Abb. 41. Leber bei Eklampsie. *NL* nekrotische Leberzellen; *B* Blutungen; *Fi* Fibrinfüllung der Capillaren; *L* normale Leberzellen

blaßrosa gefärbtes Cytoplasma besitzt, ändert sich ihr Aussehen, sobald wir jene Grenze überschreiten: Das Cytoplasma ist intensiv rot gefärbt, fast strukturlos, die Kerne erscheinen kleiner, dichter und ohne jede Chromatinzeichnung oder sind nur mehr als Bröckel aus zerfallendem Chromatin nachweisbar. Hier liegen also diejenigen Veränderungen vor, die wir schon beim Herzinfarkt als Zeichen der *Nekrose* kennengelernt haben. Am Rand des nekrotischen Gebietes, besonders dort, wo es an eine Glissonsche Scheide

Leber

angrenzt, finden sich auch reichlich aus den Gefäßen ausgetretene Blutkörperchen. Schließlich erkennen wir, daß manche capillaren Gefäße von einer gleichmäßig rot gefärbten Masse wie ausgegossen sind. Es handelt sich um sogenannte *hyaline Thromben*, d.h. homogene Gerinnungsprodukte des Fibrins.

Die Eklampsie ist die schwerste Form der sogenannten Schwangerschaftstoxikose und endet oft mit dem Tode.

Lebercirrhose. Als Lebercirrhose bezeichnet man den Folgezustand eines weitgehenden Umbaues der Leber, wobei es einerseits zu Untergang von Leberzellen, andererseits zu Neubildung von Leberzellen und Gallengängen kommt. Dieses Geschehen ist begleitet von einer chronisch-entzündlichen Reaktion mit verschieden reichlicher Bildung kollagener Fasern. Am Ende steht dann die mit der Bindegewebswucherung zusammenhängende narbige Schrumpfung des Organs. Das makroskopische und mikroskopische Bild der Lebercirrhose wird verschieden sein, je nachdem welche Ursache sie hatte und welches Stadium ihrer Entwicklung man gerade untersucht.

Atrophische Lebercirrhose (*H.-E.*)

Schon wenn wir die Schnitte mit freiem Auge betrachten, fällt auf, daß das sonst so gleichmäßig gebaute Lebergewebe in deutlich sich abzeichnende Felder von verschiedener Größe und Beschaffenheit zerfällt. Bei Lupenvergrößerung erkennt man, daß diese Felder aus Leberparenchym bestehen, das von Bindegewebszügen umgeben wird. Nur hier und dort sind die Leberzellbalken in solchen Parenchyminseln um eine erhalten gebliebene Zentralvene strahlig angeordnet, zum größten Teil fehlt aber ein solcher gerichteter Aufbau. Wir nennen solche Parenchyminseln *Pseudoacini*. Zwischen den Pseudoacini liegt reichliches Bindegewebe, in dem sich bei schwacher Vergrößerung eine ganze Reihe von Einzelheiten erkennen lassen (Abb. 42). Zunächst fällt der Reichtum an längs- und quergeschnittenen, sich verzweigenden Gängen auf, die von kubischem, stark färbbarem Epithel ausgekleidet sind und deshalb an Gallengänge erinnern; man hat sie als *Gallengangswucherungen* bezeichnet. Sie führen aber keine Galle und haben auch keinen Anschluß an das Gallengangssystem. Manchmal sind im Zwischengewebe einzelne periportale Felder mit Arterie, Vene und Gallengang erhalten geblieben, so daß wir die Gallengangswucherungen mit den sicheren Gallengängen vergleichen können. Dabei fällt auf, daß das Epithel der richtigen Gallengänge im allgemeinen höher zylindrisch und blasser färbbar ist als das der Gallengangswucherungen. Man leitet sie daher nicht von den Gallengängen, sondern von gewucherten Leberzellen selbst ab (s. auch S. 64) und spricht lieber von Pseudogallengangswucherungen. Weiter erkennen wir im Zwischengewebe eine von Fall zu Fall verschieden starke und verschieden zusammengesetzte *zellige Infiltration*. Hier ist es nötig, mit der starken Vergrößerung die einzelnen Zelltypen zu bestimmen. Manchmal finden wir neben Lymphocyten auch reichlich Leukocyten und gleichzeitig eine starke Blutfüllung der capillaren Gefäße, also das richtige Bild einer subakuten Entzündung. Solche Herde liegen meist am

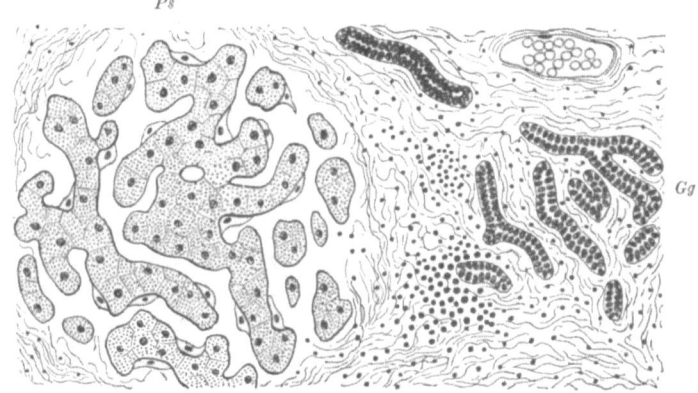

Abb. 42. Lebercirrhose. *Ps* Pseudoacinus; *Gg* Pseudogallengangswucherung

Rande der Pseudoacini und schließen oft auch einige zugrunde gehende Leberzellen ein. Hier schreitet also der Zerfall des Leberparenchyms noch unter unseren Augen weiter fort. An anderen Stellen vermissen wir die Leukocyten, es liegen nur Lymphocyten in dichten Haufen im faserreichen Bindegewebe. Schließlich kann der Entzündungsvorgang ganz zur Ruhe gekommen sein und jede nennenswerte Infiltration des jetzt grobfaserigen Bindegewebes fehlen. Dieses ist also wie eine Narbe nach Entzündung gebaut und schrumpft auch wie eine solche, so daß die Leber immer kleiner und härter wird (atrophische Cirrhose).

Dadurch, daß in dem schrumpfenden Gewebe Gallengänge und Gefäße eingelagert sind und abgeklemmt werden, erklären sich auch die bei solchen chronischen Cirrhoseformen auftretende Kreislaufstörung im Bauchraum (Ascites usw.) und der Ikterus.

Hämosiderotische Lebercirrhose
(H.-E.; Berlinerblau-Reaktion)

Geringe Mengen von Hämosiderin findet man bei fast jeder atrophischen Lebercirrhose. Eine besonders starke Beladung sowohl der Leberzellen als auch der Mesenchymzellen charakterisiert die hämosiderotische Cirrhose, wie sie im Rahmen einer Hämochromatose („Eisengicht") auftritt. Schon im H.-E.-Schnitt erkennen wir bei Anwendung der stärkeren Vergrößerungen die zahlreichen gelbbraunen Hämosiderinkörnchen. Deutlicher tritt ihre Eigenfarbe in einem bloß mit Kernechtrot gefärbten Schnitt hervor. Wollen wir uns aber über ihre Menge und den Ort ihrer Lagerung ein anschauliches Bild machen, dann ziehen wir dazu am besten einen Schnitt heran, an dem die Berlinerblau-Reaktion ausgeführt wurde. Wir sehen, daß die Leberzellen der Pseudoacini herdweise dichter, an anderen Stellen wieder schütterer mit Hämosiderinkörnchen in typischer Lagerung (s. S. 50 und Abb. 6 auf Tafel 2) beladen sind. Auch die Zellen des zwischen den Pseudoacini gelegenen reichlichen Bindegewebes enthalten oft so viel Pigment, daß sie uns als große, abgerundete, plumpe Gebilde erscheinen; ja sogar die Epithelzellen der Gallengangswucherungen können auf das feinste mit Hämosiderin bestäubt sein.

Makroskopisch wird eine solche Leber infolge des Pigmentgehaltes eine mehr oder minder rostbraune Farbe aufweisen.

Fettcirrhose
(H.-E.; van Gieson)

Auch in der atrophischen Lebercirrhose ist immer eine, allerdings in unseren Schnitten nicht besonders ins Auge fallende, kleintropfige Verfettung von Leberzellen zu finden. Manchmal sind aber derartige Mengen großtropfigen Fettes in den Leberzellen abgelagert, daß dadurch der ganze Charakter der Cirrhose bestimmt wird. Gallengangswucherungen sind spärlich. Gegenüber der atrophischen Cirrhose sind bei dieser Fettcirrhose die Bindegewebssepten viel schmäler, so daß die einzelnen Pseudoacini stellenweise zusammenstoßen und in einander übergehen; die Bindegewebssepten treten erst bei entsprechenden Färbungen, z. B. van Gieson, deutlich hervor.

Dementsprechend ist die Leber bei Fettcirrhose makroskopisch nicht grob gehöckert, auch nicht durch Bindegewebsschrumpfung verkleinert, sondern oberflächlich fast glatt und oft nur durch ihre Härte von der nichtcirrhotischen Fettleber zu unterscheiden.

Eine Fettcirrhose findet man vor allem bei Trinkern von hochprozentigem Alkohol.

Cholostatische Cirrhose (H.-E.)

Ein eigenartiges Bild bieten die durch krankhafte Veränderung an den Gallengängen entstandenen Cirrhosen, die sogenannten biliären Cirrhosen. Am leichtesten ist diejenige Cirrhoseform zu überblicken, die auf eine chronische Gallestauung (mit Ikterus) zurückgeht — die cholostatische Cirrhose.

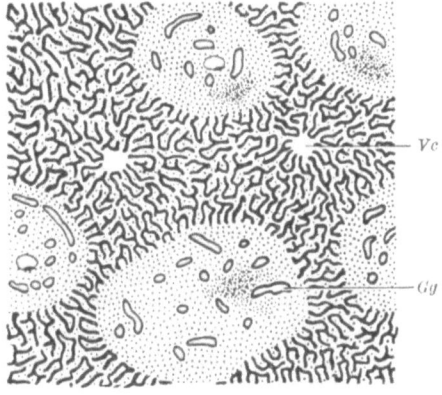

Abb. 43. Cholostatische Lebercirrhose. *Vc* Vena centralis; *Gg* gewucherter Gallengang

Auch hier ist, wie ein Überblick bei Lupenvergrößerung zeigt (Abb. 43), das Bindegewebe stark vermehrt, doch kommt es kaum zu einer regelrechten Pseudoacinusbildung. Fast alle Zentralvenen mit den sie unmittelbar umgebenden Leberzellbalken sind nämlich erhalten geblieben, nur ist der Acinus gewissermaßen durch Abschmelzung seiner peripheren Anteile wesentlich verkleinert. An die Stelle dieser peripheren Bezirke hat sich ein Bindegewebe gesetzt, das reichlich Gallengangswucherungen und lymphocytäre Infiltrate enthält. Da derselbe Vorgang an allen Acini ziemlich gleichmäßig abläuft, fließen die entsprechend vergrößerten periportalen Felder miteinander zusammen und bilden ein die ganze Leber durchziehendes Netz. Infolge der Gallestauung kommt es zu reichlicher Ablagerung von Gallepigment, das wir bei starker Vergrößerung in Form der früher (s. S. 52) besprochenen

Gallezylinder in den intercellulären Galleröhrchen, aber auch in einzelnen Gallengängen antreffen. Außerdem tritt körniges Gallepigment im Cytoplasma der Leberzellen auf.

Feuersteinleber (H.-E.)

Im Rahmen der angeborenen Syphilis kann es zu einer eigentümlichen Veränderung der Leber kommen, die man wegen ihrer harten Konsistenz und graugrünen Farbe als Feuersteinleber bezeichnet.

Bei schwacher Vergrößerung zeigt das Organ in den Grundzügen seinen normalen Aufbau: Wir erkennen Leberzellbalken, die radiär gegen die Zentralvene hin verlaufen. Allerdings muß auffallen, daß die einzelnen Leberzellbalken spärlich und durch Zwischengewebe mehr oder minder weit voneinander getrennt sind. Bei starker Vergrößerung sieht man denn auch, daß statt der netzförmig zusammenhängenden Balken nur einzelne Stücke von ihnen vorhanden sind, die aus einigen aneinander gelagerten Leberzellen bestehen (Abb. 44). Ja, manchmal sind überhaupt nur vereinzelte Leberzellen zu sehen, die dann oft mehrere Kerne besitzen und zu epithelialen Riesenzellen geworden sind.

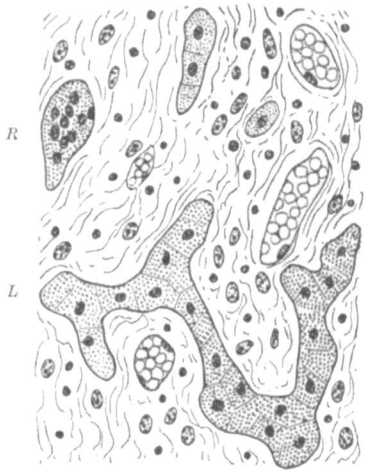

Abb. 44. Feuersteinleber. *L* Leberzellbalken; *R* aus Leberzellen hervorgegangene mehrkernige Riesenzelle

Solche Bälkchenreste werden voneinander getrennt durch ein mäßig zellreiches Gewebe, in dem spindelige Bindegewebszellen vorherrschen. Um sie herum treffen wir zahlreiche feinste, von ihnen gelieferte kollagene Fäserchen, die in ihrer Gesamtheit die harte Beschaffenheit des Organs (Feuer*stein*leber!) verständlich machen. Die hier verlaufenden Capillaren sind stark eingeengt, ja stellenweise kaum mehr zu erkennen. Außer den Bindegewebszellen liegen hier noch mäßig zahlreiche Lymphocyten, so daß das ganze Bild dem einer chronischen, mit bindegewebiger Faserbildung einhergehenden Entzündung des Zwischengewebes entspricht *(interstitielle Hepatitis)*. Es ist klar, daß die in den zersprengten Leberzellbalken gebildete Galle bei ihrem Abfluß auf Schwierigkeiten stoßen wird; so erklären sich die meist feststellbaren Zeichen des mechanischen Ikterus in Form der schon erwähnten Gallezylinder. Gelegentlich treffen wir in der Feuersteinleber *umschriebene Zellansammlungen* an, die verschiedene Bedeutung haben können. Gut färbbare Zellen mit rundlichen oder gelappten Kernen und zum Teil körnigem Cytoplasma können wir als Zellen der Blutbildung ansprechen (Blutbildungsherde); sie kommen während der

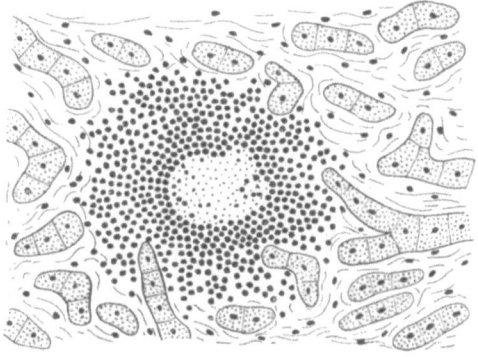

Abb. 45. Miliares Syphilom in Feuersteinleber

Fetalzeit in der Leber schon normalerweise vor und bleiben bei der Syphilis über die Zeit hinaus erhalten, in der sie gewöhnlich zu verschwinden pflegen. Zellansammlungen mit zentraler Nekrose sind als lokale Reaktionen auf die Syphilisspirochäte anzusehen (miliare Syphilome, s. Abb. 45).

VI. Niere

Bei der Betrachtung von histologischen Nierenschnitten empfiehlt es sich, wenigstens im Anfang systematisch vorzugehen, um nicht wichtige, aber weniger auffällige Befunde zu übersehen. Zu diesem Zweck untersuchen wir immer hintereinander: Glomerula, Kanälchen und das Zwischengewebe mit den hier verlaufenden Gefäßen.

Die *Glomerula* sind leicht auszumachen und bestehen aus den Capillarschlingen sowie ihrer bindegewebigen Umhüllung, der Bowmanschen Kapsel. Die Capillarschlingen (Abb. 46) sind von Endothel ausgekleidet, das einer zarten Basalmembran aufsitzt; gegen den Kapselraum zu werden sie von Deckzellen (Podocyten) überzogen. Die Bowmansche Kapsel ist innen von

Niere

einer flachen Zellage bedeckt, welche am tubulären Hilus unmittelbar in das Kanälchenepithel übergeht. An der entgegengesetzten Seite, dem vasculären Hilus, haben wir oft Gelegenheit, die pathologisch-anatomisch wichtige zuführende Arteriole, das Vas afferens, entweder im Längs- oder Querschnitt zu sehen.

Das Glomerulum wird von den *Tubuli contorti* des zugehörigen Nephrons umgeben. Sie sind mit hohem Epithel ausgekleidet und besitzen einen gewundenen Verlauf. Das drückt sich im Schnittbild darin aus, daß diese Kanälchen in ganz unregelmäßiger Weise quer, längs und schräg getroffen erscheinen. Dieselbe Verlaufsart haben die ebenfalls in der Rinde gelegenen, aber von niedrigerem Epithel ausgekleideten Schaltstücke. Die Markkanälchen verlaufen zum Unterschied dazu stets parallel, so daß sie in einem

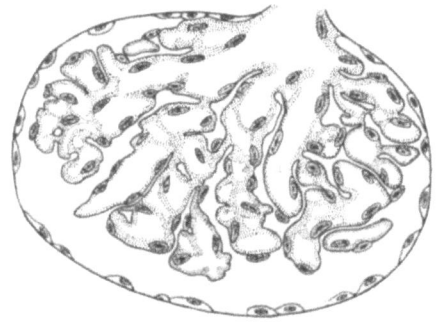

Abb. 46. Schema eines normalen Glomerulum mit besonderer Hervorhebung der Basalmembran. Auf der einen Seite liegen ihr Endothelzellen, auf der anderen die Deckzellen (Podocyten) an

Bildfeld *sämtlich* entweder quer oder längs oder schräg getroffen sind. In Form der Markstrahlen zieht ein Teil von ihnen in die Rinde hinein.

Am wenigsten fällt an einer normalen Niere das *Zwischengewebe* in die Augen. Es enthält neben spärlichen Bindegewebsfasern zahlreiche, die Kanälchen allenthalben umspinnende Capillaren und die mittleren Arterien, von denen die an der Rindenmarkgrenze verlaufenden Arteriae interlobulares bzw. arcuatae besondere Bedeutung in der Pathologie besitzen.

Nur selten enthalten unsere Schnitte die oberflächliche fibröse Kapsel oder ein Stück des von mehrschichtigem Epithel ausgekleideten Nierenbeckens.

Kadaveröse Trübung (*H.-E.*)

Die Epithelien der Tubuli contorti sind besonders empfindlich gegenüber postmortalen Einflüssen. Schon bald nach dem Tode verschwinden alle feineren Einzelheiten (Abb. 47), wie die basale Streifung des Cytoplasmas und der oberflächliche Bürstensaum (s. Abb. 51a); die Kerne verlieren ihre Färbbarkeit wie bei einer

Nekrose; schließlich lösen sich die Zellen voneinander und liegen einzeln in dem noch immer von der intakten Basalmembran umschlossenen Raum. Da das Cytoplasma in Form von groben Eiweißtropfen gerinnt, erhält eine solche Niere oft makroskopisch auf der Schnittfläche ein trübes, wie gekochtes Aussehen. Mit dieser kadaverösen Trübung haben wir bei der Untersuchung von Leichennieren immer zu rechnen. Anders wie die Epithelzellen der Tubuli contorti bleiben die Zellen der Schaltstücke und Sammelrohre ebenso wie die Zellen des Zwischengewebes und der Gefäße viel länger nach dem Tode unverändert erhalten.

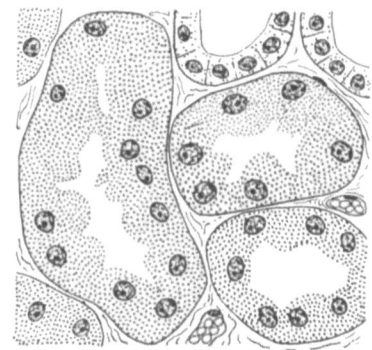

Abb. 47. Kadaveröse Trübung der Niere. Oben rechts unveränderte Schaltstücke

Diese kadaveröse Trübung ist von den Folgen gewisser Schädigungen der Tubuluszellen zu unterscheiden, die schon intravital einsetzen und mit einer Wasseraufnahme einhergehen („parenchymatöse Degeneration").

Stauungsniere (H.-E.)

Das mikroskopische Bild der Stauungsniere, wie wir sie etwa bei dekompensierten Herzfehlern antreffen, ist verhältnismäßig

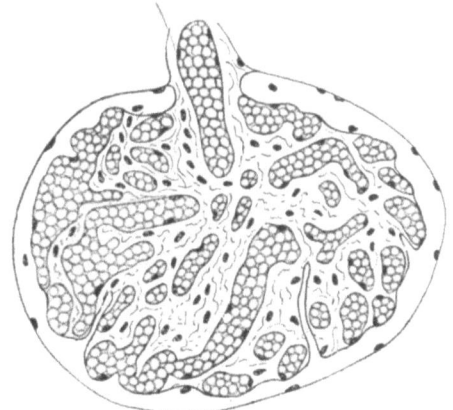

Abb. 48. Stark blutgefülltes Glomerulum in Stauungsniere

einfach. Uns fallen bei schwacher Vergrößerung die strotzend mit roten Blutkörperchen gefüllten Capillaren besonders an der Rindenmarkgrenze auf. Aber auch sonst tritt wie bei einer künstlichen Injektion das überaus dichte Gefäßnetz sinnfällig hervor. Zu ihm gehören auch die prall gefüllten Schlingen der Glomerula (Abb. 48). Nur selten treten rote Blutkörperchen durch die Capillarwand durch. Hauptsächlich ist dies wiederum im Bereich der Rindenmarkgrenze der Fall. Der Kapselraum der Glomerula ist jedenfalls frei von Blut.

Anämischer Niereninfarkt (*H.-E.*)

Im anämischen Niereninfarkt, der durch Verschluß eines Arterienastes entsteht, treffen wir grundsätzlich dieselben Veränderungen, wie sie uns schon beim Herzinfarkt (s. S. 126) begegnet sind.

Die Betrachtung mit freiem Auge läßt bereits ein mehr oder minder großes, blaßrot gefärbtes Rindengebiet erkennen, das meist durch einen bläulichen Saum von der stärker gefärbten Umgebung abgesetzt ist. Wir stellen uns zunächst mit der Lupe, dann mit der schwachen Vergrößerung diese Stellen ein (Abb. 49) und sehen, daß die blassere Färbung vor allem auf einen fast völligen Mangel der Kernfärbbarkeit im Innern des Infarktes zurückgeht. (Auf die verschiedenen Arten des Kernunterganges, wie sie in Abb. 11 dargestellt sind, sei besonders hingewiesen.) Es liegt also Nekrose vor. Bloß einzelne Bindegewebs- und Endothelkerne sind noch darstellbar. Dabei ist aber die ursprüngliche Gewebsstruktur der Rinde in Form von Glomerula und Tubuli noch deutlich, wenn auch nur schattenhaft zu erkennen. Verschieben wir das Präparat vom Zentrum des Infarktes zu seinen Randgebieten, dann stoßen wir auf den eben erwähnten blauen Saum, der sich aus einer Menge von Infiltratzellen zusammensetzt. Es handelt sich (starke Vergrößerung!) in erster Linie um Leukocyten, die von der gesunden Umgebung her zwischen die nekrotischen Kanälchen vordringen und dabei mehr und mehr die Zeichen der Schädigung bis zum bröckeligen Zerfall der Kerne erkennen lassen. Gehen wir weiter aus dieser leukocytären Randzone gegen das gesunde Nierengewebe vor, so stoßen wir auf eine Zone erweiterter und strotzend mit Blut gefüllter Capillaren, zwischen denen teils noch erhaltene, teils aber bereits Zeichen der Nekrose aufweisende Kanälchen liegen. Fast immer lassen sich auch aus den Capillaren ausgetretene rote Blutkörperchen nachweisen. Wir befinden uns an der hämorrhagischen Randzone des Infarktes. Sie verdankt ihre Entstehung dem Zustrom von Blut aus den gut versorgten Parenchymgebieten gegen den aus dem Kreislauf ausgeschalteten Infarkt, wobei die fortbewegende Kraft des Blutes, der Druck, aber nicht ausreicht, um eine regelrechte

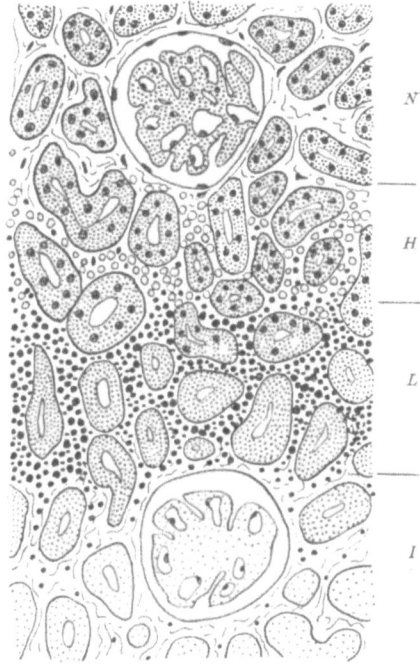

Abb. 49. Anämischer Niereninfarkt, Randabschnitt. *N* normales Nierengewebe; *H* hämorrhagische, *L* leukocytäre Randzone; *I* nekrotisches Infarktgebiet

Zirkulation in Gang zu bringen. Dadurch, daß die roten Blutkörperchen in die Lichtung von zerfallenden Kanälchen gelangen, kann es zur Hämaturie kommen.

Nicht immer und überall läßt sich diese Aufeinanderfolge der Randzonen des Infarktes so klar feststellen. Sehr häufig trifft man sie aber dort, wo ein Niereninfarkt an die Nierenoberfläche heranreicht. Die Infarktnekrose verschont nämlich hier immer einen schmalen Parenchymsaum, in dem sich nun Hyperämie und Leukocytenauswanderung finden. Das kommt daher, daß die oberflächlichen Schichten der Niere eine besondere Blutversorgung besitzen;

sie beziehen nämlich das Blut aus den Capillaren der Nierenkapsel, deren Durchblutung natürlich nicht gestört ist, auch wenn eine tiefer im Nierenparenchym liegende Arterie verschlossen ist und zum Infarkt geführt hat. Man versäume jedenfalls nie, die hiluswärts vom Infarkt gelegenen Arterien auf das Vorhandensein eines verstopfenden Blutpfropfes (in der Regel Embolus) abzusuchen. Gelangt ein *späteres Stadium* des Niereninfarktes zur Untersuchung, so erkennen wir immer noch das mehr und mehr abgeblaßte und der Auflösung verfallende nekrotische Zentrum, in dem man noch die am längsten dem Zerfall widerstehenden Glomerula schattenhaft angedeutet findet, während die empfindlicheren Tubuli vollständig geschwunden sind. Das Zentrum wird von einem vernarbenden Granulationsgewebe umgeben, das verödende Glomeruli umschließt. Aus diesem Granulationsgewebe geht dann schließlich die schrumpfende und deshalb eingezogene Infarktnarbe hervor.

Nephrosklerose. Während die Arteriosklerose der größeren und mittleren Arterien in der Regel nur zu klinisch bedeutungslosen Narben führt, geht die Arteriosklerose der kleinsten Arterien (Arteriolosklerose) insbesondere der Vasa afferentia der Glomerula mit Hochdruck einher: Ein primärer Hochdruck kann eine solche Arteriolosklerose verursachen, andererseits führt die Arteriolosklerose selbst wieder zu Hochdruck.

Arteriolosklerose der Niere
(H.-E.; Hämatoxylin-Sudan)

In den Anfangsstadien der Nierenveränderung sieht man an H.-E.-Schnitten weder mit der Lupe noch mit der schwachen Vergrößerung irgendwelche Besonderheiten. Man muß dazu vielmehr die kleinsten Arterien, die Arteriolen, aufsuchen, um an ihnen die Erkrankung festzustellen. Das geschieht am besten so, daß man mit der starken Vergrößerung ein Glomerulum nach dem anderen durchmustert, bis man auf eines oder mehrere trifft, an denen die zuführende Arteriole, das Vas afferens, entweder im Längsschnitt (in das Glomerulum hineinziehend, oder Querschnitt (am Glomerulum liegend) getroffen ist. Außer an den Glomerula können wir die Arteriolen auch an der Stelle aufsuchen, wo sie von den senkrecht zur Nierenoberfläche aufsteigenden interlobulären Arterien abgehen. Zu diesem Zweck verfolgt man eine dieser Arterien und kann dann entweder die Arteriole unmittelbar an ihrem Abgang treffen oder findet sie im Querschnitt neben der Arterie liegend. Die meisten dieser Arteriolen sind in ihrer Wand verdickt durch Einlagerung einer homogenen, rosaroten Masse. Erreicht die Verdickung hohe Grade, so ist die Lichtung der Arteriolen gelegentlich ganz verschlossen; nur ein Häufchen zentral gelegener (Endothel-) Kerne zeigt uns die Stelle an, wo sich einmal die Lichtung befand

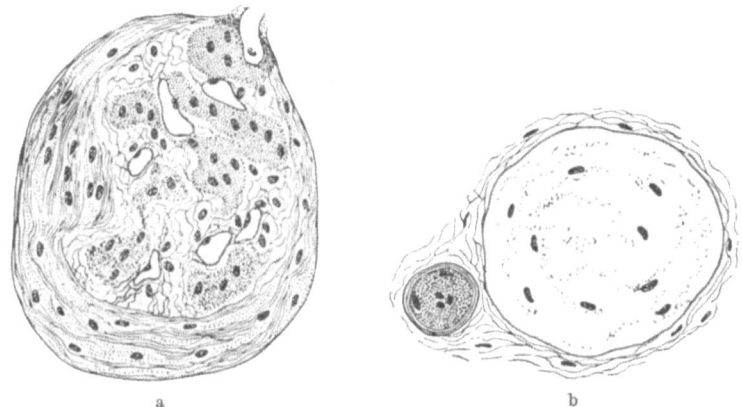

Abb. 50a u. b. Glomerulumveränderungen bei Arteriolosklerose. a Hyalinisierung einzelner Glomerulumschlingen und beginnende bindegewebige Verödung des Glomerulum; b vollkommene hyaline Verödung des Glomerulum mit verschlossener Arteriole

(Abb. 50b). Manchmal sind auch einzelne Glomerulumschlingen und das Grundhäutchen der Bowmanschen Kapsel durch Einlagerung solcher homogener Massen verdickt, welche aus einem Gemisch von Eiweiß (Hyalin) und Fett bestehen (Abb. 50a). Die Anwesenheit des Fettes macht man sich zunutze, um die veränderten Arteriolen mittels besonderer Färbemethoden am Schnitt leichter aufzufinden.

Wir verwenden dazu wiederum die *Sudanfärbung*. Man kann dann schon mit der schwachen Vergrößerung die verfetteten Arteriolen an ihrer orangeroten Farbe ausmachen. Weiter sieht man, daß manchmal auch die Glomerulumschlingen mit feinsten Fetttröpfchen wie bestäubt sind: Die Sklerose und Verfettung greift hier bereits auf die Glomerulumschlingen über.

Arteriolosklerotische Schrumpfniere
(H.-E.; Hämatoxylin-Sudan, Elasticafärbung)

Dauert eine Arteriolosklerose länger, so kommt es zum völligen Verschluß von Arteriolen und abhängig davon zu einer langsamen Verödung der von ihnen versorgten Glomerula sowie des zugehörigen tubulären Apparates, d. h. des ganzen Nephrons. Die Rinde verschmälert sich — wir haben eine arteriolosklerotische Schrumpfniere vor uns.

Schon bei Betrachtung eines solchen Präparates mit schwacher Vergrößerung erkennen wir, daß die Nierenoberfläche nicht mehr

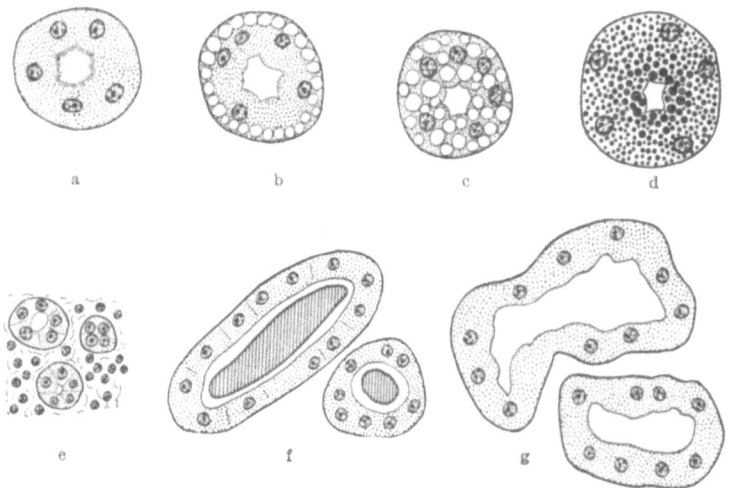

Abb. 51a—g. Nierentubuli. a normal; b Verfettung; c vacuoläre Degeneration; d sogenannte hyalin-tropfige Entmischung; e Atrophie; f Zylinderbildung; g Hypertrophie

glatt, sondern leicht uneben bis höckerig erscheint. Während in den Höckern die Glomerula und Tubuli normal erscheinen, ist der Parenchymaufbau im Bereich der Einziehungen zwischen den Höckern vollkommen verändert. An den hier gelegenen Glomerula kann man alle Übergangsbilder bis zur vollkommenen Verödung finden: Das Glomerulum wird durch zunehmenden Schwund und Verklebung der Gefäßschlingen immer kleiner, die Bowmansche Kapsel verdickt sich durch konzentrisch angeordnete Bindegewebslagen, und schließlich bleibt an Stelle des Glomerulum nur eine stark rot gefärbte hyaline Kugel übrig (Abb. 50b). Die von einem solchen Glomerulum abhängigen Tubuli zeigen niedrigere, ja kubische

Zellen, die alle die Merkmale verloren haben, welche auf eine besondere Tätigkeit hinweisen. Schließlich findet sich bloß ein Epithelhäufchen, das nur Spuren einer Lichtung oder überhaupt keine Lichtung enthält (Abb. 51 e). Das Zwischengewebe ist in einem solchen Bezirk vermehrt und gewöhnlich auch etwas lymphocytär infiltriert, offenbar als Reaktion auf den vor sich gehenden Abbau des Parenchyms.

An den Arterien mittleren Kalibers kann man in diesen Präparaten oft eine weitere kennzeichnende Veränderung finden: Die Arterienwand erscheint besonders dick durch Vermehrung der

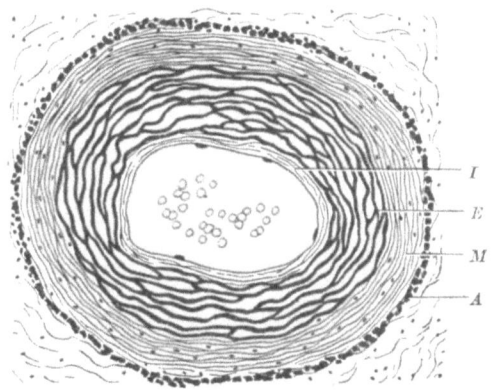

Abb. 52. Hyperplasie der Arterienwand, besonders der Elastica interna (E). I Intima; M Media; A Adventitia

glatten Muskelfasern. Bei Anwendung der *Elasticafärbung* wird deutlich, daß nicht bloß die Muskelfasern reichlicher vorhanden sind, sondern daß sich auch die elastische Membran, die an der Media-Intima-Grenze liegt, in viele konzentrisch angeordnete Lamellen aufgespalten hat (Abb. 52). Wir sehen in dieser muskulärelastischen Hypertrophie der Arterienwand eine Reaktion eben dieser Gefäßstrecke auf den erhöhten Blutdruck.

Intracapilläre Glomerulosklerose (Kimmelstiel-Wilson) (H.-E.)

Bei bestehendem Diabetes kann es neben der Arteriolosklerose zu einer eigentümlichen sklerosierenden Veränderung der Glomerula kommen: In das Mesangium der Glomerulumschlingen lagern sich

Niere

herdförmig hyaline Massen ein, die im H.-E.-Schnitt wie homogene Kugeln imponieren (Abb. 53). Das Bild der übrigen Niere ist in allen Einzelheiten das der Arteriolosklerose oder der arteriolosklerotischen Schrumpfniere.

Nephrosen. Unter der Bezeichnung ,,Nephrosen" faßte man ursprünglich alle degenerativen Schädigungen der Tubuli zusammen. Heute rechnen wir — im weiteren Sinne — hierher alle mit krankhaften Ablagerungen einhergehenden Nierenveränderungen,

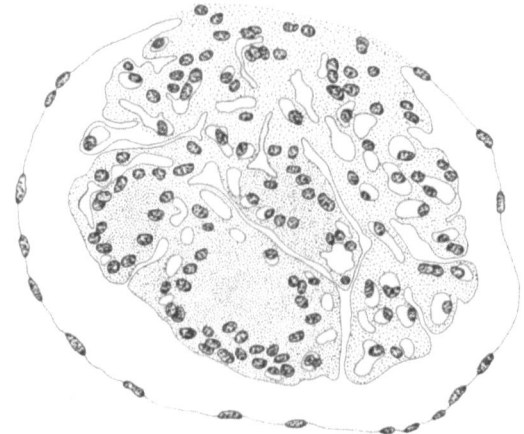

Abb. 53. Diabetische Glomerulosklerose (Kimmelstiel-Wilson). In den links unten gelegenen Glomerulumschlingen rundlich homogene Einlagerungen

besonders aber — im engeren Sinne — das nephrotische Syndrom der Kliniker, bei dem die Glomerula im Sinne einer membranösen Glomerulonephritis beteiligt sind, wie das bei Amyloidnephrose, in erster Linie aber bei der Lipoidnephrose und bei manchen Glomerulonephritiden der Fall ist.

Verfettung der Niere
(H.-E.; Hämatoxylin-Sudan)

Fettablagerungen in der Niere erreichen nie das Ausmaß, wie in Herzmuskel oder Leber. Deswegen sind sie auch in den mit H.-E. gefärbten Schnitten nur schwer festzustellen. Deutlicher werden sie erst nach Anwendung von Fettfärbemitteln, wie z. B. Sudan.

Bei schwacher Vergrößerung treten dann die Umgrenzungen der Tubuli contorti dadurch deutlich hervor, daß jedes Kanälchen

Glomerulosklerose. Verfettung. Diabetes

mit einem durch den Fettfarbstoff dargestellten Ring abschließt. Die starke Vergrößerung löst diesen Ring in einzelne rundliche Tröpfchen auf, die im Cytoplasma unmittelbar über der Membrana propria liegen (Abb. 9 auf Tafel 3). In H.-E.-Schnitten sind an Stelle der gefärbten Tröpfchen nur die nach Herauslösung des Fettes zurückgebliebenen rundlichen Lücken zu sehen (Abb. 51 b). Außerdem liegen schon normalerweise immer fetthaltige Körnchen in den Schaltstückepithelien der Rinde. Glomerula und Interstitium sind in reinen Fällen von Verfettung nicht verändert.

Zu dieser Ablagerung von Neutralfett kommt es hauptsächlich infolge von Stoffwechselstörungen (z. B. Diabetes), Sauerstoffmangel, chronischer Blutstauung oder Gifteinwirkung.

Diabetesniere (Diabetische Nephrose)
(H.-E.; Glykogenfärbung nach BEST*)*

Bei Diabetes kommt es nicht bloß zu einer Verfettung der Nierenepithelien (s. oben), sondern auch zur Ablagerung von Glykogen. Diese Stapelform der Kohlenhydrate in der Zelle ist wasserlöslich und schwindet deshalb schon zum größten Teil bei der üblichen Fixierung in wäßrigen Lösungen. Das Cytoplasma erscheint dann im H.-E.-Schnitt an den betreffenden Stellen völlig farblos, wie leer (Ebsteinsche Zellen). Um das Glykogen im Schnitt zu erhalten, verwendet man daher am besten alkoholische Lösungen. Zur färberischen Darstellung des Glykogens benützt man eine besondere Färbemethode mit Carmin nach BEST, die nur das Glykogen in rötlicher Farbe darstellt, alle anderen Gewebsbestandteile aber ungefärbt läßt. Um das Rot der Carminfärbung deutlich hervortreten zu lassen, färbt man bloß die Zellkerne mit Hämatoxylin. An so behandelten Schnitten kann man Menge und Lagerung des Glykogens leicht studieren.

Wir finden Glykogen hauptsächlich in den Kanälchen der Markstrahlen in Form von größeren und kleineren rot gefärbten Körnchen (s. Abb. 10 auf Tafel 3). Glomerula und Zwischengewebe zeigen gewöhnlich keine krankhaften Veränderungen.

Ikterus der Niere (Cholämische Nephrose)
(Hämatoxylin)

Bei schweren Ikterusfällen gelingt es, auch in der Niere den Gallenfarbstoff nachzuweisen, und zwar hauptsächlich dort, wo er eingedickt ist. Um

Niere

die eher blasse Eigenfarbe des Gallenfarbstoffes nicht zu überdecken, benützen wir Schnitte, die entweder bloß mit Hämatoxylin oder Kernechtrot gefärbt sind.

Der Gallenfarbstoff läßt sich vor allem in den verschiedenen Abschnitten der Harnkanälchen, besonders in den Schaltstückchen und den Kanälchen der Markstrahlen, sowie in den Sammelröhren des Markes nachweisen. Hier erfüllt er die Kanälchenlichtung in Form von Ausgüssen, die dementsprechend eine zylindrische Form haben und deshalb auch als Gallezylinder bezeichnet werden

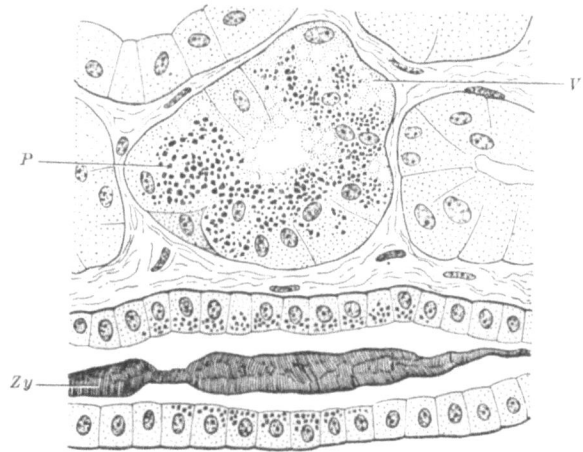

Abb. 54. Ikterus der Niere. *P* Gallenpigmentkörnchen; *Zy* Gallezylinder; *V* Vacuolen in Tubulusepithelien

(Abb. 54). Sie bestehen aus eingedicktem Eiweiß und Gallenfarbstoff, der ihnen eine schmutzig-olivgrüne Farbe verleiht. Bei Anwendung starker Vergrößerung erkennen wir aber außerdem, daß die Epithelien der Tubuli contorti vergrößert und geschwollen sind und im Cytoplasma feine Körnchen mit braungrüner Eigenfarbe, Gallepigmentkörnchen, enthalten. Glomerula und Interstitium sind unverändert.

Sublimatnephrose (*H.-E.*)

Besonders schwer wird das Nierenparenchym bei der Sublimatvergiftung geschädigt. Das Bild wechselt je nachdem, in welchem Stadium der Vergiftung wir die Niere untersuchen. Um alle an den Präparaten sichtbaren Einzelheiten zu verstehen, müssen wir uns den ganzen Ablauf der Veränderung vergegenwärtigen.

Ikterus. Sublimatnephrose

Als erstes Zeichen der Schädigung findet sich ein Absterben einzelner Epithelien der besonders empfindlichen Tubuli contorti. Sie verlieren die Kernfärbbarkeit, ihr Cytoplasma wird stark mit Eosin färbbar und erscheint manchmal fast homogen. Solche nekrotischen Zellen lösen sich aus dem Verband der lebenden Zellen und schilfern in die Kanälchenlichtung ab. Dabei nehmen sie Kalksalze auf, zunächst in Form mit Hämatoxylin dunkelblau färbbarer Körnchen, die sich dann zu großen, den Zelleib ausfüllenden Schollen verdichten (Abb. 55). Liegen mehrere nekrotische Zellen in der Kanälchenlichtung, so verbacken sie miteinander zu einem die Lichtung ganz ausfüllenden Zellzylinder, der als Kalkzylinder bezeichnet wird. Mit dem Harnstrom wird er weitergespült und gelangt dann in gesunde Kanälchenabschnitte. Die Lücke, die durch den Ausfall einer oder mehrerer nekrotischer Zellen in der Kanälchenauskleidung entstanden ist, schließt sich schnell durch Regeneration von seiten der angrenzenden Epithelien. Dabei treten auch bereits die ersten Zeichen einer Reaktion von seiten des Gefäßbindegewebes in Form einer leichten Entzündung auf. In den Fällen, die wir zur histologischen Untersuchung erhalten, war die Vergiftung so schwer, daß sie auf der Höhe des Krankheitsbildes zum Tode führte.

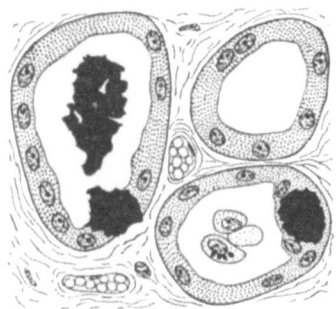

Abb. 55. Sublimatnephrose mit Verkalkung und Kalkzylinder

Bei der schwachen Vergrößerung werden uns zunächst immer die dunkelblau gefärbten Kalkablagerungen ins Auge fallen, die über die ganze Rinde verstreut sind. Erst bei Anwendung der stärkeren Vergrößerung lösen sie sich in einzelne verkalkende oder verkalkte Zellen auf. Auch die noch nicht verkalkten nekrotischen Zellen und eventuell die regenerierenden Epithelzellen können wir an der dunkelroten bzw. rotvioletten Farbe ihres Zelleibes erkennen.

Amyloidnephrose
(H.-E.; Hämatoxylin-Kongorot; Methylviolett)

Während wir sonst im H.-E.-Schnitt keine Schwierigkeit haben, die Glomerula bei den schwachen Vergrößerungen zu finden, müssen wir sie in der Amyloidniere geradezu suchen. Wir erkennen sie auch hier wieder an ihrer rundlichen Umgrenzung durch die Bowmansche Kapsel, aber ihre Schlingen lassen die übliche zarte Zeichnung vermissen: Sie erscheinen plump durch Einlagerung des homogenen, rosarot mit Eosin gefärbten Amyloids in ihrer Basalmembran (Abb. 56). Schließlich verbacken sie zu einer gleichmäßi-

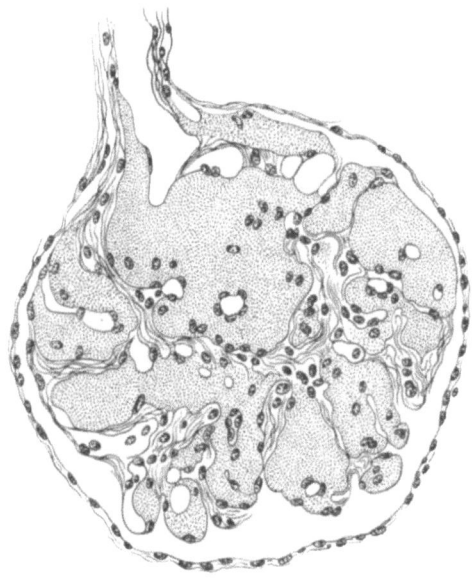

Abb. 56. Amyloideinlagerung in einem Glomerulum. Die Schlingen unregelmäßig verdickt

gen Masse, die nur wenige Zellkerne als Reste der die Schlingen auskleidenden Zellen enthält.

Gegenüber dem ebenfalls der Schlingenzeichnung entbehrenden und kernarmen, hyalin-verödenden Glomerulum ist, abgesehen von allen übrigen Unterschieden, vor allem darauf hinzuweisen, daß das amyloide Glomerulum, je stärker die Einlagerung wird, um so größer erscheint, während das hyaline Glomerulum eher kleiner als normal ist.

Außer in den zuerst und am stärksten ergriffenen Glomerula finden wir Amyloid noch in den Wänden der im Zwischengewebe verlaufenden Gefäße. Vor allem die mittleren und kleineren Arterien zeigen ihren Amyloidgehalt dadurch an, daß die Wand homogen, rötlich und verdickt ist. Ebenso können gelegentlich die Capillarnetze im Zwischengewebe durch Wandverdickung deutlich sichtbar sein. Schließlich finden wir auch die Grundhäutchen der Harnkanälchen in wechselnder Ausdehnung durch Amyloideinlagerung verdickt.

Besonders deutlich werden die Orte der Amyloidablagerung, wenn wir besondere Färbemethoden wie Kongorot oder Methylviolett anwenden (Abb. 7 auf Tafel 2), welche wir schon S. 55 besprochen haben.

Betrachten wir noch die Epithelien der Tubuli mit starker Vergrößerung. Manche von ihnen zeigen die Zeichen der Verfettung; am auffallendsten sind aber Tubuli, deren Zellen mächtig vergrößert sind durch Einlagerung rundlicher, stark mit Eosin färbbarer Kugeln, die die Größe von roten Blutkörperchen erreichen können (Abb. 51d). Hier handelt es sich nicht, wie man vielleicht meinen könnte, um Amyloid, denn dieser Stoff liegt nie in Parenchymzellen selbst, sondern um grobe Eiweißtropfen, die eine gewisse färberische Ähnlichkeit mit Hyalin oder Kolloid besitzen. Die Tubulusepithelien haben nämlich aus dem Vorharn, der infolge der Schädigung des Glomerulumfilters reichlich Eiweiß enthält, einen Teil desselben aufgenommen und in tropfiger Form abgelagert. Wir sprechen deshalb auch von hyalin-tropfiger Eiweißspeicherung. Ein anderer Teil des Eiweißes erscheint im Harn, der bei der Nierenamyloidose bzw. Amyloidnephrose immer besonders reich an Eiweiß ist.

Nur bei sehr langer Dauer kommt es in der Amyloidniere zu einem Schwund der Nierenkanälchen und entsprechender Bindegewebsvermehrung mit zelliger Infiltration des Zwischengewebes — wir haben dann die sogenannte *Amyloidschrumpfniere* vor uns.

Lipoidnephrose
(Hämatoxylin-Sudan)

Die Veränderung hat von der Ablagerung von Fetten und Lipoiden in der Nierenrinde ihren Namen erhalten. Um diese Stoffe nachzuweisen, benützen wir einen mit Sudan gefärbten Gefrierschnitt.

Schon mit freiem Auge erkennt man auf dem blauen Untergrund des Präparates verschieden große, orange-rot gefärbte Flecke. Bei schwacher Vergrößerung stellen wir fest, daß es sich zum Teil um eine reichliche Ablagerung von rundlichen Fetttröpfchen in manchen Tubulusepithelien handelt. Färbbare Fettstoffe liegen aber auch außerhalb der Tubuli im Zwischengewebe, und zwar im Cytoplasma von Mesenchymzellen, die dadurch wie aufgetrieben erscheinen (Fettphagocyten, Abb. 1 auf Tafel 1). Sie haben offenbar die Fettstoffe von den Kanälchen übernommen. Wenn man bei stärkerer Vergrößerung die Irisblende etwas enger stellt, kann man manchmal im Bereich dieser Fettphagocyten länglich-eckige Strukturen erkennen. Würde man den Schnitt unter dem Polarisationsmikroskop betrachten, so könnte man hier deutliche Doppelbrechung

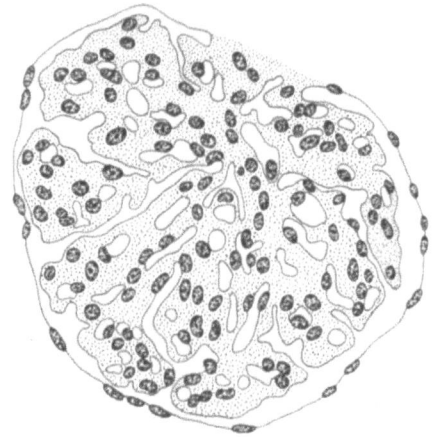

Abb. 57. Glomerulonephrose. Gleichmäßige Verdickung der Basalmembran der Glomerulumschlingen

feststellen. Es handelt sich teils um Cholesterinester der Fettsäuren, teils um Cholesterinkristalle. Andere Tubuli zeigen die Zeichen der hyalin-tropfigen Eiweißspeicherung.

Hinter diesem massiven Befund treten die Glomerula in den Hintergrund und scheinen auch beim ersten Überblick etwa normal zu sein. Erst bei genauer Betrachtung kann man manchmal eine gewisse gleichmäßige Verdickung der Basalmembran und ihrer Capillarschlingen erkennen (Abb. 57). Man bezeichnet sie als *membranöse Glomerulonephrose* oder auch membranöse Glomerulonephritis. Diese Veränderung des Glomerulumfilters ist eigentlich verantwortlich für das Durchtreten der Fettstoffe, die in den Tubuli und im Interstitium so sichtbar abgelagert werden. Dementsprechend ist auch der Harn besonders reich an Eiweiß und enthält auch doppelbrechende Lipoide.

Manchmal sind aber auch die Glomerula im Sinne einer subakuten Nephritis (s. diese) verändert, dann kombiniert sich gewissermaßen das Bild der Lipoidnephrose mit dem der Glomerulonephritis zu einer *Glomerulonephritis mit nephrotischem Einschlag.*

Glomerulonephritis. Bei der Glomerulonephritis spielt die Hauptrolle die Entzündung des Glomerulums, das gewissermaßen den Kopf des Nephrons darstellt. Mit seinem Untergang ist auch das Schicksal des ganzen Nephrons besiegelt — es folgt dem Glomerulum in den Tod nach (VOLHARD). Unsere Präparate stammen durchwegs von Fällen, die in verschiedenen Stadien der Erkrankung gestorben sind, betreffen also immer gerade die schwersten Verlaufsformen. Heilung ist aber, besonders in dem Anfangsstadium der Glomerulonephritis, durchaus möglich.

Akute diffuse Glomerulonephritis (*H.-E.*)

Wir sprechen von diffuser Glomerulonephritis, wenn alle Glomerula und alle ihre Schlingen gleichzeitig erkrankt sind. Eine solche Niere kann dann keinen Harn mehr sezernienen; der Kranke stirbt in kürzester Frist.

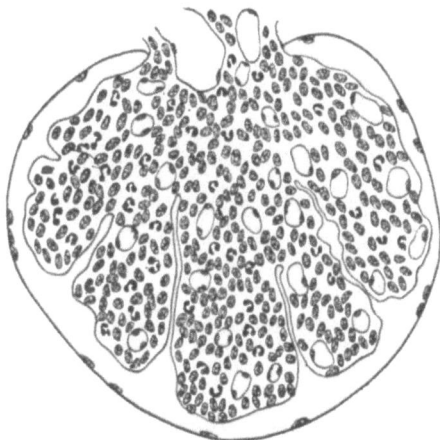

Abb. 58. Akute, diffuse Glomerulonephritis. Die Capillarschlingen sehr kernreich

In unserem Präparat fallen schon bei schwacher Vergrößerung die Glomerula durch ihre dunkelblaue Färbung auf, die durch eine starke Vermehrung der Zellkerne in allen Glomerula bedingt ist (Abb. 58). Bei starker Vergrößerung erkennt man, daß es sich teils um Leukocyten, teils um gewucherte Endothel- und Deckzellen der Capillarschlingen handelt. Es liegt also eine diffuse — weil alle Glomerula betroffen sind — und proliferative — weil die Zellvermehrung im Vordergrund steht — Glomerulonephritis vor, welche die Funktion der Glomerula auf das schwerste beeinträchtigen muß (Anurie, Tod!). Die Epithelzellen der Tubuli zeigen keine wesentlichen Veränderungen. Das Interstitium kann etwas flüssigkeitsreicher sein als normal.

Akute hämorrhagische Glomerulonephritis (H.-E.)

Wir betrachten den Schnitt gleich mit mittlerer Vergrößerung und beginnen mit den Glomerula in der Rinde. An zahlreichen, ja

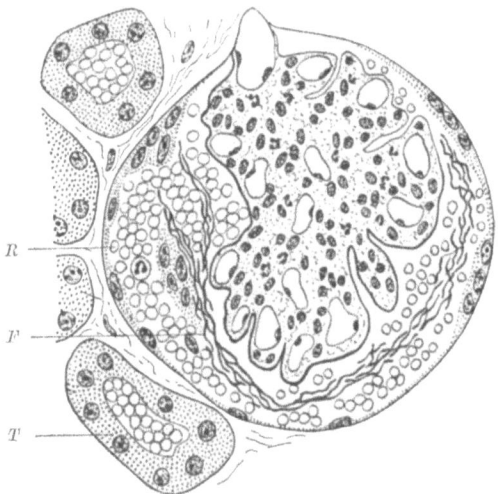

Abb. 59. Akute hämorrhagische Glomerulonephritis. Im Kapselraum (R) liegen rote Blutkörperchen und Fibrinfäden (F). Die Lichtungen der Tubuli (T) von roten Blutkörperchen erfüllt

der Mehrzahl der Glomerula werden wir keine krankhaften Veränderungen entdecken. Hier und dort liegt aber doch ein Glomerulum vor, das rote Blutkörperchen (und gelegentlich auch Fibrin) im Kapselraum außerhalb der Schlingen enthält (Abb. 59 R). Die Schlingen eines solchen Glomerulums sind zwar etwas zellreicher, aber lange nicht so zellreich wie im vorhergehenden Präparat. Es handelt sich also um eine Herdnephritis — weil nicht alle Glomerula betroffen sind — und um eine exsudative Glomerulonephritis, weil der Austritt von Exsudat aus den Glomerulumschlingen im Vordergrund steht. Aus dem Kapselraum gelangt das Exsudat, insbesondere die

Glomerulonephritis

roten Blutkörperchen, in das aus ihm entspringende Kanälchensystem. Dieses liegt seinem Glomerulum immer unmittelbar an (Abb. 59 T). Wir finden denn auch diese Kanälchen mit Blut gefüllt und können verstehen, daß in diesem Stadium der Erkrankung Blut im Harn erscheint. Nicht immer haben wir aber das Glück, ein blutendes Glomerulum und die dazugehörigen Tubuli ebenfalls blutgefüllt zu finden. Das eine Mal ist bloß der Kapselraum des Glomerulums mit Exsudat gefüllt, die Kanälchen sind (noch) leer; das andere Mal finden wir zwar die blutgefüllten Kanälchen, das dazugehörige Glomerulum ist aber nicht getroffen oder (schon wieder) leer. Gewöhnlich ist auch ein starkes Ödem des Zwischengewebes nachzuweisen. Wir erkennen es daran, daß die Kanälchen etwas weiter auseinandergerückt sind als gewöhnlich. Hier und da sind auch schüttere entzündliche Infiltrate (Leukocyten und Lymphocyten) zu sehen.

Bei einer Sonderform der akuten Glomerulonephritis, der *Löhleinschen Herdnephritis*, sind ebenfalls nicht alle Glomerula, ja nicht einmal alle Schlingen eines und desselben Glomerulums befallen. Dementsprechend finden wir in einem erkrankten Glomerulum neben normalen Schlingen durch hyaline Thromben verlegte homogene bis nekrotische Schlingen. Im übrigen gleicht das histologische Bild dem der akuten hämorrhagischen Glomerulonephritis.

Die Löhleinsche Herdnephritis tritt als Begleitkrankheit der Endocarditis lenta auf.

Subakute Glomerulonephritis (*H.-E.*)

Im Stadium der subakuten Glomerulonephritis (einige Wochen nach Beginn der Erkrankung) sind histologisch vor allem die *Glomerula* eigenartig verändert (Abb. 60). Es ist zu einer Wucherung derjenigen Endothelien gekommen, die die Bowmansche Kapsel innen auskleiden. Da sie natürlich am vasculären Hilus des Glomerulums fehlen, entstehen bei entsprechender Schnittführung Bilder, welche die gewucherten Endothelien wie einen Ring um die Glomerulumschlingen erscheinen lassen, der nur am vasculären Hilus unterbrochen ist. Man hat die Wucherung deswegen mit einem Halbmond verglichen und spricht von Halbmondbildung. Vielfach sind Glomerulumschlingen mit der Bowmanschen Kapsel bzw. ihren gewucherten Endothelien verklebt.

Niere

Zum Unterschied von der akuten Glomerulonephritis sind im subakuten Stadium die *Tubulusepithelien* schon deutlich verändert. Wir treffen an ihnen die Zeichen der hyalin-tropfigen Eiweißspeicherung. Dazu kommen noch Verfettung und Wasseraufnahme in die Zellen (Abb. 51 b, c u. d). Auch das *Interstitium* ist ödematös und entzündlich zellig infiltriert. Makroskopisch wird eine solche Niere natürlich groß sein und durch die Trübung und Verfettung der Epithelzellen sowie die Blutleere blaß erscheinen. Wir sprechen deshalb auch von „großer weißer Niere".

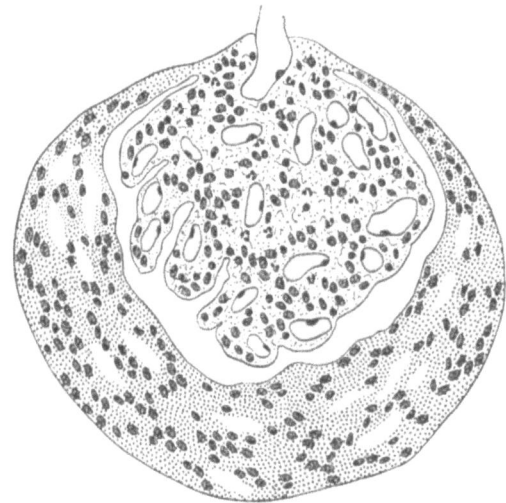

Abb. 60. Subakute Glomerulonephritis. Halbmondförmige Wucherung der Kapselendothelien

Manchmal sind neben den geschilderten Zeichen der subakuten Entzündung auch noch an einzelnen Glomerula die Veränderungen der akuten Nephritis vorhanden. Hier hat also im subakuten Stadium ein neuer akut entzündlicher Schub die Niere getroffen. Da dann außerdem die capillaren Gefäße herdweise stark erweitert sind und Blutungen auftreten, bietet eine solche Niere makroskopisch das Bild der „großen bunten Niere".

Chronische Glomerulonephritis (*H.-E.*)

Bei der chronischen Nephritis beherrschen bereits die Zeichen des Parenchymschwundes das Bild. Die *Glomerula* sind zum Teil ebenso hyalin verödet, wie wir das bei der Arteriosklerose gesehen haben. Die gewucherten Kapselendothelien bilden konzentrische Bindegewebslagen (Abb. 61a u. b), die schließlich bei gleichzeitig vor sich gehendem Schwund der Glomerulusschlingen allein übrigbleiben. Die zugehörigen Kanälchen sind, abhängig vom Zugrundegehen ihres Glomerulums, atrophiert und nur als kleine Kernhäufchen sichtbar. Verödete Glomerula und Tubuli liegen in ein faserreiches, lymphocytär infiltriertes Stroma eingebettet, so daß kleine Narbenfelder entstehen, die sich an der Oberfläche als Einziehungen zu erkennen geben. So kommt es durch den Parenchymverlust zu einer Verkleinerung des ganzen Organs —

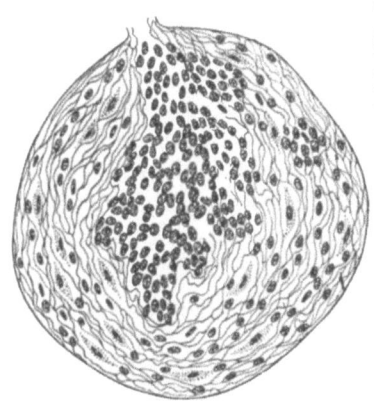
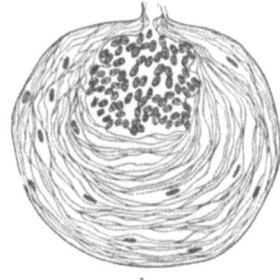

Abb. 61a u. b. Chronische Glomerulonephritis. Fortschreitende fibröse Verödung des Kapselraums (a) mit Einengung der Capillarschlingen (b)

zur nephritischen bzw. sekundären Schrumpfniere. Nicht alle Glomerula sind aber gleichsinnig verändert: Sie zeigen ein verschiedenes Bild, je nachdem, wie früh bzw. wie spät die Entzündung sie betroffen hat. Einige können Halbmonde aufweisen, andere sind wie bei der akuten Nephritis verändert und enthalten im Kapselraum und zugehörigen Kanälchen rote Blutkörperchen. Wir sehen darin ein Zeichen, daß die Nephritis in zeitlich voneinander getrennten Schüben immer neue Glomerula ergriffen hat. Schließlich können wir aber auch Glomerula finden, die noch völlig intakt sind, ja sogar durch Schlingenwucherung kompensatorisch vergrößert erscheinen, gewissermaßen zum Ausgleich für die durch entzündliche Verödung ausgefallenen Glomerula.

In ähnlicher Weise finden wir an den nicht von der Erkrankung betroffenen *Tubuli* Zeichen einer Wucherung. Immer wieder trifft man auf Herde besonders weiter Harnkanälchen, die von hohen Zellen ausgekleidet sind (Abb. 51g). Solche „Regenerationsherde" springen auch an der Oberfläche vor und verleihen ihr ein unregelmäßig körniges Aussehen. An anderen Tubuli sind alle die bei der subakuten Nephritis erwähnten degenerativen Veränderungen an den Epithelzellen festzustellen (Verfettung, Vacuolisierung, tropfige Eiweißspeicherung usw.). Sehr häufig ist ihre Lichtung von eingedickten, stark mit Eosin färbbaren Eiweißmassen (Zylindern) erfüllt (Abb. 51f).

Das *Zwischengewebe* ist im Bereich der Schrumpfungsherde vermehrt und zellig infiltriert, wobei besonders Lymphocyten vorherrschen. Bemerkenswert ist auch das Verhalten der *arteriellen Gefäße*. Ebenso wie bei der Arteriolosklerose ist es in den mittleren Arterien zu einer elastisch-muskulären Hypertrophie gekommen, während die Arteriolen eine hyalin-fettige Entartung ihrer Wand (sekundäre Gefäßsklerose) aufweisen. Alle diese Arterienveränderungen fassen wir als Folge der Blutdrucksteigerung auf, mit der die chronische Glomerulonephritis regelmäßig einhergeht.

Eine noch größere Ähnlichkeit zwischen der arteriosklerotischen und der nephritischen Schrumpfniere ist besonders dann gegeben, wenn bei einer Nephritis alle Zeichen der frischen Entzündung fehlen. An derartigen Endstadien ist oft kaum mehr mit Sicherheit zu erkennen, ob die Erkrankung als Arteriosklerose oder als Glomerulonephritis (mit sekundärer Gefäßsklerose) begonnen hat.

Interstitielle Nephritis bei Scharlach (*H.-E.*)

Beim Scharlach kommt einmal eine Nephritisform vor, die ganz der geschilderten akuten hämorrhagischen Glomerulonephritis entspricht. Andererseits gibt es aber eine besondere Entzündungsform, die wir nach dem hauptsächlichen Sitz der Veränderungen als interstitielle Nephritis bezeichnen.

Schon bei schwacher Vergrößerung erkennt man in Rinde und Mark unscharf begrenzte, infolge ihres Zellreichtums dunkler gefärbte Bezirke. Bei starker Vergrößerung läßt sich feststellen, daß die Zellvermehrung so gut wie ausschließlich auf Einlagerung von einkernigen Elementen (Lymphocyten, Plasmazellen, Monocyten) in das Zwischengewebe zurückgeht (Abb. 62). Leukocyten sind eher spärlich vertreten. Die Glomerula sind durchwegs unverändert.

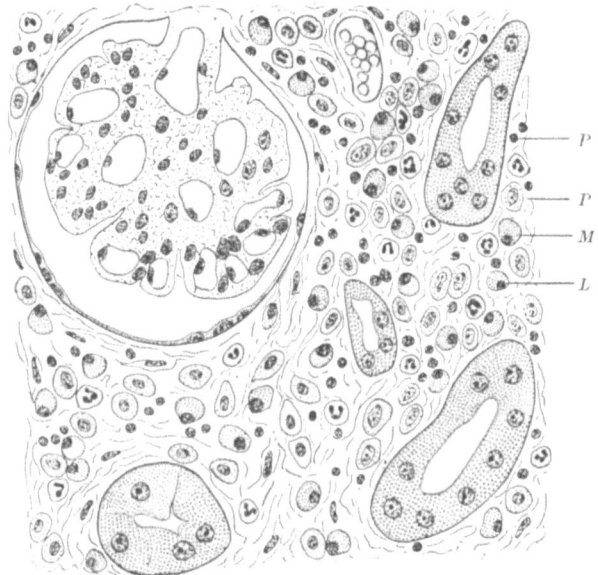

Abb. 62. Interstitielle Scharlachnephritis. *L* Lymphocyten; *M* große einkernige Zellen (Monocyten); *P* Plasmazellen

Metastatische Nierenabscesse (H.-E.)

Metastatische Abscesse entstehen dann, wenn Bakterien im Blut kreisen und sich in der Niere ansiedeln (Pyämie).

Schon bei Betrachtung des Präparates mit freiem Auge erkennen wir zahlreiche blaue Flecke besonders in der Rinde. Bei Anwendung der schwachen und stärkeren Vergrößerung finden wir alle die Einzelheiten wieder, die wir schon gelegentlich der Herzmuskelabscesse (S. 29) besprochen haben: an günstig getroffenen Abscessen (Abb. 63) einen zentralen, stark blau gefärbten Bakterienhaufen, um ihn herum eine nekrotische Zone, die auf die Giftwirkung der Bakterientoxine zurückgeht, noch weiter peripher dann zerfallende Leukocyten und schließlich intakte Leukocyten, zwischen denen noch Reste nekrotischer Nierenkanälchen sichtbar sind. Durch die zerstörte Kanälchenwand können Bakterien und Leukocyten in die Lichtung eingedrungen und von der Rinde in das Mark verschleppt worden sein, so daß es dort auf diesem Wege zu neuerlicher Abszeßbildung gekommen ist

Niere

(Ausscheidungsabscesse). Umgeben sind alle Abscesse von einer hämorrhagischen Randzone, die gelegentlich so ausgeprägt ist,

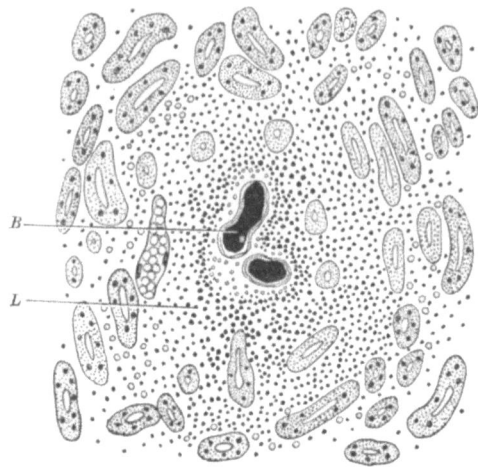

Abb. 63. Metastatischer Nierenabsceß. *B* zentraler Bakterienhaufen; *L* umgebender Leukocytenwall

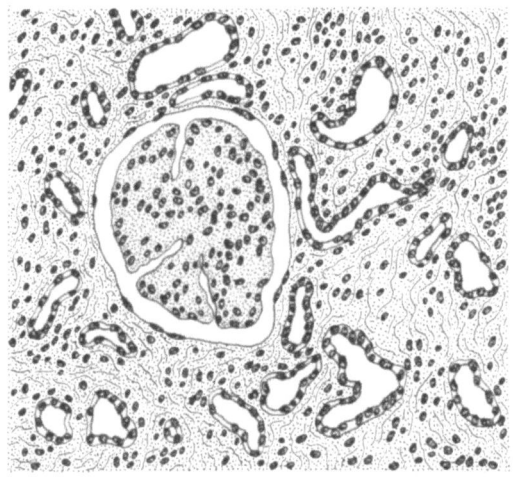

Abb. 64. Interstitielle Fibrose der Niere nach interstitieller Entzündung

daß der zentrale Eiterherd nur als ein kleiner Kern in einer breiten hämorrhagischen Schale erscheint; manchmal ist sogar infolge der Schnittführung nur diese breite hämorrhagische Zone getroffen.

Die Form der Nierenabscesse wird bis zu einem gewissen Grade von der Struktur des Gewebes bestimmt, in dem sie sitzen: Rindenabscesse sind meist rundlich, während die Abscesse im Mark entsprechend dem gestreckten Verlauf der Sammelkanälchen und Capillaren eine diesen angepaßte längliche Form besitzen.

Auf dem Blutweg in die Niere gelangte Bakterien brauchen nicht immer umschriebene eitrige Entzündungen zu verursachen. Sie können sich im Interstitium ansiedeln und dort eine mehr diffuse interstitielle (bakterielle) Entzündung *(interstitielle Nephritis)* hervorrufen. Wenn sie zu eitrigen Einschmelzungen geführt hat und chronisch geworden ist, kann sie histologisch von der ascendierenden Form der bakteriellen Nierenentzündung, der ascendierenden Pyelonephritis, schwer zu unterscheiden sein. Bei leichterem Verlauf führt sie schließlich zu einer interstitiellen Bindegewebsvermehrung (Fibrose, Abb. 64), die die Funktion des Nephrons beeinträchtigt.

Pyelonephritis (H.-E.)

Bei dieser Erkrankung der Niere gelangen die Keime (fast immer Bacterium coli) vom Nierenbecken her aufsteigend in das Parenchym (ascendierende Pyelonephritis). Daher werden wir die ältesten und stärksten Veränderungen in der Marksubstanz, die jüngsten in der Rinde antreffen.

Wir betrachten zunächst mit der schwachen Vergrößerung die *Marksubstanz* und sehen, daß in einzelnen Markkegeln, durchaus aber nicht in allen, der Zellgehalt erhöht ist. Haben wir es mit Anfangsstadien der Entzündung zu tun, dann ist das Zwischengewebe zwischen den Sammelrohren infiltriert und außerdem die Lichtung vieler Sammelrohre von Zellen erfüllt (Abb. 65). Bei

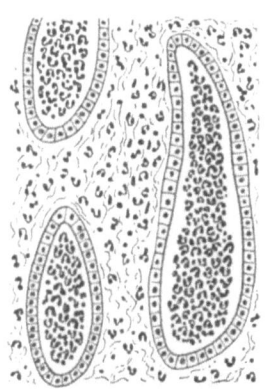

Abb. 65. Pyelonephritis. Leukocytenzylinder in den Kanälchen

starker Vergrößerung erweist sich die überwiegende Mehrzahl dieser Zellen als Leukocyten. Die in der Lichtung der Sammelrohre gelegenen Leukocyten bilden die sogenannten Leukocytenzylinder; dabei sind die auskleidenden Epithelien der Sammelrohre niedriger, kubisch. In fortgeschrittenen Stadien sind durch die aufsteigenden Bakterien ganze Gewebsabschnitte nekrotisch geworden, eine mehr umschriebene Absceßbildung bahnt sich an; die nekrotischen Anteile sind von einem Leukocytensaum umgeben oder schon eitrig eingeschmolzen.

Ist auch die *Rinde* mit ergriffen, dann erscheint sie bei schwacher Vergrößerung zellreicher. Die starke Vergrößerung deckt die Anwesenheit zahlreicher Leukocyten und Lymphocyten zwischen den Harnkanälchen auf. Im weiteren Verlauf kann es auch hier durch Bakterienwirkung zur herdförmigen Einschmelzung des Gewebes und umschriebener Leukocytenansammlung, d.h. zur Absceßbildung kommen (pyelonephritische Abscesse). Bemerkenswert ist, daß die Glomerula verhältnismäßig lange dem entzündlichen Gewebszerfall widerstehen.

Bei Abheilung der Entzündung kommt es durch Schrumpfung des neugebildeten Bindegewebes zur *pyelonephritischen Schrumpfniere.*

Hydronephrose (*H.-E.*)

Ist der Abfluß des Harns aus dem Nierenbecken behindert, so erweitert sich dieses samt seinen Kelchen (Hydronephrose). Infolge des dabei erhöhten Innendruckes werden zunächst die Markpapillen abgeflacht, später wird auch die Rinde in Mitleidenschaft gezogen und verödet. Rinde und Mark sind dann in einer solchen hydronephrotischen Schrumpfniere manchmal nur noch Millimeter dünn.

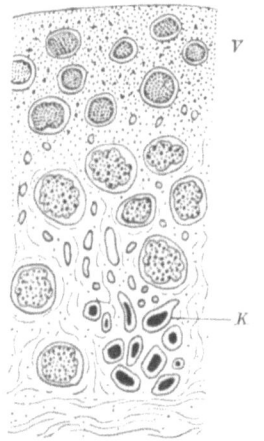

Abb. 66. Hydronephrotische Atrophie der Niere. *K* Kanälchen, von hyalinen Zylindern erfüllt; *V* verödete Glomerula

Untersuchen wir eine solche Niere, so finden wir nur mehr Reste des ursprünglichen Parenchyms.

Die Glomerula sind zum allergrößten Teil verödet und zu hyalinen Kugeln geworden. Auch dort, wo sie noch ihre Schlingenzeichnung erhalten haben, liegen sie eng beieinander (Abb. 66 *V*), da die Rindenkanälchen entweder vollkommen geschwunden sind oder nur mehr als atrophische Reste sich nachweisen lassen. In manchen Kanälchen an der Rindenmarkgrenze finden sich eingedickte, stark mit Eosin färbbare Eiweißzylinder (Abb. 66 *K*), die dem Kanälchenquerschnitt eine gewisse Ähnlichkeit mit kolloidgefüllten Schilddrüsenalveolen verleihen. Das Zwischengewebe ist im allgemeinen vermehrt und faserreicher. Es ist klar, daß eine derartig veränderte Niere keine Funktion mehr ausüben kann.

VII. Respirationstrakt

Diphtherie *(H.-E.)*. Die Diphtheriebakterien schädigen die Schleimhaut des Rachens und der Luftwege, so daß es zur örtlichen Nekrose kommt. Aus diesem Gebiet strömt dann von den erhalten gebliebenen Gefäßen her fibrinöses Exsudat in die Gewebslücke und ergießt sich auch von hier aus über die Umgebung, so daß eine zusammenhängende Pseudomembran an der

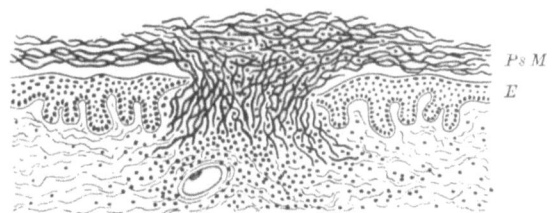

Abb. 67. Pseudomembranöse Entzündung (Diphtherie). *PsM* Pseudomembran; *E* Plattenepithel

Oberfläche gebildet wird. Im Bereich des ursprünglichen Schadens, d. h. an der Stelle, wo das Fibrin aus den Gefäßen ausströmt, hängt die Membran natürlich mit dem abgestorbenen Schleimhautgewebe fest zusammen und läßt sich nur mit Gewalt ablösen (pseudomembranös-nekrotisierende Entzündung), während die über die weniger oder nicht geschädigten umgebenden Schleimhautstellen abgeströmten Fibrinmassen sich leicht von ihr ablösen lassen (croupöse Entzündung). Besonders deutlich tritt uns die croupöse Entzündung dann entgegen, wenn die z. B. im Bereich des Kehlkopfes ausgeströmten Fibrinmassen nach abwärts auf die Trachealschleimhaut übergeflossen sind (descendierender Croup).

Die pseudomembranös-nekrotisierende (diphtherische) Entzündung studieren wir am besten an einer plattenepitheltragenden Schleimhaut, wie der des Rachens, der Tonsillen oder der Stimmbänder, die croupöse am besten an zylinderepitheltragenden Schleimhäuten, wie der der Trachea.

Rachendiphtherie *(H.-E)*

An dem Schnitt können wir mit schwacher Vergrößerung das Oberflächenepithel nur in einem Teil des Präparates gut verfolgen (Abb. 67). Es ist bedeckt von einer stark rot färbbaren, membranartigen Masse, die dort, wo das Epithel fehlt, in inniger

Verbindung mit dem Schleimhautstroma steht. Betrachten wir mit starker Vergrößerung zunächst diejenigen Stellen der Membran, die dem unveränderten Plattenepithel aufliegen. Sie besteht hier aus einem dichten Filz rot gefärbter Fibrinfäden, zwischen die einige Zellen, hauptsächlich Leukocyten, eingelagert sind. Manchmal hat sich die Membran von der Oberfläche des Plattenepithels etwas abgehoben (Kunstprodukt), so daß ein deutlicher Spaltraum entstanden ist. Verfolgen wir nun die Oberfläche des Plattenepithels bis zur Stelle seiner Unterbrechung, dann erkennen wir, daß die bisher nur der Schleimhaut aufliegenden Fibrinfäden hier durch die Epithellücke in das Gewebe hineinziehen. An dieser Stelle ist das Gewebe der Schleimhaut stark von Leukocyten und Blutungen durchsetzt und weist auch mangelhafte Kernfärbung auf, befindet sich also im Zustand der Nekrose. Die Fibrinfäden der Pseudomembran, die Leukocyteninfiltrate und die nekrotischen Gewebsanteile verschmelzen hier zu einer einzigen Masse. Erst in etwas tieferen Schleimhautschichten treffen wir auf den normalen Gewebsbau, allerdings auch hier wiederum durchsetzt von reichlich Leukocyten und Blutungen. Die Fibrinfäden lassen sich oft von der Oberfläche bis an die stark gefüllten Blutgefäße verfolgen.

Diphtherie der Trachea (descendierender Croup) (*H.-E.*)

Schon mit freiem Auge erkennen wir die blau gefärbten Knorpelspangen und an Querschnitten auch die von Muskulatur überbrückte Pars membranacea. Bei schwacher Vergrößerung wird eine auf der Schleimhautoberfläche liegende, stark rot gefärbte Pseudomembran deutlich. Mit der starken Vergrößerung durchmustern wir nunmehr alle Wandschichten von innen nach außen (Abb. 68). Zuerst stoßen wir auf die aus dicht verfilzten Fibrinfäden aufgebaute Pseudomembran, welche auch einige Leukocyten enthält. An ihrer Unterseite sind manchmal noch die Zylinderepithelzellen der Trachealschleimhaut zu erkennen, meist aber sind sie zugrunde gegangen. Dann sitzt die Pseudomembran unmittelbar der gut erkennbaren homogenen Basalmembran auf. Nur an seltenen Stellen ist sie zerstört. Unter ihr erkennen wir die eigentliche Schleimhaut, ausgezeichnet durch eine große Zahl von gemischten Drüsen. Ihre capillaren Gefäße sind stark erweitert und strotzend mit Blut gefüllt. Dieses Verhalten zusammen mit einer allerdings mäßigen Leukocytendurchsetzung ist der Ausdruck einer auch hier

Diphtherie

unter der Pseudomembran sich abspielenden leichteren Entzündung. Dort, wo sich die Pseudomembran vor die Ausführungsgänge der Schleimdrüsen gelegt hat, staut sich das schleimige Sekret unter ihr an und hebt sie manchmal auch etwas von der Unterlage ab. Weiterhin können wir die Rückstauung des Sekretes bis in die dadurch stark erweiterten und schleimgefüllten Ausführungsgänge verfolgen.

Lunge. Bei jeder histologischen Betrachtung der Lunge dürfen wir über den die Hauptmasse ausmachenden respiratorischen Alveolen nicht die ver-

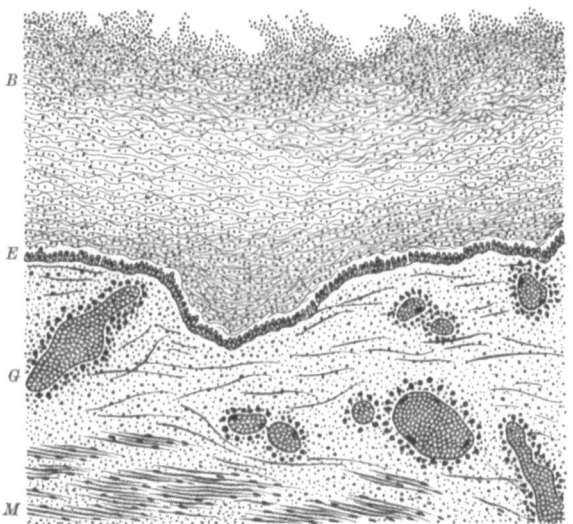

Abb. 68. Diphtherie der Trachea. *B* fibrinöse Pseudomembran; *E* Reste von Trachealepithel; *G* erweiterte Schleimhautgefäße; *M* glatte Muskelfasern

schiedenen Äste des *Bronchialbaumes* vergessen. Die größeren Äste sind am leichtesten zu erkennen: In ihrer Wand finden sich kleine Knorpelstückchen, Schleimdrüsen und glatte Muskelfasern; die epitheliale Auskleidung ist von flimmerndem Zylinderepithel gebildet, das leicht abschilfert. In den kleineren Bronchien verschwinden Knorpel und Drüsen immer mehr, die Wand besteht dann nur aus fibrösem Gewebe mit eingestreuten glatten Muskelfasern; das Epithel ist niedrig, aber noch immer mit Flimmerhaaren besetzt. In den kleinsten Bronchien, den Bronchiolen, wird die Auskleidung von kubischen, nicht mehr flimmernden Zellen gebildet, auch ist die Wand stellenweise schon von Alveolen unterbrochen. Der Bronchialbaum wird bis in seine feinsten Verzweigungen immer von Ästen der Lungenarterie sowie Lymphgefäßen begleitet. Auch Herde von lymphoreticulärem Gewebe sind an den

Bronchien zu finden. In ihm und im Zwischengewebe liegt beim Erwachsenen immer Kohlepigment.

Die vollentfalteten *Alveolen* besitzen ganz dünne, gefäßhaltige Scheidewände, die gegen die Lichtung zu nur spärliche auskleidende Zellen erkennen lassen. Es ist wichtig zu wissen, daß diese Zellen nur locker auf dem Grundhäutchen sitzen, so daß sie bei krankhafter Veränderung, aber besonders auch nach dem Tode, leicht abschilfern. Schon in Schnitten von der normalen Lunge sind nicht alle Alveolen voll entfaltet, da einige immer bei der Herausnahme der Lunge aus dem Thorax kollabieren.

Fetale Atelektase (*H.-E.*)

Von nur wenig oder gar keine Luft enthaltenden, d. h. atelektatischen Lungenabschnitten, welche aber einmal lufthaltig waren und nur zeitweilig zusammengefallen (kollabiert) sind, ist ein Zustand zu unterscheiden, bei dem die Alveolen überhaupt noch nie luftgefüllt waren. Er kommt natürlich nur bei Neugeborenen bzw. totgeborenen Kindern vor und bedeutet die Beibehaltung eines Zustandes, der während des ganzen Fetallebens vorhanden war. Wir bezeichnen ihn dementsprechend als fetale Atelektase.

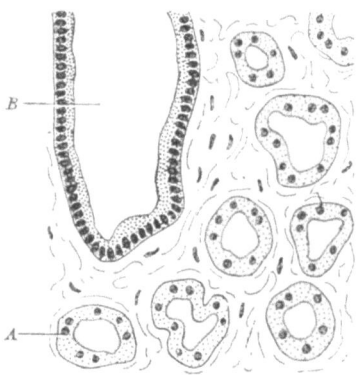

Abb. 69. Fetale Atelektase. *B* Bronchus; *A* Alveole

Schnitte durch eine solche Lunge (Abb. 69) erinnern bei Lupen- und schwacher Vergrößerung geradezu an eine Drüse mit Ausführungsgängen (Bronchialbaum) und Endstücken (Alveolen). Die Bronchien zeigen zwar ihren normalen Aufbau, doch hat meist der Knorpel in den kleineren Ästen nicht die volle Reife seiner Grundsubstanz erreicht, so daß diese leicht rötlich (nicht blau) gefärbt ist. Die Alveolarwände berühren sich fast und sind von den eng aneinanderliegenden kubischen Alveolarepithelien ausgekleidet. Erst durch den ersten Atemzug, wenn Luft in die Alveolen gelangt und sie entfaltet, werden die Epithelzellen abgeplattet und scheinen auseinandergerückt zu sein, weil sie sich als kontinuierliche Lage auf eine größere Fläche verteilen.

Fruchtwasseraspiration (*H.-E.*)

Manchmal kommt es vor, daß der erste Atemzug nicht in der Außenwelt, sondern infolge Reizung des Atemzentrums schon in den Geburtswegen getan wird. Dann atmet das Kind statt Luft die hier befindlichen flüssigen Massen (Fruchtwasser, Schleim usw.) ein.

Im histologischen Schnitt gleicht das Bild einer solchen Lunge in großen Bezirken dem der fetalen Atelektase. An manchen Stellen sehen wir aber bei der schwachen Vergrößerung bereits entfaltete Alveolen; sie sind, wie uns die starke Vergrößerung zeigt, aber nicht mit Luft gefüllt, d. h. optisch leer, sondern enthalten neben rötlichen,

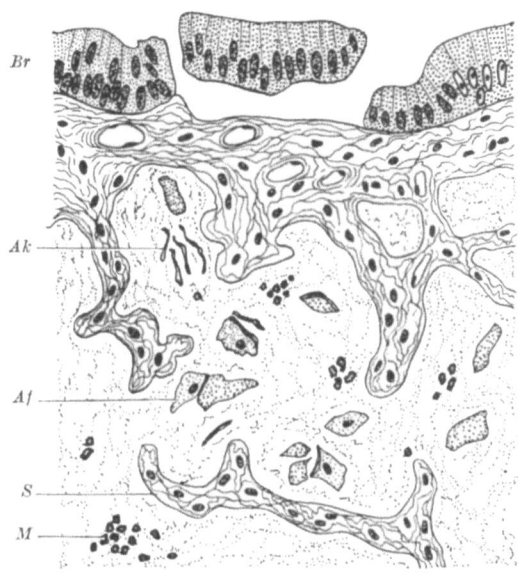

Abb. 70. Fruchtwasseraspiration. *Br* Bronchialepithel, z. T. abgeschilfert; *S* Alveolarseptum; *Af* Amnionepithel flach; *Ak* von der Kante gesehen; *M* Meconiumkörperchen

feinkörnigen Eiweißniederschlägen und bläulich gefärbten Schleimfäden meist auch einige Epithelschuppen (Abb. 70). Diese sind ganz dünn, durchscheinend und, wenn wir sie von der Fläche sehen, rundlich bis eckig gestaltet. Liegen sie auf der Kante, dann stellen sie sich als ein mit Eosin etwas stärker gefärbter, dickerer Strich dar. Es handelt sich um abgeschilferte Amnion- und Vaginalepithelien. Außerdem finden wir in den Alveolarlichtungen gelegentlich Krümel von gelbgrüner, schmutziger Eigenfarbe. Sie stellen Anteile des Meconiums dar, welches vom Fetus während der Geburt in das Fruchtwasser entleert wurde. Denselben Inhalt wie in den

Alveolen können wir auch in den Bronchien (makroskopisch auch in der Trachea) feststellen.

Starb das Kind nicht gleich nach der Geburt an Erstickung, so kann man oft eine Reaktion des Lungengewebes auf die eingeatmeten fremden Massen nachweisen in Form einer starken Erweiterung der Capillaren in den Alveolarsepten und Leukocytenaustritten in die Alveolarlichtungen. Dann liegt also bereits eine reaktive Entzündung vor.

Anthrakose der Lunge

(Kernechtrot)

Schon normalerweise enthält die Lunge des Erwachsenen, besonders des Großstädters, immer in größeren oder geringeren Mengen Kohlenstaub in Form schwarzer, eckiger Körnchen. Dieser

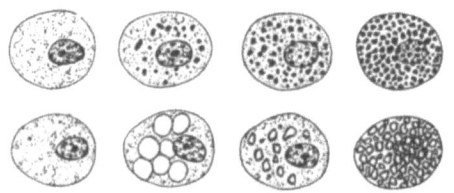

Abb. 71. Entstehung von Staubzellen (obere Reihe) und Herzfehlerzellen (untere Reihe) in der Lunge

Kohlenstaub ist natürlich mit der Atemluft in die Lungen bzw. die Alveolen hineingelangt. Hier wirkt er als Fremdkörper und wird von den Alveolarepithelien phagocytiert. Diese schilfern in die Alveolarlichtung ab, wobei sie eine rundliche Form annehmen. Manche dieser Zellen sind so dicht mit Staubkörnchen beladen, daß der Kern ganz verdeckt ist (Abb. 71, obere Reihe). Solche Zellen, die wir *Staubzellen* nennen, können mit Hustenstößen nach außen befördert werden und dann im Auswurf nachweisbar sein. Andererseits gelangen aber Kohle- und Staubteilchen in das Zwischengewebe und werden dann passiv mit dem Saftstrom weiter verschleppt. Sie häufen sich im Interstitium, besonders an den Knotenpunkten des lymphatischen Systems, um den Bronchialbaum und im lymphoretikulären Gewebe immer mehr an. Nur die stärksten Grade der Kohlenstaubansammlung im Lungengewebe dürfen wir als krankhaft bezeichnen.

Anthrakose. Silikose

Um die schwarzen Kohleteilchen im Lungenschnitt besser hervortreten zu lassen, vermeidet man die Färbung mit Hämatoxylin und wendet bloß die Kernechtrotfärbung an wie bei anderen Präparaten, bei denen es um die Sichtbarmachung von Pigmenten ging. Schon bei schwacher Vergrößerung sehen wir in einem solchen Präparat mächtige, schwarze Ansammlungen in einem deutlich vermehrten bindegewebigen Interstitium (anthrakotische Induration) (Abb. 72). Man nahm früher an, daß diese Bindegewebsvermehrung auf den mechanischen Reiz der Kohleteilchen zurückginge; jetzt führt man sie auf die Wirkung der mit der Kohle gleichzeitig eingeatmeten Silicate zurück (s. unten). Außer im Zwischengewebe finden wir in der anthrakotischen Lunge Kohleteilchen in den sehr reichlichen Staubzellen, die manchmal die Alveolarlichtungen vollkommen ausfüllen.

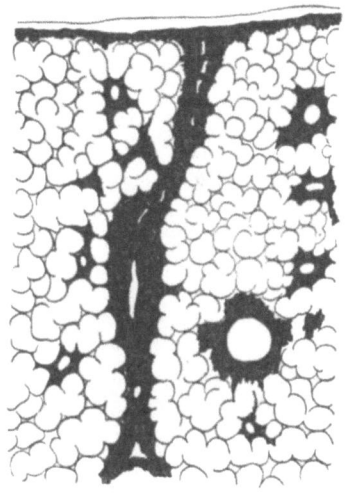

Abb. 72. Anthrakose der Lunge. Die Kohleteilchen in den Bindegewebssepten sind um die Gefäße abgelagert

Silikose der Lunge (*H.-E.*)

Beim Einatmen von Quarzstaub gelangen die kleinsten Kristalle ebenso wie die Kohlepartikel in das Zwischengewebe. Während diese aber unverändert liegen bleiben, geht aus den Quarzkristallen dauernd Kieselsäure kolloidal in Lösung und wirkt schädigend auf die Umgebung. In erster Linie wird dadurch eine Neubildung von kollagenen Fasern angeregt, die sich zu den sogenannten Silikoseknötchen formieren.

Mit schwacher Vergrößerung sehen wir in den Schnitten nur wenige Lungenalveolen. Die Hauptmasse des Parenchyms ist eingenommen von rundlichen, miteinander zusammenfließenden Herden, welche kompakt aussehen und eine undeutliche, konzentrische Schichtung zeigen (Abb. 73). Mit einer stärkeren Vergrößerung erkennen wir, daß im Innern eines solchen Herdes jede Kernfärbbarkeit geschwunden ist, also Nekrose vorliegt. Nehmen wir die stärkste Vergrößerung zu Hilfe (eventuell Immersion) und blenden dann ab, so erkennen wir hier aufleuchtende, feinste Stäubchen und eckige Körner, die Quarzkristalle. Neben ihnen liegen die an ihrer schwarzen Farbe leicht erkennbaren Kohlepigmentkörnchen. Es liegt also eine Anthrakosilikose vor. Je weiter wir im Herd peripherwärts kommen, um so spärlicher werden die Kristalle, bis sie schließlich nicht mehr nachweisbar sind. Hier befinden wir uns bereits in den äußeren Lagen der Silikoseknötchen, die von sehr grobfaserigem Bindegewebe mit erhaltenen Kernen gebildet werden. In der weiteren Umgebung ist dann das Bindegewebe, welches

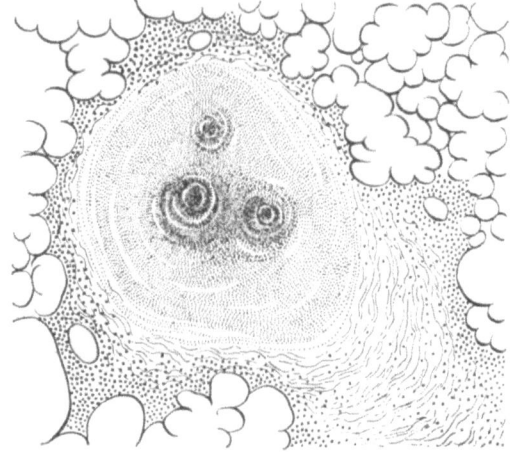

Abb. 73. Silikoseknötchen in der Lunge

zwischen die kompensatorisch erweiterten Alveolen ausstrahlt („perifokales Emphysem"), mit Lymphocyten durchsetzt. Vielfach fließen solche Silikoseknötchen zu größeren Herden zusammen und können so zu einer mehr und mehr fortschreitenden bindegewebigen Verödung größerer Lungenabschnitte führen.

Lungenödem (*H.-E.*)

Beim Lungenödem sind die Alveolen von einer gering eiweißhaltigen Flüssigkeit erfüllt, die mit Luft untermischt ist. Auf histologischen Schnitten wird es uns natürlich nur gelingen, das durch die Fixierung ausgefällte Eiweiß darzustellen, nicht aber die wäßrige Flüssigkeit selbst, da sie ja keine Farbreaktion gibt. Voraussetzung ist dabei, daß das Eiweiß schnell und gründlich gefällt

Ödem. Emphysem

wurde, was am besten durch Kochen kleiner Lungenstückchen in der Fixierungsflüssigkeit (Formol) geschieht. Nur so glückt es, in den Alveolen eine mit Eosin ganz blaßrosarot gefärbte, strukturlose Eiweißmasse darzustellen (Abb. 74), die uns somit ein Zeichen für den hier vorhanden gewesenen Flüssigkeitsgehalt ist. In dieser Masse sind außer Luftblasen oft auch abgeschilferte Alveolarepithelien eingeschlossen, die dann eine runde Form angenommen haben, desgleichen auch Staubzellen. Einzelne Alveolen können allerdings frei von Lungenödem geblieben sein.

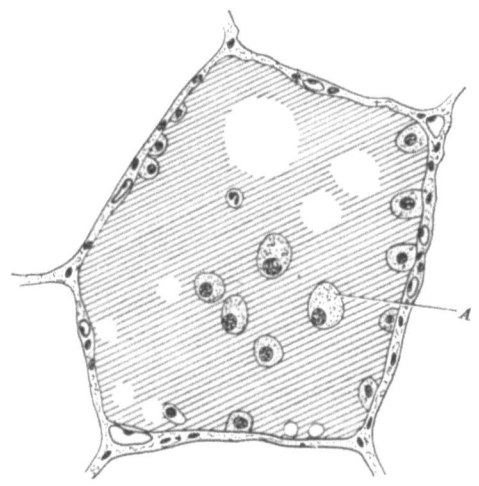

Abb. 74. Lungenödem. *A* abgeschilferte und abgerundete Alveolarepithelien

Lungenemphysem (*H.-E.*)

Das histologische Bild des chronischen Lungenemphysems enthüllt sich uns am besten bei der Betrachtung mit ganz schwacher Vergrößerung (Abb. 75). Zum Unterschied von der regelmäßigen Alveolaranordnung der vorherigen und aller nachfolgenden Präparate sehen wir, daß hier die Weite der luftgefüllten Alveolarräume stark schwankt. Zusammengefallene (kollabierte) Alveolen begegnen uns auch sonst, nicht aber Alveolen, die das Vielfache des normalen Durchmessers aufweisen. In sie ragen von der Wand her die Reste der Alveolarsepten wie Stummel hinein und deuten uns an, daß jeder dieser größeren Lufträume durch Zusammenfließen kleinerer, d.h. durch Schwund der Septen entstanden ist. Die noch bestehenden Scheidewände sind dünn ausgezogen. In den Bronchien liegt häufig schleimiger Inhalt, auch ist die Bronchialschleimhaut zellig infiltriert als Ausdruck einer chronischen Bronchitis, die ja für die Entstehung dieses chronischen (obstruktiven) Lungenemphysems bedeutungsvoll ist.

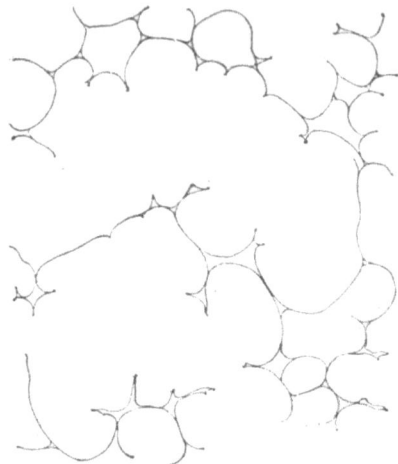

Abb. 75. Chronisches Lungenemphysem

Fettembolie der Lunge
(Hämatoxylin-Sudan)

Bei Zertrümmerung von Fettgewebe, besonders des Knochenmarkes infolge von Frakturen, gelangt Neutralfett in die Venen des großen Kreislaufs und wird in die Lungen verschleppt. Hier bleiben die Fetttröpfchen in den Capillaren der Alveolarsepten stecken. Um sie sichtbar zu machen, färben wir einen Gefrierschnitt mit Sudan.

Bei schwacher Vergrößerung erkennen wir die orangerot gefärbten Fettmassen in den mittleren und kleineren Arterienästen. Sie liegen hier mitten unter den roten Blutkörperchen oder erfüllen als lange, wurstförmige Gebilde die Lichtung (Abb. 76). Besonders eindrucksvoll sind aber Stellen, wo Fetttropfen die Capillaren der Alveolarwände wie bei einer Injektion völlig ausgegossen haben: Sie machen uns hier Dichte und Feinheit dieses Capillarnetzes erst recht sinnfällig.

Chronische Stauungslunge
(*H.-E.; Berlinerblau-Reaktion-Kernechtrot*)

Betrachten wir einen H.-E.-Schnitt durch eine Stauungslunge, wie sie bei chronischer Abflußbehinderung des Blutes, z.B. durch Mitralfehler, zustande kommt, so fällt bei den schwächeren Vergrößerungen auf, daß die Alveolarsepten sehr deutlich in Erscheinung treten und verdickt sind. Dabei sind sie so regelmäßig angeordnet, daß alle Alveolen gewissermaßen gleich groß erscheinen.

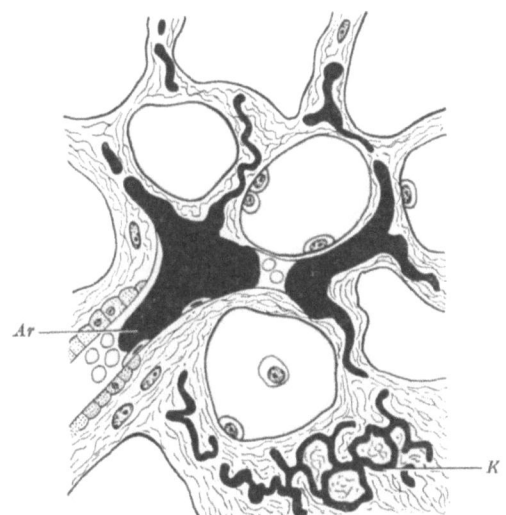

Abb. 76. Fettembolie der Lunge. Arterie (*Ar*) und Capillaren (*K*) von Fettmassen (schwarz) verstopft

Mit der stärkeren Vergrößerung erkennen wir, daß die *Verdickung der Alveolarsepten* in erster Linie darauf zurückzuführen ist, daß die Capillaren nicht gestreckt, sondern nach allen Richtungen des Raumes gewunden verlaufen und sich auch gegen die Alveolarlichtung vorbuckeln (Abb. 77). Diese Besonderheit ist ebenso wie die zu beobachtende Erweiterung der Capillaren auf einen erhöhten Innendruck durch das gestaute Blut zurückzuführen, das in Form dicht aneinandergepackter roter Blutkörperchen die Capillaren erfüllt. Außer durch das Verhalten der Capillaren ist die Alveolarwand auch durch Vermehrung ihres faserigen Gerüstes und gelegentlich auch durch die Einlagerung glatter Muskelfasern verdickt.

Beides zusammen macht das ganze Alveolargerüst starr und erhält alle Alveolen in der gleichen Luftfüllung. Aus den erweiterten Capillaren ist es an vielen Stellen zu Blutaustritten in die Alveolarlichtung gekommen. Hier werden dann die roten Blutkörperchen von den Alveolarepithelien phagocytiert; ihr Hämoglobin wird zu Hämosiderin abgebaut (Abb. 71, untere Reihe). Daher finden wir in den Alveolarlichtungen oft sehr zahlreiche, mit braunen Hämosiderinkörnchen beladene Zellen (Abb. 77), die auch mit dem Sputum nach außen befördert werden können. Sie sind unter dem

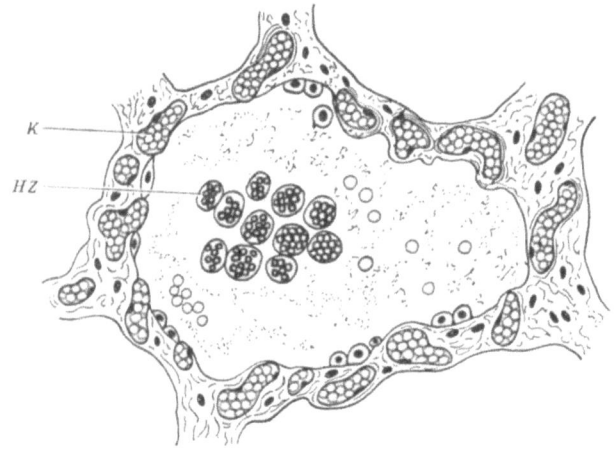

Abb. 77. Chronische Stauungslunge. *K* erweiterte Capillaren; *HZ* Herzfehlerzellen

Namen „*Herzfehlerzellen*" bekannt. Außerdem wird Hämosiderin ähnlich wie das Kohlepigment auch in das Zwischengewebe verschleppt. Eine solche Lunge erscheint daher makroskopisch fester als normal und braun gefärbt — man spricht von brauner Induration. Manchmal ist das Bild überdies noch durch ein terminales, eiweißreiches Ödem kompliziert.

Um den Reichtum an hämosiderotischem Pigment deutlich hervortreten zu lassen, stellen wir eine *Berlinerblau-Reaktion* an. Dabei können wir sehen, daß manche der desquamierten Alveolarepithelien sowohl Kohlepigment als auch Hämosiderin enthalten, ein Beweis dafür, daß es dieselbe Zellart ist, die, je nachdem, welcher Fremdkörper in der Alveolarlichtung liegt, entweder zur Staubzelle oder Herzfehlerzelle wird.

Infarkt

Hämorrhagischer Lungeninfarkt (*H.-E.*)

Hämorrhagische Lungeninfarkte entstehen bei Verschluß eines Lungenarterienastes in einer Stauungslunge. Im histologischen Schnitt erkennen wir schon bei Betrachtung mit freiem Auge im sonst lufthaltigen Parenchym einen stark rot gefärbten, vollkommen luftleeren Bezirk, der sich scharf und gerad-

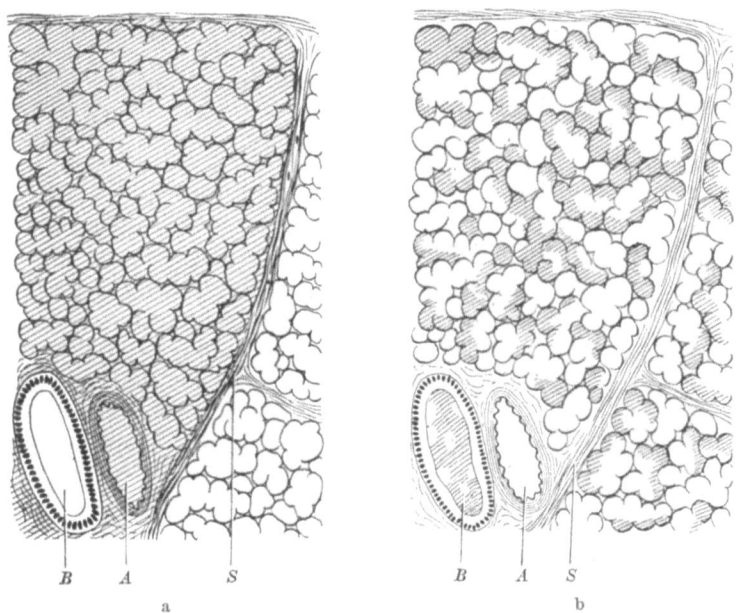

Abb. 78a u. b. a hämorrhagischer Lungeninfarkt; b Blutaspiration. *S* interlobuläres Septum; *A* Arterie; *B* Bronchus. Die mit Blut erfüllten Anteile schraffiert

linig abgrenzt — eben den Infarkt. Mit der schwachen Vergrößerung kann man feststellen, daß seine Grenze zumeist mit den interlobulären Septen der Lunge zusammenfällt (Abb. 78a). Im Innern des Infarktes sind die Alveolarsepten sichtbar, die Alveolarlichtungen aber vollkommen mit dicht gelagerten roten Blutkörperchen ausgefüllt. Bei Anwendung der starken Vergrößerung zeigt sich, daß die Kerne der Alveolarsepten in Zerfall begriffen sind, ein Zeichen dafür, daß sie der Nekrose anheimfallen. Hier wie bei allen Infarkten durchmustern wir noch die am Schnitt enthaltenen arteriellen Gefäße, um gegebenenfalls einen auf dem Schnitt getroffenen Blutpfropf nicht zu übersehen. Das an den Infarkt angrenzende lufthaltige Lungenparenchym zeigt die an Hand des vorhergehenden Präparates besprochenen Zeichen der chronischen Stauung. Die Pleura über dem Infarkt kann von einem zarten, frischen Fibrinbelag bedeckt sein (Infarktpleuritis).

Handelt es sich um einen etwas älteren Infarkt, so ist an seiner Grenze zum lufthaltigen Lungengewebe eine schmale Zone von Granulationsgewebe festzustellen, das im Begriff ist, den Infarkt abzubauen.

Wenn der den Infarkt verursachende Embolus mit Bakterien beladen ist, so kommt es zu einer Vereiterung des Infarktes (s. auch S. 119).

Blutaspiration (*H.-E.*)

Manchmal gelangen mit der Atemluft größere Blutmengen in die Alveolarlichtung, so daß histologisch ein Bild entsteht, das bis zu einem gewissen Grade dem des hämorrhagischen Infarktes gleicht. Niemals ist aber bei der Blutaspiration ein scharf abgegrenzter Bezirk von der Blutfüllung betroffen, sondern stets sind nur einzelne Alveolen von den roten Blutkörperchen ausgefüllt (Abb. 78 b). Benachbarte Alveolen erscheinen entweder frei von Blut oder enthalten Blut und Luftblasen gemischt. Außerdem kann man in den Bronchiallichtungen ebenfalls Blut mit Schleim und Luft gemischt antreffen.

Lungenentzündung *(Pneumonie)*. Die verschiedenen Formen der Lungenentzündung unterscheiden sich nicht nur durch die Erreger, die sie hervorrufen, sondern auch durch ihre Ausbreitung, die Zusammensetzung des entzündlichen Exsudates, den Ort, an dem es abgesetzt wird und den schließlichen Ausgang. Aus der Fülle dieser Möglichkeiten sind im folgenden nur einzelne, besonders kennzeichnende und klinisch wichtige Zustandsbilder durch histologische Präparate belegt. Wir werden zunächst diejenigen Entzündungen untersuchen, bei denen das Exsudat in die Alveolarlichtungen abgesetzt wird und dann ein Beispiel einer interstitiellen Entzündungsform kennen lernen. Die erstgenannte Form der Lungenentzündung studiert man am besten an der croupösen Pneumonie.

Croupöse Pneumonie. Die croupöse Pneumonie wird in der Regel durch den Pneumococcus hervorgerufen und befällt auf einmal ein großes Lungengebiet oder überhaupt einen ganzen Lungenlappen, daher auch die Bezeichnung „Lobärpneumonie". Dabei sind alle Alveolen des betroffenen Gebietes gleichmäßig von entzündlichem Exsudat erfüllt und dementsprechend luftleer. Die makroskopische Beschaffenheit des Lungengewebes wird dadurch bis zu einem gewissen Grade dem der Leber ähnlich, so daß man von einer *Hepatisation* spricht. Die histologischen Präparate aus einem solchen hepatisierten Lungengebiet werden immer eine

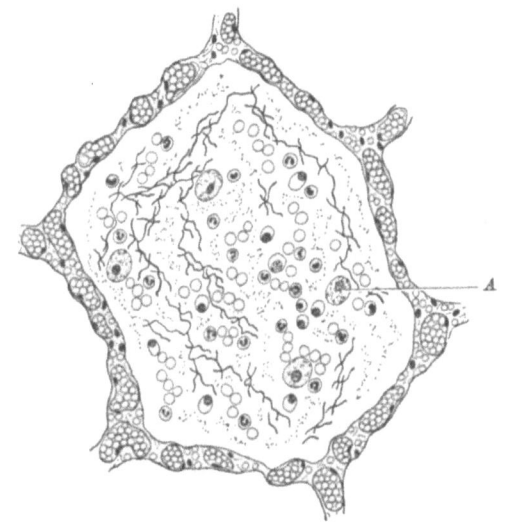

Abb. 79. Pneumonie. Stadium der roten Anschoppung. *A* abgeschilferte Alveolarepithelien

gewisse Eintönigkeit zeigen, da alle Alveolen von einem gleichartigen Exsudat erfüllt sind. Die Zusammensetzung des Exsudates wird allerdings wechseln, je nachdem, welches Stadium im Ablauf der croupösen Pneumonie wir untersuchen.

Die Erkrankung beginnt mit der Absonderung einer eiweißreichen (entzündlich-ödematösen) Flüssigkeit, in der sich die eingedrungenen Pneumokokken schlagartig vermehren. Sie enthält auch einige Fibrinfäden und spärliche Leukocyten sowie einige aus den stark blutgefüllten Capillaren in die Alveolarlichtung ausgetretene Erythrocyten (Abb. 79). Der Pathologe bekommt dieses *Stadium der roten Anschoppung* nur selten zu Gesicht, da die Kranken dieses Stadium in der Regel überleben.

Lobärpneumonie im Stadium der gelben Hepatisation (H.-E.)

Sehr bald wandern aus den Capillaren reichlich Leukocyten in das Exsudat aus, welche dann die Alveolen prall erfüllen (Abb. 80a). Hier und dort erkennt man in der Nähe der Alveolarsepten abgeschilferte Alveolarepithelien an ihren großen abgerundeten Zellkernen. Da die Leukocyten sehr bald verfetten und zerfallen, erhalten die Lungen einen gewissen gelblichen Farbton.

Lobärpneumonie im Stadium der grauen Hepatisation
(H.-E.; Fibrinfärbung)

In späteren Stadien tritt mit dem zunehmenden Zerfall der Leukocyten das Fibrinnetz mehr in den Vordergrund, in dessen

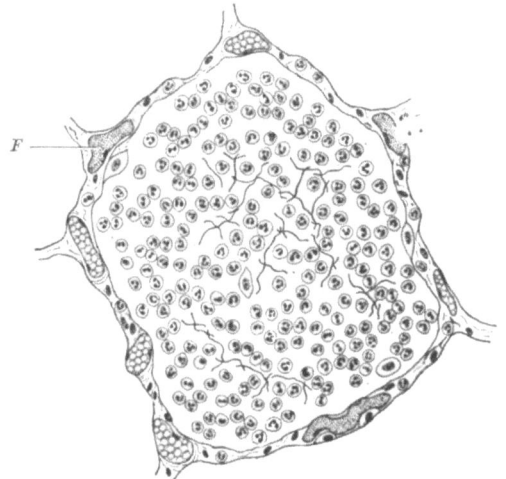

Abb. 80a u. b. Pneumonie. a gelbe Hepatisation. *F* Fibrinthromben

Maschen noch Leukocyten eingelagert sind (Abb. 80b). Die miteinander verfilzten Fibrinfäden bilden einen locker der Alveolarwand aufliegenden Pfropf, der dieser ganzen Pneumonieform eben das Beiwort ,,croupös" eingetragen hat (über den Unterschied zwischen croupöser und diphtherischer Entzündung s. auch S. 97). Durch das Überwiegen des Fibrins erhält die Lunge eine mehr und mehr graue Farbe, so daß eine zunächst *graugelbe* Hepatisation später in eine *graue* Hepatisation übergeht.

Durch besondere Färbungen kann man das Fibringerüst deutlich hervortreten lassen, wie z.B. durch die *Weigertsche Fibrinfärbung* oder die *Trichromfärbung* nach MASSON. Dann erkennt man, daß von dem Fibrinpfropf einer Lungenalveole zu dem der benachbarten Alveole feine Verbindungsfäden die Alveolarsepten durchsetzen. Sie benützen dabei vorgebildete Öffnungen, die sogenannten Kohnschen Porenkanäle.

Auch makroskopisch sind die Fibrinpröpfe als kleinste, über die Schnittlinie vorragende Körnchen zu sehen; sie lassen sich auch mit dem Messer abstreifen und bleiben an der Messerschneide hängen.

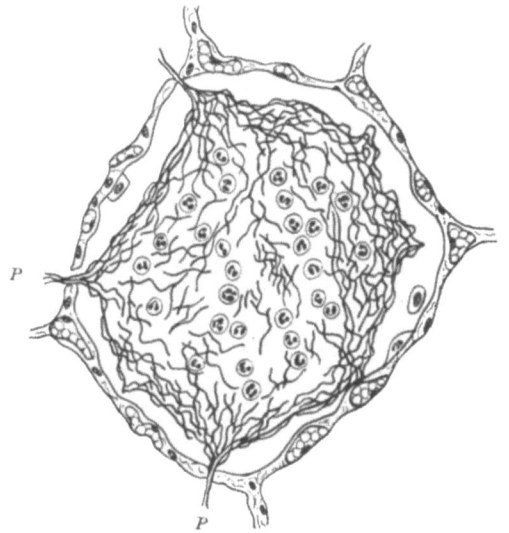

Abb. 80b. graue Hepatisation; P Fibrinfäden, welche in den Porenkanälen die Alveolarwand durchsetzen

Bei günstigem Verlauf der Pneumonie wird der in den Alveolen sitzende Fibrinpfropf teils humoral, teils auch durch die Wirkung der Alveolarepithelien aufgelöst, verflüssigt und resorbiert, so daß Luft wieder in die Alveolen eindringen kann. Eine vollkommene restitutio ad integrum tritt ein.

Chronische Pneumonie (*H.-E.*)

Manchmal tritt aber diese Auflösung und Verflüssigung des Fibrins nicht ein, so daß es in den Alveolen liegenbleibt; dann wird es durch einen Vorgang weggeschafft, den wir in grundsätzlich gleicher Form schon bei der Organisation des Fibrins im Rahmen der Perikarditis (s. S. 24) und der Organisation des Thrombus

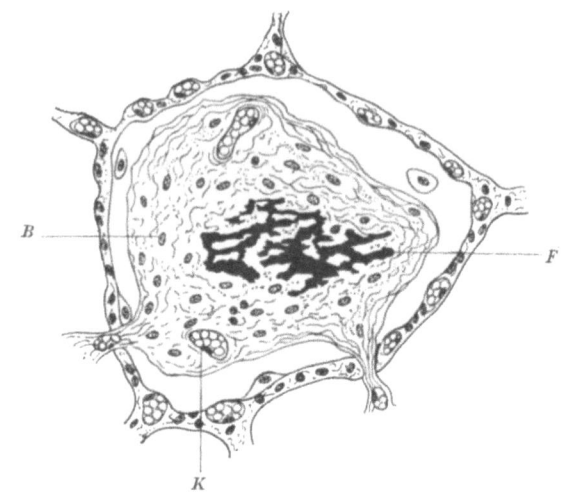

Abb. 81. Indurativpneumonie. *F* Reste fibrinösen Exsudates; *B* eingesproßte Bindegewebszellen und Capillaren (*K*)

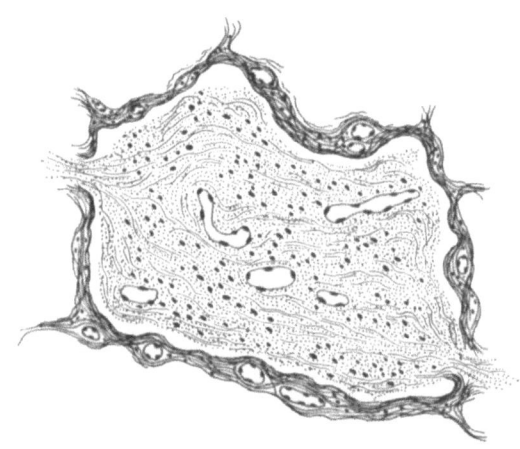

Abb. 82. Indurativ-Pneumonie. Die Lungenalveolen von faserbildenden Zellen und eingesproßten Gefäßen ausgefüllt

(s. S. 41) kennengelernt haben. In der Lunge kommt es dadurch zum Bild der Induration (Indurativpneumonie).

In einem Schnitt von einer solchen Indurativpneumonie erweist sich die Lunge schon bei schwacher Vergrößerung als völlig luftleer, da alle Alveolarlichtungen von Inhalt erfüllt sind. Da wir gewöhnlich verschiedene Stadien des Vorganges in ein und demselben Schnitt zu sehen bekommen, können wir uns den Ablauf der Veränderung rekonstruieren. In manchen Alveolen erkennen wir mit starker Vergrößerung noch diejenige Beschaffenheit der Pfröpfe, wie wir sie an Hand des vorigen Schnittes besprochen haben: Sie bestehen aus Fibrin und Leukocyten. In anderen sehen wir aber, daß neue zellige Elemente hinzugekommen sind (Abb. 81). Zwischen den Fibrinfäden liegen länglich-spindelige Zellen mit ovalem, bläschenförmigen Kern, die nicht Exsudatzellen sein können, sondern eingewanderte mobile Bindegewebszellen (Fibroblasten) darstellen. Außerdem treffen wir im Bereich der früheren Alveolarlichtung blutgefüllte Capillaren an; sie sind von der Alveolarwand her eingesproßt, die von Leukocyten infiltriert und verdickt erscheint. Unter dem Einfluß dieses organisierenden Granulationsgewebes schwindet das Exsudatfibrin mehr und mehr, bis es in manchen Alveolen überhaupt nicht mehr nachweisbar ist. Hier ist dann von dem eingesproßten Gewebe eine bindegewebige Faserbildung ausgegangen, so daß schließlich die Alveolarlichtung statt von einem Exsudatpfropf durch Bindegewebe und Gefäße verschlossen ist (Abb. 82). Solche Alveolen werden nie wieder lufthaltig, so daß also dieser Ausgang der Pneumonie durchaus ungünstig zu beurteilen ist. Dazu kommt noch, daß die neugebildeten kollagenen Fasern eine Neigung zur Schrumpfung besitzen, so daß die betreffenden Lungenabschnitte schließlich narbig verhärten. Der damit verbundene Ausfall an Gefäßen stellt eine Belastung des rechten Herzens dar, die unter Umständen zu Herzinsuffizienz und Tod führen kann.

Dieselbe Organisation eines Exsudates kann sich auch in den Bronchien nach einer fibrinösen Entzündung abspielen; sie werden schließlich durch den Bindegewebspfropf verschlossen *(Bronchitis und Bronchiolitis obliterans)*.

Lobulärpneumonie (*H.-E.*)

Die Entzündung der Lunge geht bei dieser Pneumonieform von den Bronchien bzw. einer Bronchitis aus; Lobulärpneumonie wird sie genannt, weil dabei — zum Unterschied von der lobären, croupösen Pneumonie — nur kleinere Abschnitte der Lunge, also Lobuli, befallen werden.

Bei Betrachtung eines Schnittes mit der Lupenvergrößerung ist dieses Verhalten sehr deutlich (Abb. 83). Wir finden lufthaltige Gebiete im Lungengewebe und knapp daneben Gruppen mit Exsudat gefüllter Alveolen. Ein weiterer Unterschied gegenüber der lobären Pneumonie ist der, daß das Exsudat in den Alveolarlichtungen bald zellreich, bald zellarm erscheint, so daß also das

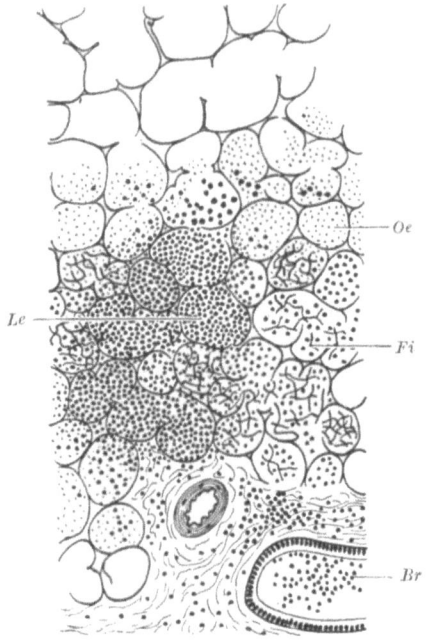

Abb. 83. Lobulärpneumonie. *Br* Bronchitis; in den Alveolen vorwiegend Leukocyten (*Le*) oder fibrinöses (*Fi*) Exsudat oder entzündliches Ödem (*Oe*)

Bild gegenüber der eintönigen Lobärpneumonie geradezu ein buntes ist. Weiterhin sind die Bronchien zumeist von Leukocyten dicht erfüllt. Das Bronchialepithel ist dabei oft abgeschilfert, die Schleimhaut enthält stark blutgefüllte Capillaren und ist dicht zellig infiltriert. Es besteht also eine Bronchitis, von der die Pneumonie ja ausgegangen ist.

Wir suchen uns nun ein Gebiet auf, in dem die Alveolen von reichlichen Zellen erfüllt sind, und betrachten es mit stärkerer Vergrößerung. Dabei können wir feststellen, daß in der Lichtung

Pneumonie

fast ausschließlich Leukocyten gelegen sind; Fibrin ist nur in geringer Menge vorhanden. Verschieben wir das Präparat von dieser Stelle gegen die lufthaltigen Abschnitte zu, so sehen wir, daß das Exsudat zellärmer wird, vielleicht einige Fibrinfäden oder Erythrocyten enthält und schließlich in eine Zone übergeht, in der wir nur mehr eiweißreiche Ödemflüssigkeit mit desquamierten Alveolarepithelien antreffen. Um den lobulär pneumonischen Herd hat sich also eine Zone entzündlichen Ödems gelegt.

Peribronchiale Pneumonie (bei Masern) (*H.-E.*)

Während man bei der Bronchopneumonie annimmt, daß die Entzündung in der Lichtung fortschreitend (endobronchial) auf die Alveolen übergreift, gibt es Pneumonieformen, bei denen von den entzündeten Bronchien aus

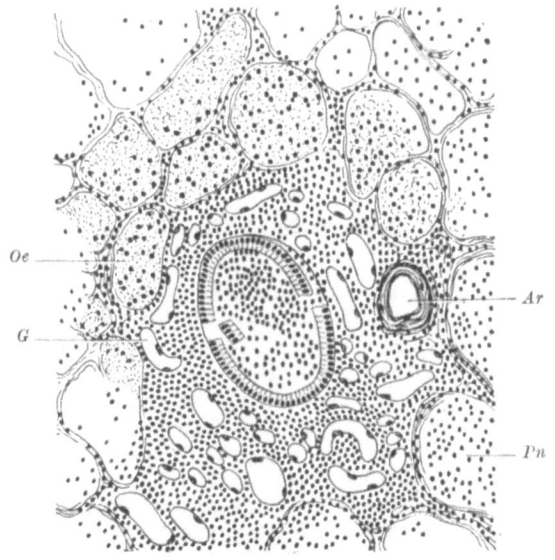

Abb. 84. Peribronchiale Pneumonie. *Ar* Arterie; *G* capillare Gefäße in der Bronchialwand (aus Gründen der Übersicht blutleer gezeichnet); von pneumonischem Exsudat (*Pn*) oder Ödem (*Oe*) erfüllte Alveolen

zunächst das den Bronchus umgebende Bindegewebe (Peribronchitis) und dann die anliegenden Lungenalveolen und Septen ergriffen werden (peribronchiale Pneumonie). Sie tritt besonders bei Masern und Keuchhusten auf.

Bei Betrachtung des Schnittes mit freiem Auge erkennen wir durch Zellansammlung bedingte bläuliche Herde. Mit der schwachen Vergrößerung (Abb. 84) sieht man in der Mitte eines solchen Herdes fast immer einen kleinen Bronchus, dessen Lichtung von Exsudatzellen erfüllt ist; nur bei ungünstiger Schnittführung vermissen wir ihn. Mit der starken Vergrößerung gehen wir vom Zentrum eines derartigen Herdes aus und durchmustern ihn bis in seine lufthaltige Umgebung. Die Bronchiallichtung im Zentrum ist dicht von Leukocyten erfüllt, die zusammen mit Lymphocyten auch die Bronchialwand und das ihr anliegende lockere Bindegewebe durchsetzen (Peribronchitis bzw. Peribronchiolitis). Die hier gelegenen Gefäße sind stark erweitert und blutgefüllt. Vom peribronchialen Gewebe aus ergießt sich die entzündliche Infiltration zunächst in die dem Bronchus anliegenden Alveolarsepten (interstitielle Entzündung), die dadurch verdickt erscheinen, während die Alveolarlichtungen eher eng sind. Auch auf sie kann die Entzündung übergreifen: Sie sind dann von leukocytärem Exsudat und Fibrin erfüllt (peribronchiale Pneumonie). Je weiter wir uns vom Bronchus entfernen, um so spärlicher wird das Exsudat in Alveolarsepten und Lichtungen; wir gelangen in ödematöses und schließlich lufthaltiges Lungenparenchym.

Lungenabsceß (H.-E.)

Die Eitererreger, die in der Lunge zu Absceßbildung führen, gelangen in das Organ entweder auf dem Luft- oder auf dem Blutwege.

Auf dem *Luftwege* eingeschleppte Bakterien finden wir meist im Rahmen einer der oben besprochenen Pneumonieformen. Sie führen dann inmitten eines pneumonisch veränderten Gebietes zu einer Vereiterung, wobei gewöhnlich ein kleiner Bronchus der Ausgangspunkt des ganzen Prozesses ist. Zuerst schmilzt seine Wand ein, dann folgen die anliegenden Alveolen nach, so daß durch den Gewebszerfall inmitten eines größeren pneumonischen Herdes ein Absceß entsteht (abscedierende Pneumonie).

Gelangen die Bakterien auf dem *Blutwege* in die Lungen, z.B. bei einer Pyämie (s. auch Herzmuskel- und Nierenabscesse), so entsteht in dem sonst unveränderten Lungengewebe eine herdförmige Entzündung, die schnell in Gewebszerfall bzw. Absceßbildung übergeht. Da jede Entzündung in der Lunge aber die Form einer Pneumonie annimmt, werden auch diese Abscesse immer mehr oder minder unter dem histologischen Bild einer Pneumonie verlaufen.

Bei Lupenvergrößerung erkennen wir im Schnitt einen oder mehrere rundliche Herde, die aus dicht gelagerten Zellen bestehen. Nur in den Randanteilen ist die alveoläre Struktur gut sichtbar, im Zentrum fehlt sie. Hier liegen inmitten der Zellen stark blau färbbare Klumpen, die wir schon in früheren Präparaten als Bakterienhaufen kennengelernt haben. Von einem solchen Haufen, der uns das Zentrum des Abscesses anzeigt, gehen wir mit der starken Vergrößerung gegen den Absceßrand zu vor. Um den Bakterienhaufen liegen zunächst in ihrer Färbbarkeit infolge der Giftwirkung beeinträchtigte bzw. zugrunde gehende Zellen. Dann folgen dicht aneinanderliegende Leukocyten (Eiterzellen); wir befinden uns im Bereich der Absceßhöhle, die durch Einschmelzung der Alveolarwände entstanden ist. Aus größeren Abscessen kann allerdings der Absceßeiter beim Einschneiden mehr oder minder ausgeronnen sein, so daß dann ein anscheinend leerer bzw. nur von wenigen Eiterzellen erfüllter Hohlraum im Schnitt vorliegt. Die erste Spur des Alveolargerüstes treffen wir in der Umhüllung des Abscesses an. Die Alveolarlichtungen erscheinen hier zwar eng, gleichsam durch den Druck des Abscesses zusammengepreßt, lassen aber doch noch einen Inhalt aus Fibrin und Leukocyten erkennen. Auch in den Septen schreitet die Entzündung in Form einer interstitiellen Pneumonie fort (s. unten). In der weiteren Umgebung sind die Alveolen hauptsächlich von Blut und Ödemflüssigkeit erfüllt (hämorrhagische Randzone) und schließlich lufthaltig.

Haben wir uns so einen Überblick über den Bau des Lungenabscesses verschafft, dann werfen wir noch mit den schwächeren Vergrößerungen einen Blick auf seine weitere Umgebung. Liegt er unter der *Pleura,* so ist diese gewöhnlich ebenfalls entzündet, d.h. sie ist von fibrinös-eitrigen Membranen bedeckt (Pleuritis). Weiter müssen wir unser Augenmerk auf die *arteriellen Gefäße* richten, denn größere Abscesse entstehen oft durch Verschluß eines arteriellen Gefäßastes mit einem bakterienhaltigen Embolus, den wir dann noch in der Lichtung nachweisen können. Dieser hat zunächst durch Kreislaufstörung zu einem Infarkt geführt, welcher anschließend infolge der Bakterienwirkung vereiterte (vereiterter bzw. septischer Infarkt).

Interstitielle Pneumonie. Bei den bisher besprochenen Formen der Lungenentzündung lag das Hauptgewicht auf dem Verhalten des Exsudates in der Alveolarlichtung, doch wurde schon mehrfach (s. S. 117) angedeutet, daß sich daneben auch entzündliche Veränderungen in den Septen — seien sie nun Alveolarsepten oder Interlobulärsepten — als interstitielle Entzündung bzw. interstitielle Pneumonie abspielen. Diese Form der Pneumonie kann, wenn sie länger andauert, zu einer Verdickung der Alveolarsepten durch lymphocytäre Infiltrate und Faserbildung führen. Schließlich überwiegt dann die letztere, so daß das Bild der *interstitiellen Lungenfibrose* entsteht. Herdweise kann man eine solche interstitielle Fibrose um alle länger dauernden herdförmigen Entzündungen, wie Abscesse, vereiterte Infarkte usw., antreffen.

Interstitielle Pneumocystis-Pneumonie
(H.-E.; PAS-Hämatoxylin)

Eine besondere Form einer von Anfang an rein interstitiell ablaufenden Entzündung stellt die Pneumocystis-Pneumonie dar. Sie befällt Säuglinge

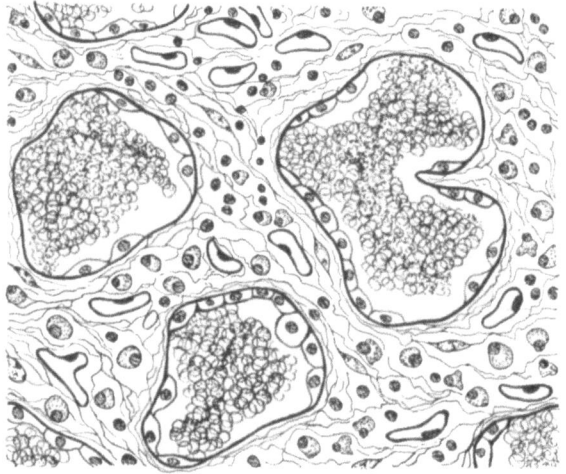

Abb. 85. Interstitielle (Pneumocystis-) Pneumonie. Die Alveolen von den bläschenförmigen Parasiten prall gefüllt, im Zwischengewebe reichlich Plasmazellen, Alveolarepithelien vergrößert

vorwiegend in den ersten 3 Lebensmonaten und führt in etwa einem Drittel aller Fälle zum Tode. Ihren Namen hat sie nach einem Parasiten erhalten, dem Pneumocystis Carinii, mit dem die Alveolen prall gefüllt sind. Es handelt sich um Bläschen, etwa von der Größe roter Blutkörperchen, die in dichten Massen zusammenliegen und so ein schaumig-wabiges Exsudat in den Alveolen vortäuschen. Dank ihres Reichtums an Mucopolysacchariden lassen sich die Parasiten mit der PAS-Färbung (*Perjodic-Acid-Schiff*) in leuchtend roter Farbe darstellen.

Mit schwacher Vergrößerung hat man zunächst Schwierigkeiten, das Organ überhaupt als Lunge zu erkennen. Die Alveolarsepten sind nämlich stark verbreitet, so daß sie ein grobes Netzwerk bilden, dessen Lücken den Alveolen entsprechen. Diese erscheinen nur als rundliche oder längliche Fleckchen, die von einer rosaroten (H.-E.) oder hellroten (PAS) Masse erfüllt sind. Erst bei starker Vergrößerung erkennt man die kennzeichnende schaumige Struktur dieser Massen (Abb. 85). Die Alveolarepithelien sind vielfach noch erhalten und geschwollen, so daß sie manchmal eine zusammenhängende Auskleidung der Alveolen zu bilden scheinen. Unter den in den verbreiterten Alveolarsepten liegenden Zellen sind die Histiocyten an ihren großen, ovalen, mäßig chromatinreichen Kernen zu erkennen. Besonders bemerkenswert sind die reichlich vorhandenen Plasmazellen und Lymphocyten, so daß man diese Form der Lungenentzündung früher als interstitielle plasmocytäre Pneumonie bezeichnet hat.

VIII. Milz

Bei der Beurteilung von pathologischen Veränderungen der Milz ist es wichtig, ihren normalen Gewebsbau nicht aus den Augen zu verlieren (Abb. 86). An der Oberfläche finden wir das Organ abgeschlossen von einer fibrösen Kapsel, von der sich die Pfeiler eines Stützgerüstes, die Trabekel, in das Innere erstrecken. Nicht immer sind sie im Längsschnitt getroffen: Begegnen wir quergeschnittenen Trabekeln, so haben wir ein rundliches, solides, aus Bindegewebsfasern bestehendes Gebilde vor uns. In der Pulpa fallen vor allem die rundlichen Ansammlungen lymphatischen Gewebes mit ihren Keimzentren auf, die von kleinen Arterienästen durchbohrt werden (Malpighische Körperchen). Der übrige Raum wird von den Milzsinus und den ihre Zwischenräume ausfüllenden zelligen Pulpasträngen eingenommen. Nach dem Tode verlieren gerade die Zellen der Sinus und der Pulpastränge leicht ihren Zusammenhang, so daß eine genaue Unterscheidung unmöglich werden kann.

Hämosiderose der Milz

(Hämatoxylin; Berlinerblau-Reaktion-Kernechtrot)

Zur Hämosiderose der Milz kommt es unter denselben Umständen wie zur Hämosiderose der Leber, also hauptsächlich bei starkem Blutabbau, wobei aus dem Hämoglobin intracellulär Hämosiderin entsteht. Da es sich um die Untersuchung des uns schon aus früheren Präparaten bekannten Pigmentes handelt, benützen wir wiederum am besten bloß mit *Hämatoxylin* oder *Kernechtrot* gefärbte Schnitte.

Wir erkennen bei der schwachen Vergrößerung, daß in zahlreichen Zellen grobe, gelbe Schollen von verschiedener Größe eingelagert sind. Bei starker Vergrößerung kann man oft noch die

Milz

Zellgestalt beurteilen, besonders dann, wenn eine solche Zelle nicht durch massige Hämosiderineinlagerungen gewissermaßen aufgetrieben und abgerundet ist (Abb. 87, oben rechts), sondern bei geringeren Einlagerungen noch ihre ursprüngliche Form bewahrt

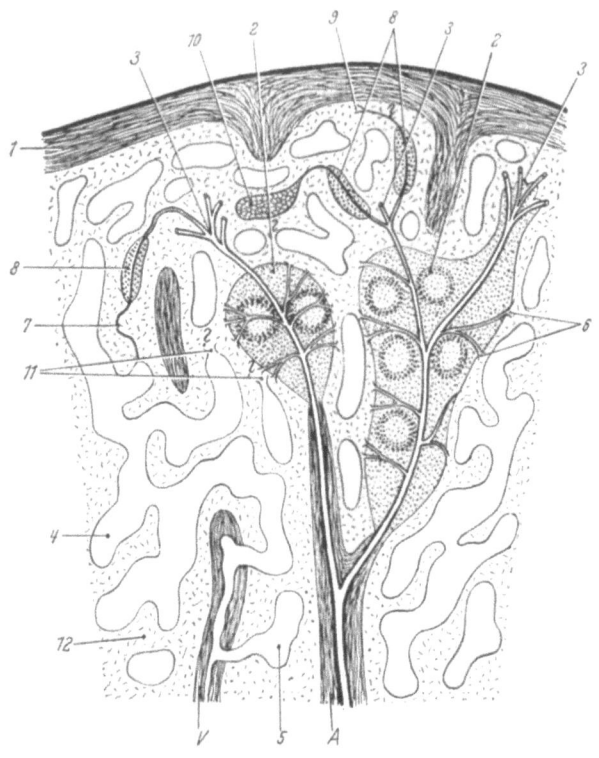

Abb. 86. Schema der Milz (aus PETERSEN, Grundriß der Histologie). *1* Kapsel; *2* Malpighisches Körperchen mit Zentralarterie; *3* Pinselarterie; *4* venöse Sinus; *5* Sinus in eine Balkenvene einmündend; *6* Ausmündung der Capillaren des Malpighischen Körperchens in das Pulpareticulum; *7* Capillare in Sinus mündend; *8* Hülsencapillare; *12* Pulpareticulum; *A* Balkenarterie; *V* Balkenvene

hat (Abb. 87, links unten). Gerade dann wird deutlich, daß solche Zellen eine lange, spindelige oder sternförmige Gestalt aufweisen, also den Reticulumzellen der Pulpastränge entsprechen.

Besonders klar geht natürlich die Verteilung des Hämosiderins hervor aus Schnitten, an denen die *Berlinerblau-Reaktion* angestellt wurde. Die blau gefärbten Hämosiderinkörnchen finden sich dann schon bei Lupenvergrößerung in der Umgebung der Trabekel dichter gelagert, während sie in den Malpighischen Körperchen ganz fehlen. *Malaria-Melanin* (s. S. 51) weist grundsätzlich dieselbe Lokalisation in der Milz wie das Hämosiderin auf. Makroskopisch verleiht es dem Organ eine sehr kennzeichnende rauchgraue Farbe.

Amyloidose der Milz. Amyloid lagert sich in der Milz sowohl um die Gefäße wie um die Reticulumfasern der Pulpastränge und Follikel ab. Je nachdem, welche Ablagerungsart bevorzugt ist, unterscheiden wir eine Follikelamyloidose (Sagomilz) und eine Pulpaamyloidose (Schinkenmilz).

Sagomilz

(H.-E.; Hämatoxylin-Kongorot; Methylviolett)

Bei Lupenvergrößerung erscheint in einem *H.-E.*-Schnitt die Milzpulpa von zahlreichen rundlichen Herden durchsetzt, die sich durch ihre fast homogene Beschaffenheit und Zellarmut vom übrigen Gewebe deutlich abheben (Abb. 88). Die manchmal in solchen Herden sichtbaren Arterien machen klar, daß es sich um Follikel handelt, die durch Amyloid verändert sind. Sie gleichen bei makroskopischer Betrachtung in die Pulpa eingelagerten Sagokörnern; daher der Name Sagomilz. Mit starker Vergrößerung kann man in den amyloiden Massen doch noch Strukturen erkennen, aus denen sich der Hergang der Amyloidablagerung erschließen läßt. Am Rand oder überhaupt an Stellen, an denen noch wenig Amyloid liegt, sehen wir ovale, bläschenförmige Kerne der Reticulumzellen und gewöhnlich ihnen anliegend einige Lymphocyten. Das ist alles, was vom lymphoretikulären Gewebe der Malpighischen Körperchen übriggeblieben ist: Das Amyloid hat sich nämlich an den Fasern des Reticulums abgelagert und dabei die von den Lymphocyten vorher innegehabten Räume eingeengt. Bei weiter vorgeschrittener Amyloidablagerung ist die Einengung der von den Reticulumfasern umschlossenen Räume so weit gediehen, daß sie nur mehr als Spalten zu erkennen sind, in denen die Reticulumzellen selbst

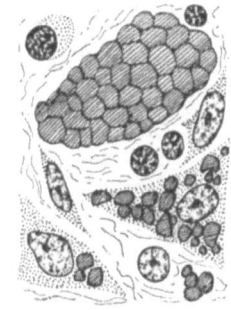

Abb. 87. Hämosiderose der Milz. Mit Hämosiderinschollen verschieden stark beladene Reticulumzellen

Milz

liegen. Schließlich können auch diese verschwinden, so daß nur eine homogene, von kernlosen Spalten durchzogene amyloide Masse übrigbleibt. Merkwürdig ist, daß oft um die Zentralarterie und ganz in der Peripherie des Follikels Reste des lymphoretikulären Gewebes verhältnismäßig lange erhalten bleiben. Meist findet sich auch in der Arterienwand Amyloid abgelagert. Durch Anwendung von *Kongorot-* und *Methylviolettfärbung* können wir die Amyloidablagerung besonders deutlich hervortreten lassen.

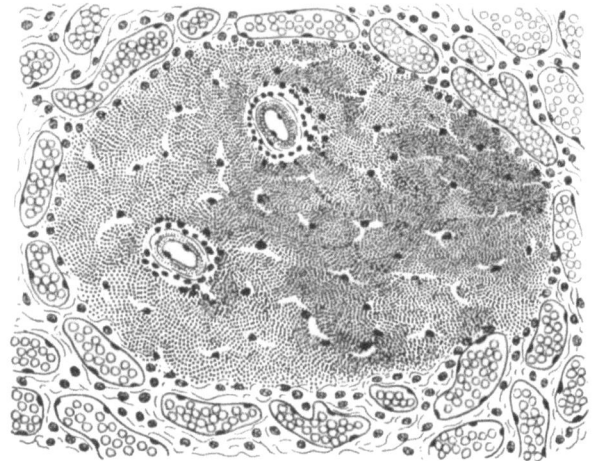

Abb. 88. Sagomilz. Amyloider Follikel mit zwei Arterienquerschnitten

Schinkenmilz

(H.-E.; Hämatoxylin-Kongorot; Methylviolett)

Bei schwacher Vergrößerung gleicht das Bild ziemlich weitgehend dem normalen. Die Follikel sind zwar klein, aber die Pulpastränge lassen sich deutlich, man könnte fast sagen, zu deutlich abgrenzen. Erst bei stärkerer Vergrößerung erkennt man, daß diese deutliche Zeichnung der Sinus- und Pulpastränge darauf zurückgeht, daß hier Amyloid an Fasern und Grundhäutchen abgelagert ist (Abb. 5 auf Tafel 2). Die Sinus sind daher statt von einer sonst kaum sichtbaren Membran jetzt von einem mehr oder minder breiten, homogenen, roten Streifen aus Amyloid umsäumt. An ihm setzen amyloide Stränge an, die der Ablagerung von Amyloid an

Amyloidose. Infarkt. Zuckerguß

Fasern des Pulpareticulums entsprechen. Dadurch wird auch der normalerweise von den verschiedenen Zellen in den Pulpasträngen innegehabte Raum immer mehr eingeengt. Die gleichmäßige Ausbreitung des Amyloid über die Milzpulpa verleiht ihr eine gewisse Ähnlichkeit mit geräuchertem Schinken; daher der Name Schinkenmilz.

Nicht immer lassen sich die beiden Formen der Milzamyloidose so scharf trennen: Einerseits kann bei der Sagomilz die Pulpa in geringem Umfang mitbetroffen sein, andererseits findet man auch in der Schinkenmilz recht häufig eine allerdings geringe Amyloidablagerung in den Follikeln, und zwar hauptsächlich im Follikelzentrum sowie an der äußersten Peripherie der Follikel.

Um die Amyloidablagerung besonders deutlich zur Darstellung zu bringen, verwenden wir wiederum die besonderen Färbungen mit *Kongorot* und *Methylviolett* (s. S. 55).

Anämischer Milzinfarkt (*H.-E.*)

Der anämische Milzinfarkt entsteht bei Verschluß eines Arterienastes, was so gut wie immer durch einen Embolus geschieht. Die Gewebsveränderungen gleichen in den Grundzügen denjenigen beim Herz- und Niereninfarkt (s. S. 26, 74).

Bei Lupenvergrößerung erkennt man schon den Infarkt als ein blaßrosa gefärbtes, manchmal ausgesprochen keilförmiges Gebiet, das von einem blauen Saum umgeben ist. Bei schwacher Vergrößerung zeigt sich, daß in seinem nekrotischen Zentrum die Kernfärbung so gut wie überall fehlt; nur hier und da sind bröckelig zerfallende und kleine, verdichtete (pyknotische) Zellkerne zu sehen. Dabei bleibt der Milzbau mit seinen Trabekeln, Follikeln und Pulpaanteilen, wenn auch nur schattenhaft, so doch deutlich sichtbar. In den Randbezirken treffen wir auf eine aus Leukocyten bestehende Zone und schließlich auf ein Gebiet, in dem die Capillaren erweitert sind und Blutaustritte vorliegen (hämorrhagische Randzone). Nicht immer und überall sind aber beide Zonen deutlich ausgebildet.

Zuckergußmilz (*H.-E.*)

Als Hyalin bezeichnet man ganz allgemein eine mit Eosin stark rot färbbare strukturlose (homogene) Masse. Beim *bindegewebigen* Hyalin handelt es sich um einen Eiweißkörper, der sich um und zwischen die kollagenen Fasern einlagert und sie so vollkommen überdeckt. Manchmal liegen aber Massen, die sich färberisch ebenso verhalten wie das bindegewebige Hyalin im Cytoplasma von Epithelien (*epitheliales* Hyalin), z. B. in den Tubulusepithelien der Niere als hyalin-tropfige Eiweißspeicherung (s. S. 85) oder in Plasmazellen als Russellsche Körperchen (s. S. 137). Wir lernen das bindegewebige Hyalin im Rahmen der Verdickung der Milzkapsel kennen, die ihr eine gewisse Ähnlichkeit mit einem Zuckerguß verleiht, begegnen ihm aber auch bei der Arteriolosklerose (s. S. 76), in Lymphdrüsen (s. S. 178) und in Fibromen (s. S. 217).

Schon bei Lupenvergrößerung sehen wir, daß die Milzkapsel gegenüber der Norm um ein Vielfaches verdickt erscheint. Das wird besonders dann deutlich, wenn neben den verdickten Abschnitten noch normale Kapselanteile im Schnitt enthalten sind. Das Serosaepithel überkleidet beide Teile vollkommen gleichmäßig. Bei starker Vergrößerung erkennen wir, daß die Verdickung aus groben, einander durchflechtenden Bindegewebszügen besteht, zwischen denen Bindegewebszellen eingelagert sind. Dieses Gewebe zeigt aber nicht die feinwellige Faserstruktur des lockeren Bindegewebes, sondern ist gleichmäßig stark rot gefärbt und mehr oder minder homogen. Hier handelt es sich um die Einlagerung eines die kollagenen Fasern überdeckenden Eiweißstoffes in das Kapselgewebe.

IX. Zentralnervensystem

Gehirn. Schon an den üblichen H.-E.-Schnitten durch die Hirnrinde können wir verschiedene Zellformen unterscheiden, wobei wir uns allerdings hauptsächlich auf das Verhalten der Zellkerne stützen müssen (Abb. 89).

1. Die *Ganglienzellen* sind ausgezeichnet durch einen großen Kern, der wegen seiner Chromatinarmut geradezu als leere Blase erscheint, welche nur ein großes Kernkörperchen enthält. Manchmal kann man noch die Form des Cytoplasmaleibes erkennen, der je nach der untersuchten Zellschicht dreieckige, spindelige oder vielgestaltige Formen aufweist und dunkler färbbare Schollen (sogenannte Nissl-Schollen) und gegebenenfalls bräunliche Pigmentkörnchen enthält.

2. Große, ovale Kerne, die fast an die Kerne von Fibroblasten erinnern, mit einem feinkörnigen, regelmäßig verteilten Chromatingerüst besitzen die großen, faserbildenden Gliazellen,

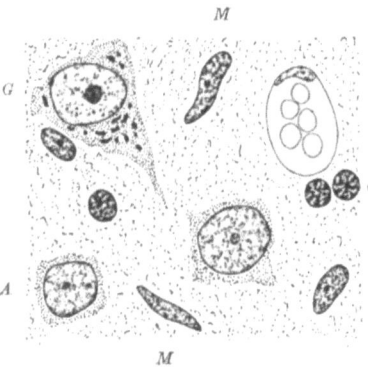

Abb. 89. Zellen des Zentralnervensystems. *G* Ganglienzelle; *A* Astrocyt; *M* Mikrogliazelle; *C* Capillare; *O* Oligodendrogliazelle

die *Astrocyten*. Um den Kern herum sind meist Anteile ihres Cytoplasmas, aber nicht seine feinen Verzweigungen zu sehen.

3. Manche Zellkerne sind klein, rund und gleichen am ehesten Lymphocytenkernen auch hinsichtlich ihres größeren Chromatingehaltes. Manchmal sieht man um sie herum einen rundlichen, helleren Hof. Hier liegen *Oligodendrogliazellen* vor.

4. Schließlich erkennt man noch schlanke, spindelige, an beiden Enden zugespitzte Kerne, die den *Mikrogliazellen* angehören. Diese besitzen phagocytäre Fähigkeiten.

Eitrige Leptomeningitis (*H.-E.*)

Wir untersuchen einen Schnitt von der Hirnrinde mit ihrem leptomeningealen Überzug. Schon bei der Betrachtung mit freiem

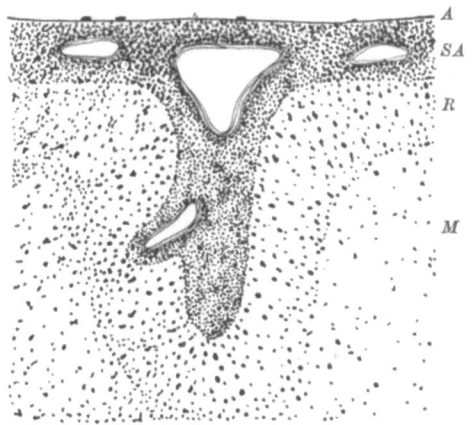

Abb. 90. Eitrige Leptomeningitis und Meningoencephalitis über dem Großhirn. *A* Arachnoidea; *SA* Subarachnoidalraum mit größeren Gefäßen; *R* Hirnrinde; *M* Marksubstanz

Auge erkennen wir die bogig verlaufenden Windungen, die oberflächlich und bis in die Furchen von einem stark blau gefärbten Saum begleitet sind. Bei der Betrachtung mit der schwachen Vergrößerung erweist er sich als der von Zellen dicht erfüllte Subarachnoidalraum, der nach der Oberfläche zu von einem feinen bindegewebigen Häutchen, der Arachnoidea, begrenzt ist (Abb. 90). In diesem Raum verlaufen die ernährenden Gefäße der Hirnrinde, welche unmittelbar an deren Oberfläche in der Pia ein dichtes Gefäßnetz bilden. Um die größeren Gefäße ist manchmal der Zellmantel besonders dicht. Bei stärkerer Vergrößerung erkennen wir, daß die im Subarachnoidalraum liegenden Zellen fast durchwegs polymorphkernige Leukocyten sind; nur hier und da sind die großen, ovalen und chromatinarmen Kerne der ortsständigen Bindegewebszellen zu sehen. Manchmal erstreckt sich die leukocytäre Infiltration entlang der pialen Gefäße eine Strecke weit in die Hirnrinde hinein (Abb. 90, in der Tiefe der Furche links). Dann liegt keine einfache Leptomeningitis, sondern bereits eine *Meningoencephalitis* vor.

Gehirnerweichung
(H.-E.; Hämatoxylin-Sudan; Berlinerblau-Reaktion)

Bei Verschluß eines arteriellen Gefäßastes geht im Bereich seines Versorgungsgebietes das Gewebe des Zentralnervensystems zugrunde. Dabei bleiben die größeren und feineren Gefäße längere Zeit, manchmal sogar dauernd erhalten, während Ganglienzellen, Markscheiden und Glia zerfallen und durch phagocytäre Zellen abgebaut werden. So entsteht das makroskopische Bild einer Verflüssigung bzw. Erweichung.

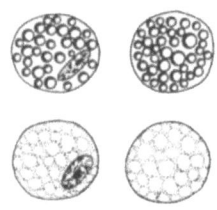

Abb. 91. Fettkörnchenzellen mit erhaltenen Fetttropfen (obere Reihe) und nach Herauslösung derselben („Gitterzellen", untere Reihe)

An einem *H.-E.-Schnitt* von einem solchen nicht ganz frischen Erweichungsherd erkennen wir bei der Lupenvergrößerung, daß in einem unscharf begrenzten Bezirk der normale Aufbau des Hirngewebes fehlt und eine Art Lücke entstanden ist. Sie erklärt sich daraus, daß beim Einschneiden und Weiterbehandeln ein Teil des verflüssigten und im Abbau begriffenen Gehirngewebes ausgelaufen ist. Nehmen wir nun die starke Vergrößerung zu Hilfe, um den Herd, von seinem Zentrum ausgehend, nach seinem Rand hin zu durchmustern. Im Zentrum fallen uns große Zellen auf, die einen runden bis ovalen Kern besitzen. Ihr Cytoplasma ist fast homogen, rötlich oder mehr oder minder von kleinen Hohlräumen durchsetzt, die durch Herauslösung fetthaltiger Substanzen entstanden sind (Abb. 91, untere Reihe). Es handelt sich um Mikrogliazellen, welche die aus dem Zerfall, besonders der Markscheiden, frei gewordenen Lipoide in Form von Tropfen und Körnchen aufgenommen haben. Man nennt sie deshalb *„Fettkörnchenzellen"* oder im Hinblick auf die gitterförmige Beschaffenheit ihres Cytoplasmas nach Herauslösung der Fettkörnchen auch „Gitterzellen". Mehr in den Randanteilen treffen wir auf ganz ähnlich gestaltete Zellen, die aber statt der Fettlücken im Protoplasma gelbbraune hämosiderotische Pigmentkörnchen enthalten (*Pigmentkörnchenzellen*, Abb. 92 d u. e). Sie sind durch Abbau von phagocytierten roten Blutkörperchen entstanden, welche im Bereich der Erweichung aus den Capillaren ausgetreten waren in ähnlicher Weise wie die Herzfehlerzellen (s. Abb. 71, untere Reihe). Manchmal überwiegen sie bei weitem die Fettkörnchenzellen, und zwar besonders dann, wenn es sich um eine mit besonders reichlichen Blutaustritten einhergehende Erweichung gehandelt hat. Sowohl die Fettkörnchenzellen wie die Pigmentkörnchenzellen stammen von Mikrogliazellen oder den adventitiellen Bindegewebszellen der Hirngefäße ab, welche beide phagocytäre Eigenschaften besitzen. Leukocyten nehmen nur in geringer Zahl an dieser phagocytären Abräumtätigkeit teil. Fett- und Pigmentkörnchenzellen finden wir auch in den Saftspalten, die die Gefäße in der unveränderten Hirnsubstanz begleiten. In der Umgebung des Herdes bzw. an seinem Rand läßt sich schon eine Vermehrung des Gliagewebes bzw.

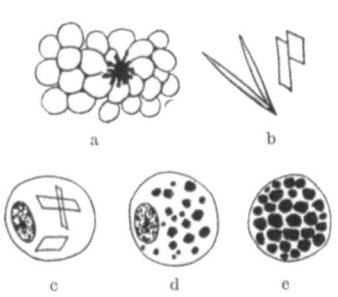

Abb. 92a—e. Einzelheiten aus einer alten Hirnblutung. a ausgelaugte rote Blutkörperchen mit Druse aus Hämatoidinkristallen (schwache Vergrößerung); b einzelne Hämatoidinkristalle (starke Vergrößerung); c phagocytierte Hämatoidinkristalle; d und e Hämosiderinkörnchen in Zellen („Pigmentkörnchenzellen")

der Gliazellen nachweisen als Ausdruck einer in Gang befindlichen gliösen Narbenbildung um den Erweichungsherd, die ihn schließlich ganz ersetzen oder cystisch abkapseln wird.

Wollen wir Fett- und Pigmentkörnchenzellen besonders zur Darstellung bringen, so müssen wir geeignete Färbemethoden anwenden. Die Fettkörnchen werden durch *Sudan* gut gefärbt, so daß die Zellen auf das dichteste mit ihnen beladen erscheinen (Abb. 91, obere Reihe). Es ist bemerkenswert, daß die normalen Markscheiden bei der gewöhnlichen Sudanfärbung den Fettfarbstoff weniger annehmen, wohl aber die aus ihrem Zerfall herstammenden Fetttröpfchen in den Körnchenzellen. Die Lipoide der Markscheiden erfahren nämlich beim Zerfall des Gehirngewebes eine Art chemischer Zersetzung bzw. Änderung, so daß sie mit Sudan färbbar werden.

Zentralnervensystem

Die Pigmentkörnchen stellen wir am besten durch die *Berlinerblau-Reaktion* dar: Sie nehmen dabei eine blaue Farbe an.

Hirnblutung. Im Zentralnervensystem kommt es manchmal zu ausgedehnten Blutaustritten (apoplektische Blutungen), die dem Leben innerhalb kurzer Frist ein Ende bereiten können, wenn sie sich immer weiter in die Hirnsubstanz einwühlen. Ist das aber nicht der Fall, dann kann der Betroffene am Leben bleiben; die Blutung wird mehr und mehr eingedickt und abgekapselt, wobei die roten Blutkörperchen zerfallen.

Frische Hirnblutung (*H.-E.*)

Nur kleinste Blutungen können ganz auf dem histologischen Schnitt enthalten sein. Von größeren Blutungen liegen nur Teile ihres Randes vor. Einen solchen sehen wir nun an. Die Masse der aus den Gefäßen ausgetretenen roten Blutkörperchen grenzt sich unscharf vom Gehirngewebe ab, d.h. es ragen Zungen von Gehirngewebe in die Blutung und Zungen der Blutung in das Gehirngewebe hinein. In der Wand der Blutungshöhle, etwas weiter von der Lichtung entfernt, erkennt man kleinste, rundliche oder ringförmig gestaltete Blutaustritte in die Gehirnsubstanz, die nicht unmittelbar mit der großen zentralen Blutungshöhle zusammenhängen, sondern als Ausdruck der durch sie ausgelösten Kreislaufstörung zu deuten sind. Manchmal haben sie Ringform angenommen, d.h. ein im Zentrum liegendes kleines Gefäß wird zunächst von einer Art Koagulationszone umgeben, um die sich ein Ring von ausgetretenen Blutkörperchen legt.

Alte Hirnblutung
(H.-E.; Berlinerblau-Reaktion-Kernechtrot)

Hier haben die ausgetretenen roten Blutkörperchen bereits ihre starke Färbbarkeit mit Eosin verloren und erscheinen als eine blaß-rot gefärbte, fast homogene Masse. Erst wenn man die Irisblende etwas zuzieht, sind in ihr noch deutlich die Begrenzungen der einzelnen Blutkörperchen zu erkennen, welche den Hauptanteil des sonst so gut mit Eosin färbbaren roten Blutfarbstoffes verloren haben. Hier und dort liegen zwischen den Blutkörperchen zu strahligen Drusen angeordnete, gelbbraune Nadeln (Abb. 92a). Es handelt sich um ein eisenfreies Abbauprodukt des Blutfarbstoffes, um Hämatoidinkristalle (Abb. 92b). Rücken wir an den Rand der Blutung, dann sind hier wiederum alle diejenigen Zellformen zu sehen, die wir bereits bei der Erweichung kennengelernt haben: die Fettkörnchenzellen mit ihrem nach Herauslösung der Lipoide gitterförmigen Protoplasma und besonders reichliche Pigmentkörnchenzellen (Abb. 92d u. e). Sie verarbeiten den aus der Blutmasse nach außen gelangenden Blutfarbstoff zu hämosiderotischem Pigment. Manchmal sind auch Hämatoidinkristalle in Zellen eingeschlossen (Abb. 92c).

Encephalitis (H.-E.)

Es gibt je nach Erreger und Lokalisation sehr verschieden verlaufende Entzündungen des Gehirns. Wir besprechen eine Form der Encephalitis, die

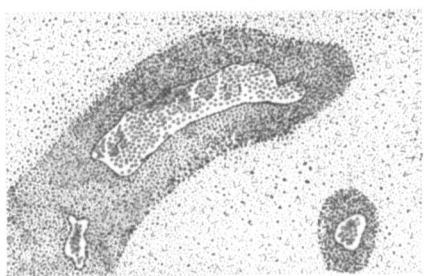

Abb. 93. Encephalitis mit perivenösen Zellinfiltraten

nach verschiedenen Infektionskrankheiten auftritt (postinfektiöse Encephalitis) und durch die Lokalisation des Exsudates um die Venen (perivenöse Encephalitis) ausgezeichnet ist.

Schon bei Betrachtung mit freiem Auge erkennt man in der sonst gleichmäßig rötlich erscheinenden Hirnsubstanz kleinste blaue Flecken und Streifen, die sonst nicht vorhanden sind. Bei Anwendung mittlerer und stärkerer Vergrößerungen lösen sie sich in dichte Zellansammlungen auf, in deren Mitte man ein quer oder ein längs getroffenes Gefäßchen (Vene) erkennen kann (Abb. 93). Im einzelnen bestehen diese Infiltrate vorwiegend aus Lymphocyten, Histiocyten (Makrophagen), Granulocyten sind eher spärlich vertreten. Die Infiltrate bilden einen verhältnismäßig breiten Mantel um die Gefäße, d.h. sie erstrecken sich in ein Gebiet, in dem sich ursprünglich Hirnsubstanz befunden hat. Diese ist offenbar infolge der infektiös-toxischen Schädigung zugrunde gegangen und hat damit zur Ausbildung des Infiltrates geführt.

Zentralnervensystem

Rückenmark. Wenn wir Erkrankungen des Rückenmarks im histologischen Schnitt richtig beurteilen wollen, müssen wir uns immer über ihre Lokalisation und Verteilung im klaren sein. Der rundliche oder ovale Querschnitt des Rückenmarkes ist außen gewöhnlich noch von Anteilen der Arachneaodi umgeben. Seine Vorderseite ist gekennzeichnet durch die Arteria spinalis anterior, welche an der Fissura longitudinalis anterior herabläuft, während sich an der Hinterseite nur eine seichte Einziehung in der Mittellinie findet (Sulcus

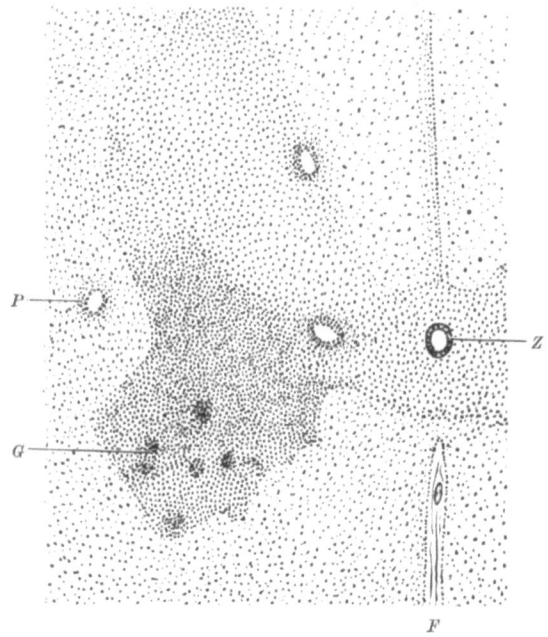

Abb. 94. Poliomyelitis (Teil eines Rückenmarkquerschnittes). Z Zentralkanal; F Fissura longitudinalis anterior; G zellige Infiltrate um die Ganglienzellen des Vorderhorns; P perivasculäre Infiltrate auch in der weißen Substanz

longitudinalis posterior). Die Fissura longitudinalis anterior können wir schon mit freiem Auge sehen und legen daher das Präparat bereits orientiert unter das Mikroskop. Mit der Lupenvergrößerung gehen wir nun entlang des Spaltes in die Tiefe des Rückenmarkes vor und treffen in der Mittellinie auf den Zentralkanal bzw. den nach seiner Obliteration übriggebliebenen Ependymzellhaufen. Von diesem zentralen Orientierungspunkt aus gelingt es leicht, in die durch die großen Ganglienzellen gekennzeichneten Vorderhörner und die Hinterhörner zu gelangen. Sowohl von den Vorder- wie Hinterhörnern können wir bei günstiger Schnittführung die vorderen bzw. hinteren Wurzeln der vom Rückenmark ausgehenden Nerven verfolgen.

Poliomyelitis anterior

(H.-E.; Thionin)

In einem Schnitt von einer Poliomyelitis fällt uns schon bei der Übersichtsbetrachtung auf, daß die Vorderhörner des Rückenmarkes zellreicher als normal sind (Abb. 94). Bei schwacher Vergrößerung erkennt man, daß die Gefäße hier von dichten Mänteln kleiner Zellen (Lymphocyten) umgeben sind, die die Gefäße über die Vorderhörner hinaus bis in die umgebende weiße Substanz begleiten (Abb. 94 *P*). Dabei sind die Gefäßlichtungen erweitert und stark mit Blut gefüllt. Die Ganglienzellen der Vorderhörner sind in ihrer Zahl wesentlich vermindert, an ihrer Stelle liegen ebenfalls

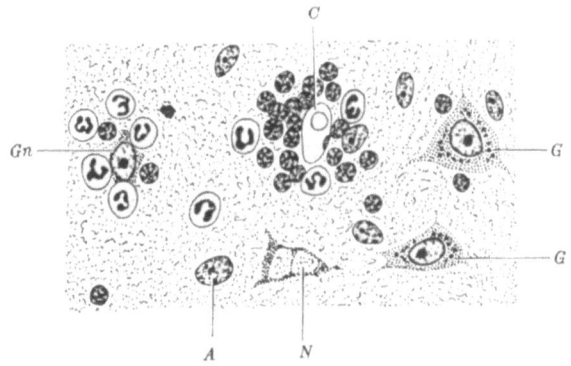

Abb. 95. Poliomyelitis anterior. *C* Capillare mit umgebendem lymphocytärem Infiltrat; *G* normale Ganglienzelle; *Gn* von phagocytären Zellen umgebene Ganglienzelle (Neuronophagie); *N* nekrotische, verdämmernde Ganglienzelle; *A* astrocytäre Gliazelle

dichte zellige Ansammlungen (Abb. 94 *G*). Betrachten wir sie mit starker Vergrößerung, so gelingt es manchmal, inmitten von Leukocyten, Lymphocyten und größeren, ovalen Gliazellkernen noch Reste von Ganglienzellen, eventuell auch nur deren kennzeichnenden Kern, zu finden: Die Ganglienzellen sind infolge der Einwirkung eines Virus in Zerfall begriffen und werden durch die sie umgebenden Zellen abgebaut (Neuronophagie (Abb. 95, *Gn*).

Alle diese Veränderungen, die hauptsächlich Zellen und weniger die Fasern des Rückenmarkes betreffen, werden besonders deutlich, wenn wir eines der mehr zur Darstellung der Zellen gebräuchlichen Färbeverfahren benützen, wie etwa die *Thioninfärbung* oder die *Nissl-Färbung*.

Zentralnervensystem

Tabes dorsalis

(Markscheidenfärbung)

Bei der Tabes dorsalis kommt es zu einem Schwund der Markscheiden in den Hintersträngen des Rückenmarkes. Um diese Veränderung deutlich sichtbar zu machen, müssen wir eine Färbung anwenden, die Markscheiden deutlicher darstellt, als das bei der üblichen H.-E.-Färbung der Fall ist. Bei der Markscheidenfärbung nach SPIELMEYER färbt sich das Myelin blau-schwarz, alle übrigen Gewebsbestandteile (Glia, Bindegewebsfasern usw.) nehmen einen blaßgelben Farbton an. Nur rote Blutkörperchen und einzelne Zellkerne können ebenfalls geschwärzt sein.

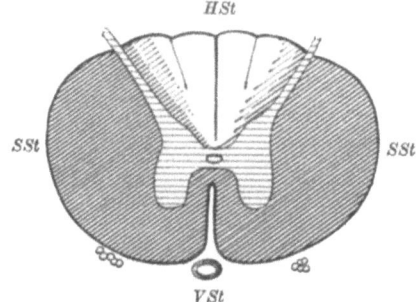

Abb. 96. Tabes dorsalis. *H St* Hinterstrang; *S St* Seitenstrang; *V St* Vorderstrang

Luxol färbt die Myelinhülle blau, die übrigen Bestandteile bleiben ungefärbt und können daher mit Kernecht-Rot nachgefärbt werden.

Schon bei Betrachtung mit freiem Auge erkennen wir deutlich die Verteilung der weißen, jetzt infolge ihres Gehaltes an Markscheiden gefärbten Substanz und der H-förmig angeordneten ungefärbten grauen Substanz. Zum Unterschied von den gefärbten Vorder- und Seitensträngen haben die Hinterstränge fast denselben Farbton wie die graue Substanz angenommen (Abb. 96). Betrachten wir mit starker Vergrößerung zuerst die unveränderten Vorder- und Seitenstränge, so erscheinen uns die quergeschnittenen Markscheiden als größere oder kleinere gefärbte Ringe, die einen ungefärbten Achsenzylinder umschließen. Während hier diese Faserquerschnitte dicht nebeneinanderliegen und nur durch weniger gefärbtes Zwischengewebe (Glia) getrennt sind, finden wir in den Hintersträngen nur mehr vereinzelte markhaltige Fasern; die weitaus überwiegende Mehrzahl der Fasern entbehrt der gefärbten Ringe, d.h. der Markscheiden, und erscheint im selben Farbton, ebenso wie das zwischen ihnen liegende vermehrte gliöse Gewebe (Abb. 8 auf Tafel 2).

Multiple Sklerose
(Markscheidenfärbung)

Während bei der Tabes ein bestimmtes Fasersystem verändert erscheint, ist bei der multiplen Sklerose die Entmarkung sozusagen willkürlich über das ganze Zentralnervensystem verstreut. Die Abb. 97 kann also nur als ein Beispiel dienen; schon wenige Zentimeter oberhalb oder unterhalb des Schnittes mag der Entmarkungsherd völlig andere Ausdehnung aufweisen oder ganz verschwunden sein. In den am weitesten vorgeschrittenen Herden ist überhaupt keine einzige gefärbte Markscheide mehr nachweisbar. In frischeren Herden oder am Rande älterer kann man

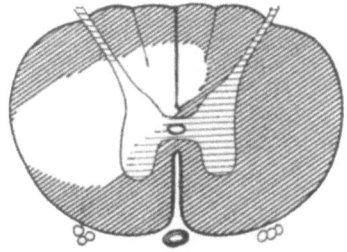

Abb. 97. Herd von multipler Sklerose im Rückenmark

noch einzelne Markscheiden erkennen, von denen manche eine beginnende Auflösung bzw. bröckeligen Zerfall zeigen.

Pachymeningitis haemorrhagica interna *(H.-E.)*

An der Durainnenfläche kommt es manchmal zu Blutaustritten, bei deren Aufsaugung ein eigentümliches Gewebsbild entsteht. Wir sprechen von Pachymeningitis interna haemorrhagica chronica, obwohl dem ganzen Vorgang eigentlich keine Entzündung zugrunde liegt.

Ein histologischer Schnitt läßt mit der schwachen Vergrößerung leicht die aus straffem, kernarmem Bindegewebe bestehenden ursprünglichen Duraanteile erkennen (Abb. 98). Auf einer Seite — der Innenseite, denn an der Außenseite haftete ja die Dura am Schädelknochen — liegt der Dura ein eigentümliches schwammiges Gewebe auf. Wir erkennen einmal mehr oder minder ausgedehnte Ansammlungen ausgetretener roter Blutkörperchen, die zum Teil noch ihre Färbbarkeit bewahrt haben, zum Teil aber bereits ausgelaugt sind und nur mehr als Blutschatten nachweisbar sind. Weiterhin sehen wir Gefäße, die zwar den Bau von Capillaren aufweisen, indem sie nur aus einer dünnen Endothellage bestehen, andererseits aber eine Lichtung besitzen, die der einer kleinen oder mittleren Vene entspricht (Riesencapillaren). Schließlich lassen sich auch in den Blutaustritten spindelige Zellen mit ovalem Kern (Fibroblasten) und kleine Capillarsprossen erkennen, die in das ausgetretene Blut dort einwuchern, wo es vorgebildetem Gewebe anliegt. Manche der Fibroblasten enthalten braune Hämosiderinkörnchen, die von aufgenommenem und verarbeitetem Blutfarbstoff herrühren. Gerade die letzteren Befunde erinnern durchaus an das Bild bei der Organisation eines Thrombus. In der Tat handelt es sich auch hier um einen ähnlichen Vorgang, die Organisation von ausgetretenem, geronnenem Blut. Sie weicht nur insofern von der Organisation des Thrombus ab, als die für die Dura eigentümlichen Gefäß- und Kreislaufverhältnisse es mit sich bringen, daß die wuchernden Capillaren sich ausweiten, platzen und so neuerdings Anlaß zu Blutungen geben. Daher sehen wir im histologischen Bild frische Blutaustritte und Zeichen der Organisation regellos oder schichtweise neben- und übereinander.

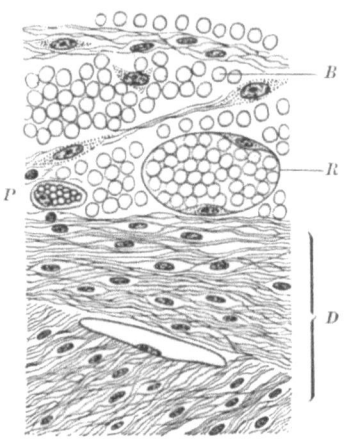

Abb. 98. Pachymeningitis haemorrhagica interna. *B* Blutung; *R* Riesencapillare; *D* Dura; *P* hämosiderinhaltige Zelle

X. Magen-Darm-Trakt

Wir erkennen alle den Magen-Darm-Trakt betreffenden Präparate leicht an der kennzeichnenden Folge seiner Wandschichten: zuinnerst die Schleimhaut mit Drüsen bzw. Krypten und Zotten; sie wird an ihrer Basis durch die dünne Muscularis mucosae begrenzt. Dann folgen nach außen zu die aus geflechtartigem Bindegewebe aufgebaute Submucosa mit einzelnen Fettzellen und schließlich die Muscularis propria. Diese ist immer aus mindestens zwei einander senkrecht überkreuzenden Muskelschichten aufgebaut, was sich im histologischen Bild so ausdrückt, daß die eine Schichte quer, die andere längs getroffen erscheint. Nach außen zu kann eine dünne, subseröse Bindegewebslage vorhanden sein, der dann die platten Serosadeckzellen aufsitzen. In der Submucosa und zwischen den beiden Schichten der Muscularis propria liegen immer Ganglienzellen des autonomen Nervensystems, umgeben von ihren Begleitzellen. In der Schleimhaut aller Darmabschnitte finden sich umschriebene lymphatische Ansammlungen mit Keimzentren (Solitärfollikel), die manchmal die Muscularis mucosae durchbrechend bis in die Submucosa hineinreichen. Man muß sich hüten, sie als eine krankhafte Veränderung anzusehen. Da die Schleimhaut in inniger Berührung mit dem bakterienhaltigen Darminhalt steht, kommt es durch dessen Einwirkung nach dem Tode zu einem schnelleren Zerfall der Schleimhautelemente als der Gewebe anderer Organe: Die Epithelzellen schilfern ab, verlieren ihre Färbbarkeit usw. Im Magen spielt außerdem die postmortale Einwirkung des verdauungskräftigen Magensaftes eine Rolle, die zur Selbstverdauung der Magenwand führt. Von ihr wird natürlich ebenfalls in erster Linie die Schleimhaut betroffen werden.

Chronische atrophierende Gastritis (H.-E.)

Von der Entzündung (und Atrophie) ist in erster Linie die Schleimhaut ergriffen, während die übrigen Wandabschnitte so gut wie unbeteiligt sind. So sehen wir denn schon bei schwacher Ver-

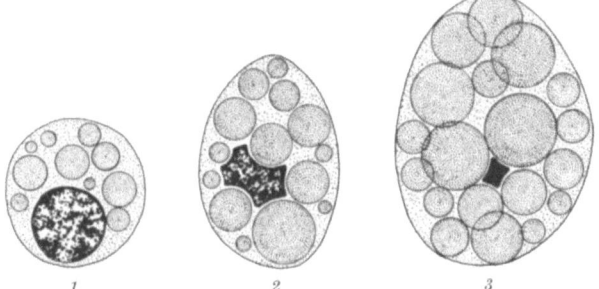

Abb. 99. Russellsche Körperchen (Plasmazellen mit hyalinen Kugeln). Zunächst ist der typische Kern der Plasmazellen noch gut erkennbar (*1*); er wird dann durch die größer werdenden Kugeln mehr (*2*) und mehr (*3*) zusammengedrückt

größerung, daß die Schleimhaut bzw. das Schleimhautstroma zwischen Drüsen und Grübchen besonders stark zellig infiltriert ist. Mit starker Vergrößerung können wir feststellen, daß es sich in der Hauptsache um Lymphocyten und Plasmazellen handelt. Letztere enthalten oft Russellsche Körperchen. Es handelt sich um stark mit Eosin färbbare kugelige Gebilde, die aus Eiweiß bestehen (Abb. 99). Sie sind in manchen Plasmazellen so klein, daß die typische Radspeichenstruktur des Zellkerns noch ohne weiteres erkennbar ist. In anderen erreichen sie aber die Größe von roten

Blutkörperchen und darüber; solche Kugeln dellen dann den Zellkern von allen Seiten mehr oder minder ein, bis er schließlich kaum oder überhaupt nicht mehr nachweisbar ist.

Die von schleimbildenden Zellen ausgekleideten Grübchen sind verkürzt, die spärlich noch vorhandenen Drüsen in ihrem Umfang stark reduziert. Außerdem findet man fast immer Lieberkühnsche Krypten, also eigentlich für die Darmschleimhaut kennzeichnende Bildungen, welche leicht an den Becherzellen und dem dunkler ge-

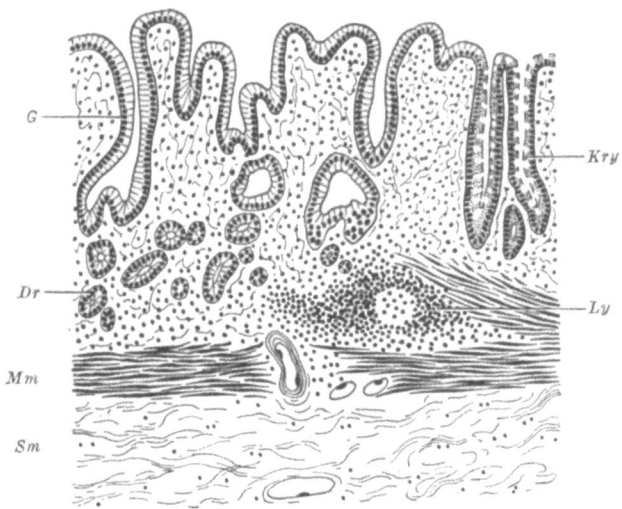

Abb. 100. Atrophierende Gastritis. *G* Magengrübchen; *Dr* pylorische Drüsen; *Mm* Muscularis mucosae; *Sm* Submucosa; *Kry* Darmdrüsen (Krypten); *Ly* Lymphfollikel

färbten Zylinderepithel zu erkennen sind (Abb. 100 *Kry*). Die Stellen, an denen wir hier solche ,,Darmschleimhautinseln" im Magen finden, müssen einmal Magenschleimhaut getragen haben, nach deren Untergang aus den Epithelresten nicht Magendrüsen, sondern durch indirekte Metaplasie Darmdrüsen neu gebildet wurden. Es hat also nicht bloß eine Atrophie der Schleimhaut, sondern ein Umbau stattgefunden (,,Umbau-Gastritis").

Magengeschwür (*H.-E.; van Gieson*)

Auf histologischen Schnitten, die das ganze Ulcus mit seinen Rändern treffen, erkennt man schon mit freiem Auge eine verschieden tiefgreifende Unterbrechung der Schleimhaut (Abb. 101).

Magengeschwür

Wir gehen mit der schwachen Vergrößerung von einem der Schnittränder aus und verfolgen die Schleimhaut und ihre Muscularis mucosae zum Ulcus hin. Sie zeigt entweder den Aufbau aus Antrumschleimhaut, oder es liegt Duodenalschleimhaut vor, wie wir an den unterhalb der Muscularis mucosae (in der Submucosa) liegenden Brunnerschen Drüsen erkennen. Das Stroma der Magenschleimhaut ist dicht von Infiltratzellen durchsetzt, die uns ein Zeichen der bestehenden „Ulcusgastritis" sind. Im Ulcusrand selbst ist die Schleimhaut und Muscularis mucosae wie mit einem Schlag unter-

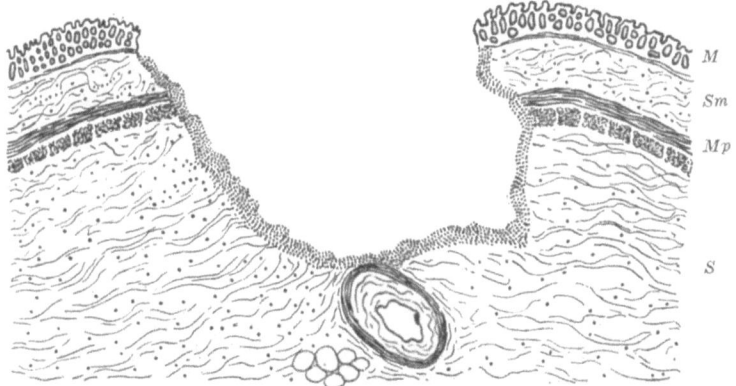

Abb. 101. Magengeschwür. *M* Mucosa; *Sm* Submucosa; *Mp* Muscularis propria; *S* bindegewebig verdickte Serosa. Im Ulcusgrund eine Arterie mit verdickter Intima

brochen. Der Ulcusgrund läßt eine deutliche, sehr kennzeichnende Schichtenfolge erkennen. Zuoberst, gegen die Magenlichtung zu, liegen zerfallende, mehr oder minder reichliche Zellmassen, unter denen auch die vielgestaltigen Kerne von Leukocyten zu erkennen sind. Darunter folgt eine eigentümliche, senkrecht zur Geschwürsfläche gestreifte Schicht, welche durch eine starke Färbbarkeit mit Eosin ausgezeichnet ist. Hier fehlt eine deutliche Kernfärbbarkeit. Es ist die Schicht der sogenannten fibrinoiden Nekrose, die als Ausdruck der zerstörenden Einwirkung verdauungskräftigen Magensaftes auf lebendes Gewebe aufzufassen ist. Unter ihr liegt ein zunächst noch gefäß- und zellreiches, dann mehr faserreiches (narbiges) Bindegewebe mit spärlichen Infiltratzellen, unter denen oft sehr reichliche eosinophile Leukocyten auffallen. Hier verlaufende Arterien sind meist thrombosiert oder durch Intimawucherung verschlossen. (Gelingt dieser Verschluß der Arterien beim Fortschreiten des Ulcus nicht rechtzeitig, dann kommt es zur Arrosionsblutung.) Im Narbengewebe sind auch größere und kleinere, stellenweise gewucherte Nervenstämmchen eingeschlossen; sie machen uns die manchmal klinisch so ausgeprägte Schmerzhaftigkeit der Ulcuskrankheit verständlich. Schließlich müssen wir unsere Aufmerksamkeit der Muscularis propria zuwenden. Sie ist im Grund der typischen chronischen Geschwüre unterbrochen und durch das narbige Füllgewebe ersetzt. Dabei sind die beiden Enden der Muscularis in den Geschwürsrändern gewöhnlich etwas hochgezogen.

Um das gegenseitige Verhalten von Muskulatur und Bindegewebe im Ulcusgrund deutlich zur Darstellung zu bringen, wenden wir die *van Gieson-Färbung* an, welche die Muskelfasern gelblich, das kollagene Gewebe rötlich färbt. Dabei kann man feststellen, daß in der Umgebung des Ulcus meist auch die Submucosa bindegewebig verdickt ist. Die Schicht der fibrinoiden Nekrose erscheint gelblich, also wie Fibrin gefärbt, daher auch ihr Name.

Colitis (*H.-E.*)

Die schweren pseudomembranös nekrotisierenden Formen der Erkrankung werden durch verschiedene Schädlichkeiten hervorgerufen, seien sie nun bakterieller (Dysenterie) oder toxischer Natur (z. B. Sublimatvergiftung). Seit Einführung der Antibiotica trifft man sie auch nach massiver Anwendung dieser die Darmbakterien schädigenden Stoffe. Makroskopisch ist in allen diesen Fällen die Schleimhaut zunächst von kleieförmigen, festhaftenden Belägen bedeckt, die bei ihrer Abstoßung Geschwüre zurücklassen. Wir untersuchen einen Schnitt von einem Fall, der noch solche Beläge aufweist.

Bei der Lupenvergrößerung erweisen sich die Beläge als Auflagerungen auf der Schleimhautoberfläche, welche aus einem dichten Netz stark rot gefärbter Fibrinfäden bestehen (Abb. 102 *Ps*); bloß in den obersten Schichten hat das Fibrin offenbar unter der Einwirkung des Darminhaltes seine kennzeichnende Färbbarkeit verloren und erscheint leicht bläulich. Außerdem finden wir in den Belägen blau gefärbte Klumpen — Bakterienhaufen — und zahlreiche Leukocyten. Die Fibrinfäden hängen, wie uns die Betrachtung mit schwacher Vergrößerung zeigt, mit der Schleimhautoberfläche insofern zusammen, als sie in das Schleimhautgerüst bis an die erweiterten capillaren Gefäße heranziehen. Betrachten wir gerade diese Stelle mit starker Vergrößerung, so können wir feststellen, daß die obersten Schleimhautschichten, ja manchmal die ganze Dicke der

Schleimhaut, nekrotisch ist: Die Kernfärbbarkeit der ursprünglich hier liegenden Drüsen- und Stromazellen ist geschwunden und damit auch der feinere Aufbau der Schleimhaut, so daß die Krypten nur mehr schattenhaft angedeutet zu erkennen sind. Das ganze Gebiet wird von zum Teil ebenfalls in Zerfall begriffenen Leukocyten durchsetzt. Hat die Nekrose nur die oberflächlichen Schleimhautlagen betroffen, so können wir an den Lieberkühnschen Krypten eigentümliche Veränderungen feststellen: Während sie im Bereich der angrenzenden normalen Schleimhautgebiete nur kurz sind und sich zum Teil in postmortalem Zerfall befinden, vermissen wir unter der Pseudomembran diese Zerfallserscheinungen,

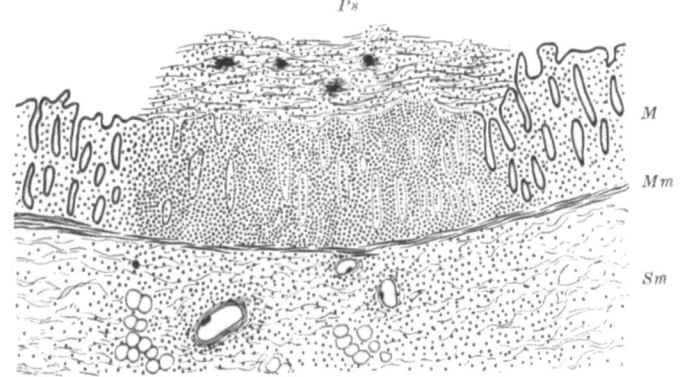

Abb. 102. Pseudomembranös nekrotisierende Colitis. *Ps* pseudomembranöser Belag mit Bakterienhaufen; *M* Mucosa; *Mm* Muscularis mucosae; *Sm* Submucosa

und zwar deshalb, weil die Fibrinauflagerung die Drüsen vor der Einwirkung des Darminhaltes schützt. Außerdem sind die Krypten hier weiter und mit Schleim und Leukocyten erfüllt, da sich ihr Inhalt durch die Verstopfung der Mündung an der Oberfläche nicht richtig entleeren kann. Gegen die Tiefe zu läßt sich die entzündliche Infiltration bis in die Submucosa verfolgen, in deren lockerem Gefüge besonders cytoplasmareiche Zellen mit ovalen, chromatinarmen Kernen auffallen. Es handelt sich um mobil gewordene, abgerundete Bindegewebszellen (Makrophagen).

Typhusdarm (*H.-E.*)

Der Typhus abdominalis spielt sich in einer gewöhnlich sehr regelmäßigen Aufeinanderfolge bestimmter Veränderungen am lymphatischen Apparat des

Magen-Darm-Trakt

Darmes ab (markige Schwellung, Verschorfung, Ablösung der Schorfe bzw. Geschwürsbildung, Reinigung der Geschwüre, Heilung). Mikroskopisch sind besonders die zwei ersten Stadien recht kennzeichnend.

An einem histologischen Schnitt aus dem Stadium der Verschorfung oder Ablösung der Schorfe sehen wir schon bei Lupenvergrößerung eine starke Verdickung der *lymphatischen Gewebe*, seien es nun Solitärfollikel oder Peyersche Haufen. Wenn wir mit der schwachen Vergrößerung die Schleimhaut über einem solchen Herd absuchen, können wir bereits einen mehr oder weniger weit von hier aus in die Tiefe reichenden Ausfall der Kernfärbbarkeit, also Nekrose, erkennen (Verschorfung). Mit der starken Vergrößerung betrachtet, hat das lymphoretikuläre Gewebe seinen kennzeichnenden Aufbau so gut wie völlig verloren. Es besteht aus zwei Zellarten, die wir leicht schon an ihren Kernformen unterscheiden (Abb. 103): 1. die schon immer hier liegenden Lymphocyten, und 2. größere Zellen mit umfangreichem Cytoplasmaleib und ovalen, chromatinarmen Kernen. Es handelt sich um gewucherte Reticulumzellen, die auch geschädigte oder zugrunde gehende Lymphocyten phagocytiert haben können. Gerade diese Zellart ist für den Typhus sehr kennzeichnend und wird dementsprechend als *Typhuszelle* bezeichnet. Am leichtesten finden wir sie an den Rändern der erkrankten Follikel, also dort, wo die Zellen nicht mehr so dicht liegen und sich besser einzeln untersuchen lassen.

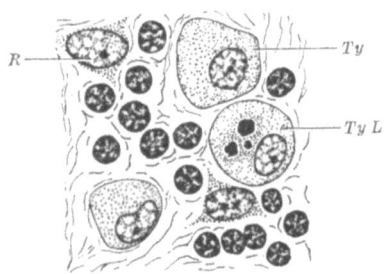

Abb. 103. Typhuszellen (*Ty*), zum Teil mit Kerntrümmern zerfallender Lymphocyten beladen (*TyL*); *R* Reticulumzelle

Dieselben Veränderungen wie die lymphatischen Ansammlungen in der Darmschleimhaut machen beim Typhus auch die *Lymphknoten*, besonders diejenigen im Gekröse, mit. Auch hier finden sich also Typhuszellen und, wenn es sich um spätere Stadien handelt, herdweise Nekrosen.

Akute Appendicitis (*H.-E.*)

Auf einem Querschnitt durch den erkrankten Wurmfortsatz erkennen wir schon mit freiem Auge die einzelnen ringförmig angeordneten Wandschichten. Besonders die beiden einander senkrecht überkreuzenden Muskellagen sind leicht zu sehen, und zwar die innere Ringmuskellage längs, die äußere Längsmuskellage quer getroffen. Gerade diese Anordnung der Muskulatur sollte schon bei Betrachtung mit Lupenvergrößerung vor einer Verwechslung der Appendix mit anderen, ebenfalls auf dem Querschnitt rundlichen und von einer Muskelschicht umgebenen Organen schützen, wie Tube oder große Arterien.

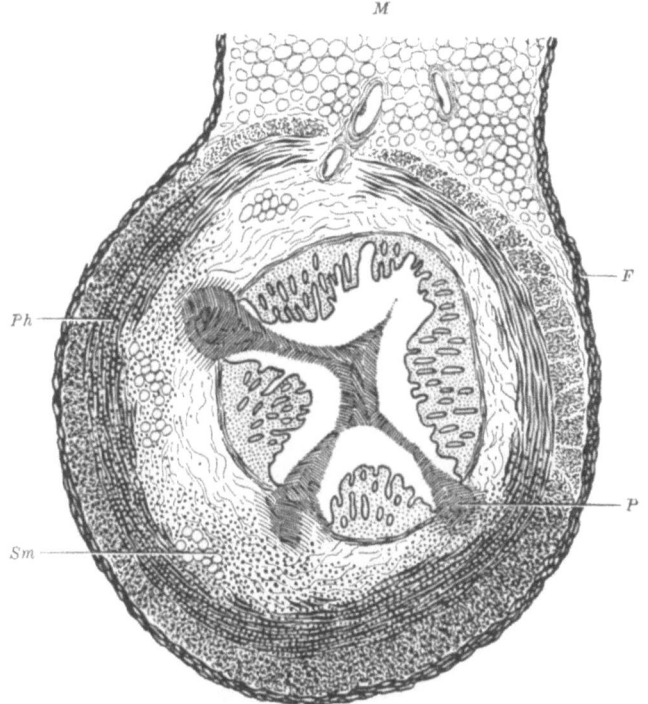

Abb. 104. Akute Appendicitis. *Ph* Phlegmone der Muscularis; *Sm* entzündliches Infiltrat der Submucosa; *F* Fibrinbelag auf der Serosa; *P* aus Schleimhautdefekt ausströmendes fibrinöseitriges Exsudat; *M* Mesenteriolum. (Lymphfollikel nicht eingezeichnet)

Durchmustern wir nunmehr das Organ mit der Lupe oder schwachen Vergrößerung von innen nach außen (Abb. 104). Seine Lichtung ist bei der akuten Appendicitis gewöhnlich mit Exsudat erfüllt, das aus roten Blutkörperchen, Leukocyten und mehr oder minder reichlichen Fibrinfäden besteht. Die letzteren ziehen bei frischen Fällen in die Täler zwischen den gegen die Lichtung zu vorspringenden Schleimhautfalten und endigen in einem am Grund des Faltentales liegenden Schleimhautdefekt. Er ist leicht daran zu erkennen, daß hier zum Unterschied von den Faltenkuppen die kennzeichnenden Lieberkühnschen Krypten fehlen, ja manchmal auch die Muscularis mucosae zerstört ist. Bei fortgeschrittenen Fällen ist die Schleimhaut in größerer Ausdehnung zerfallen, so daß nur mehr einzelne Inseln kryptentragender Schleimhaut stehengeblieben sind. Schließlich kann die ganze Schleimhaut in eine ringsumlaufende Geschwürsfläche verwandelt sein, so daß wir überhaupt keine erhaltenen Krypten mehr finden. Betrachten wir

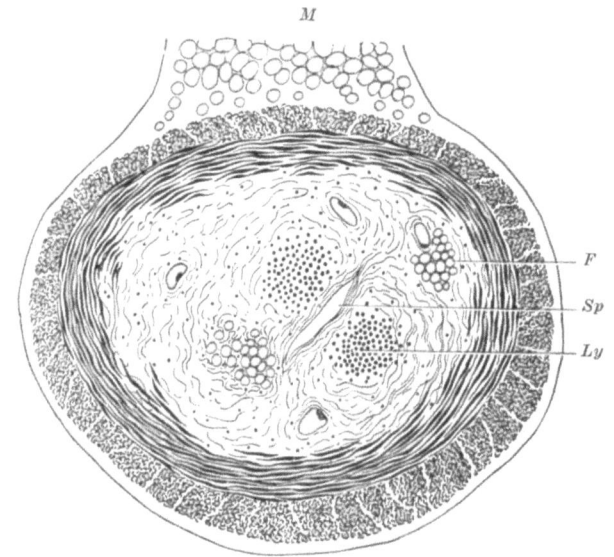

Abb. 105. Obliterierte Appendix.
M Mesenteriolum; *F* Fettzellen; *Sp* zentraler Spalt; *Ly* Lymphocytenansammlung

den Geschwürsgrund mit starker Vergrößerung, so erkennen wir neben dem ausströmenden Fibrin sehr reichlich polymorphkernige Leukocyten, die sowohl die Submucosa als auch die Schichten der Muscularis propria diffus durchsetzen. Wir nennen eine solche Entzündung, bei der ein Organ ohne Rücksicht auf seine Zusammensetzung aus einzelnen Gewebsarten gleichmäßig von Leukocyten durchsetzt ist, eine Phlegmone. Über die Muscularis propria hinaus können wir mit der starken Vergrößerung die phlegmonösen Infiltrate bis unter die Serosa, ja bis in das der Appendix zumeist anhängende Mesenteriolum hinein verfolgen. Die miterkrankte Serosa ist in solchen Fällen von einer dünnen Lage frisch ausgeschwitzten, mit Leukocyten durchsetzten Fibrins bedeckt (fibrinöseitrige Peritonitis).

Man hüte sich, die schon in der normalen Appendix manchmal sehr großen und reichlichen Lymphfollikel, welche meist mit einem großen Keimzentrum versehen sind, für akut entzündliche Infiltrate anzusehen. In der Lichtung der Appendix kann man gelegentlich außer dem Exsudat noch Kotreste, besonders solche pflanzlicher Herkunft, erkennen, die durch die erhalten gebliebenen gitterförmigen Zellwände aus Cellulose gekennzeichnet sind.

Obliterierte Appendix (*H.-E.*)

Wenn eine solche akute Appendicitis nach Verlust der ganzen Schleimhaut abheilt, kann die Lichtung durch ein von allen Seiten aus der Submucosa vorwucherndes Granulationsgewebe immer mehr eingeengt und schließlich ganz verschlossen werden. Wir haben dann eine obliterierte Appendix vor uns.

Mit der Lupe erkennen wir noch immer die einander überkreuzenden beiden Schichten der Muscularis propria, eine Lichtung sehen wir aber nirgends (Abb. 105): Der Muskelring umschließt nur ein geflechtartiges Bindegewebe, in dem neben Fettzellen hier und da als Reste der Lymphfollikel einzelne kleinere Ansammlungen von Lymphocyten zu sehen sind. Manchmal ist in diesem Bindegewebspfropf noch ein schmaler Spalt, eine Andeutung der allseitig eingeengten ursprünglichen Lichtung, zu erkennen.

Chronische Cholecystitis (*H.-E.*)

Die Gallenblase unterscheidet sich schon dadurch von den bisher besprochenen Schnitten des Magen-Darmtraktes, daß ihre Muskelschicht nicht aus zwei einander in senkrechter Richtung überkreuzenden Lagen, sondern aus einander durchflechtenden Muskelbündeln besteht. Außerdem fehlt eine durch eine Muscularis mucosae deutlich abgegrenzte Submucosa.

Mit der Lupenvergrößerung erkennen wir an der Innenfläche der Gallenblase eine aus Drüsen und Falten aufgebaute Schleimhaut (Abb. 106). An manchen Stellen ist sie in Form eines seichten Geschwürs zugrunde gegangen. In der Umgebung ist die zellige Durchsetzung aller Wandschichten sehr deutlich. Mit der starken Vergrößerung betrachtet erweisen sich diese Zellen als Leukocyten Lymphocyten und Plasmazellen, die sich entlang der Gefäße und Nervenstämmchen bis unter die Serosa verfolgen lassen; manchmal bilden sie auch kleine Wandabscesse.

Handelt es sich um eine längerdauernde chronische Cholecystitis, so ist gewöhnlich das Bindegewebe sowohl in der Subserosa als auch zwischen den einzelnen Muskelbündeln vermehrt. Einzelne epitheliale Schläuche dringen dabei von der Schleimhaut aus tiefer in die Wand vor oder durchsetzen sie in ganzer Dicke (Luschkasche Gänge).

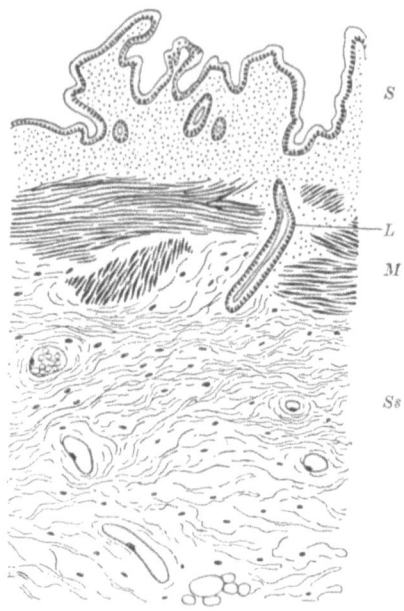

Abb. 106. Chronische Cholecystitis. *S* Schleimhaut; *L* sogenannter Luschkascher Gang; *M* Muscularis; *Ss* bindegewebig verdickte Subserosa

XI. Knochensystem

Knochengewebe kann erst dann mikroskopisch untersucht werden, wenn die seine Schneidbarkeit verhindernden Kalksalze entfernt wurden. Zu diesem Zwecke werden Knochenstückchen nach der Fixierung in entkalkende Flüssigkeiten wie Salpetersäure oder Chelatbildner eingelegt und dann erst in der üblichen Weise weiterverarbeitet. Daher fehlt an den fertigen H.-E.-Schnitten dem verkalkten Knochen die sonst für den Kalkgehalt kennzeichnende blaue Färbung mit Hämatoxylin. Er erscheint vielmehr mit Eosin stark rot gefärbt und läßt, falls wir es mit lamellären Knochen zu tun haben, deutlich die parallele Streifung bzw. den Aufbau aus einzelnen Lamellen erkennen, zwischen denen die Knochenzellen in ausgesparten Hohlräumen von flacher, länglicher Beschaffenheit liegen (Abb. 107 *K*). In der Compacta bilden diese Lamellen konzentrische Ringe um ein zentrales Gefäßchen, die Haversschen Lamellensysteme (Abb. 107 *H*). Nach außen zu ist ein solches System von einer mit Hämatoxylin bläulich gefärbten

Kittlinie begrenzt, an der auf der anderen Seite neue Lamellensysteme ansetzen (Abb. 107 *Kl*). Bei vielen von ihnen ist allerdings das zentrale Gefäßchen nicht getroffen, oder sie besitzen überhaupt keines. In diesem letzteren Fall verlaufen die Lamellen, wie z.B. in der Spongiosa, nicht konzentrisch, sondern mehr gestreckt (Schaltlamellen). Jeder derartige, von einer blauen Linie allseitig umschlossene Lamellenbezirk stellt das Ergebnis einer Anbauperiode des Knochengewebes dar, die mit der Ausbildung der erwähnten blauen Grenzlinie („Grenzscheide") abschließt (Abb. 107 *GS*). Durch späteren Abbau kann das Knochengewebe teilweise oder wiederum ganz schwinden; auch hier wird dann eine solche neuerlich gebildete blaue

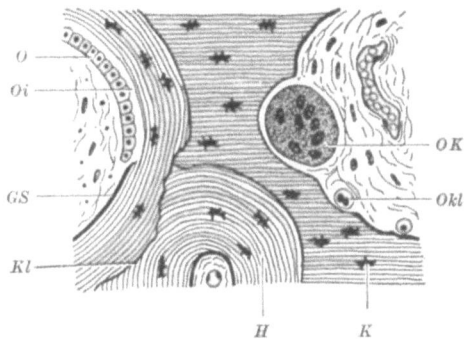

Abb. 107. Knochen-An- und -Abbau. *O* Osteoblasten; *Oi* unverkalkte Knochengrundsubstanz („Osteoid"); *GS* Grenzscheide; *Kl* Kittlinie („Grenzscheide"); *H* Haverssches Lamellensystem; *K* Knochenkörperchen; *OK* vielkerniger Osteoklast; *Okl* kleiner Osteoklast mit zwei Kernen

Grenzscheide den Stillstand des Abbaues markieren. Diese An- und Abbauvorgänge am Knochen können wir am besten an Präparaten von der Ostitis deformans (PAGET) studieren.

Ostitis deformans Paget (*H.-E.*)

Mit schwacher Vergrößerung erkennen wir, daß der untersuchte Knochen aus ziemlich dicken spongiösen Balken besteht. In den Räumen zwischen ihnen liegt nur zum geringsten Teil zellreiches oder Fettmark. Bei stärkerer Vergrößerung wird deutlich, daß jedes einzelne Spongiosabälkchen aus zahlreichen durch Kittlinien abgegrenzten Lamellensystemen aufgebaut ist, von denen jedes seine eigene, mit dem benachbarten nicht übereinstimmende parallele Streifung aufweist. Jedes Bälkchen sieht daher so aus, als ob es aus zahlreichen Mosaiksteinchen zusammengesetzt wäre (Mosaikstruktur, Abb. 108). Am Rande der Bälkchen können wir mit der starken

Vergrößerung alle diejenigen Vorgänge studieren, die für den An- und Abbau der Knochensubstanz kennzeichnend sind. Der *Anbau* geschieht durch Osteoblasten (Abb. 107 *O*), welche wie eine Reihe kubischer Epithelzellen der Außenfläche des Knochenbälkchens aufsitzen. Unter ihnen zeigt der Knochen eine ganz blaßrosa gefärbte oberflächliche Zone etwa von der Dicke der Osteoblastenlage (Abb. 107 *Oi*): Es ist die eben neu abgelagerte, aber noch nicht verkalkte Knochengrundsubstanz („Osteoid"). Die bereits verkalkte Knochensubstanz färbt sich zum Unterschied dazu immer kräftiger mit Eosin. Für den *Knochenabbau* ist die Anwesenheit

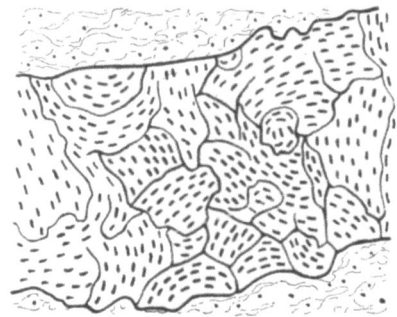

Abb. 108. Ostitis deformans Paget. Mosaikstruktur

von großen, vielkernigen Riesenzellen (Osteoklasten) kennzeichnend (Abb. 107 *OK*), die ebenfalls der Oberfläche der Knochenbälkchen anliegen, und zwar im Bereich von halbkreisförmigen Einbuchtungen des Knochens, die infolge ihrer resorbierenden Tätigkeit entstanden sind (Howshipsche Lacunen). Man spricht daher auch von lacunärem Knochenabbau. Außerdem kommt aber noch Knochenabbau durch kleinere ein- oder zweikernige Zellen vor (Abb. 107 *Okl*). Nicht jedes Bälkchen zeigt aber An- oder Abbau, sondern viele schließen mit einer blauen Grenzscheide ab. Hier ruht also jede Umbautätigkeit. Immerhin zeigen uns aber die stellenweise anzutreffenden An- und Abbauvorgänge, daß eine Umformung, ein Umbau des Knochens im Gange ist. Er führt letzten Endes zu der Verunstaltung, die der Krankheit den Namen Ostitis deformans eingetragen hat. Die Zellen der Markräume erweisen sich hauptsächlich als faserbildende Bindegewebszellen, zwischen denen spärliche Lymphocyten eingestreut sind.

Normaler kindlicher Röhrenknochen (H.-E.)

Der kindliche Knochen wächst durch dauernden periostalen Anbau in die Dicke; außerdem erfolgt aber ein Längenwachstum durch einen eigentümlichen, verwickelten Vorgang, der sich an der Knorpelknochengrenze abspielt. Betrachten wir einen solchen Knochen am Längsschnitt, so sehen wir die Diaphysenröhre durch den Epiphysenknorpel wie durch einen Pfropf verschlossen. Während dieser in seinem weitaus überwiegenden Teil aus ruhendem Knorpel besteht, unterliegt der Knorpel gegen die Markhöhle zu einer Reihe von gesetzmäßig aufeinanderfolgenden Veränderungen: Seine Zellen werden zunächst zahlreicher und bilden dicht aneinandergepackte Haufen (Knorpelwucherungszone (Abb. 109, *1*). Weiter gegen die Markhöhle zu erscheinen sie blasig aufgetrieben, um schließlich eine tiefdunkelblaue Grundsubstanz zwischen sich einzuschließen (Abb. 109, *2*). Obwohl wir es mit einem entkalkten Präparat zu tun haben, ist diese Veränderung der Grundsubstanz kennzeichnend für die Aufnahme von Kalksalzen (präparatorische Verkalkungszone). Schließlich werden diese großen Knorpelblasen durch Gefäßsprossen und Zellen von der Markhöhle her eröffnet (Eröffnungszone, Abb. 109,*4*).

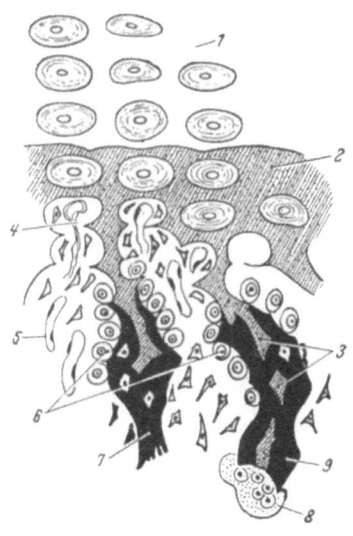

Abb. 109. Schema der normalen Knorpelknochengrenze. (Aus PETERSEN: Grundriß der Histologie.) *1* unverkalkter, *2* verkalkter Knorpel; *3* Reste verkalkten Knorpels in enchondralen Knochenbälkchen; *4* Capillare mit Mesenchym eröffnet die Knorpelhöhle; *5* Markcapillare; *6* Osteoblasten; *7* Knochenbälkchen; *8* Osteoklast, der ein Knochenbälkchen (*9*) abbaut

Auf die stehengebliebenen, verkalkten Reste der Knorpelgrundsubstanz wird von Osteoblasten des Markes (Abb. 109, *6*) nunmehr Knochen abgelagert. Dadurch, daß von der Knorpelwucherungszone immer neues Zellmaterial markwärts nachgeschoben wird, wächst der ganze Knochen in die Länge. In diesem verwickelten Zusammenspiel können nun Störungen eintreten, die für bestimmte Krankheiten kennzeichnend sind.

Knochensystem

Rachitischer Röhrenknochen (*H.-E.*)

Durchmustern wir an einem rachitischen Knochen den Epiphysenknorpel in der eben geschilderten Reihenfolge mit der schwachen oder Lupenvergrößerung (Abb. 110), so stoßen wir zwar

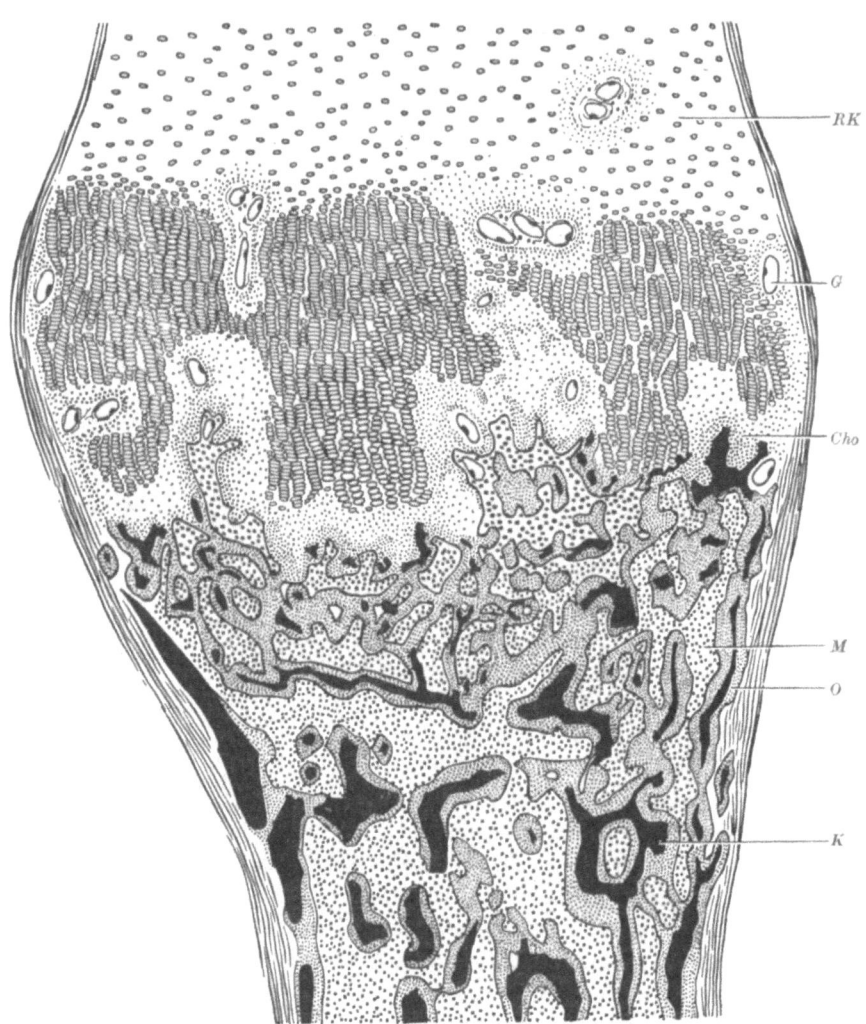

Abb. 110. Rachitis. Knorpelknochengrenze.
RK ruhender Knorpel; *G* Gefäß in einem „Knorpelmarkkanal"; *Cho* Chondroosteoid; *M* zelliges Mark; *O* osteoider Saum; *K* verkalkte Knochensubstanz

ebenfalls auf eine Knorpelwucherungszone, sie ist aber gegenüber der Norm nach allen Richtungen verbreitert: Während sie normalerweise nur 10—15 Zellen hoch erscheint, ist sie jetzt auf ein Mehrfaches verdickt und wird von zahlreichen ernährenden Gefäßkanälen durchzogen. Aber nicht bloß in der Längsrichtung des Knochens ist die Knorpelwucherungszone höher geworden, sie hat sich auch senkrecht dazu verbreitert, so daß sie an der Oberfläche des Knochens in Form eines ringförmigen Buckels vorspringt (rachitischer Rosenkranz!). Rücken wir weiter gegen die Markhöhle zu vor, so vermissen wir die stark blau gefärbte präparatorische Verkalkungszone. Statt dessen geht der Knorpel durch Vermittlung

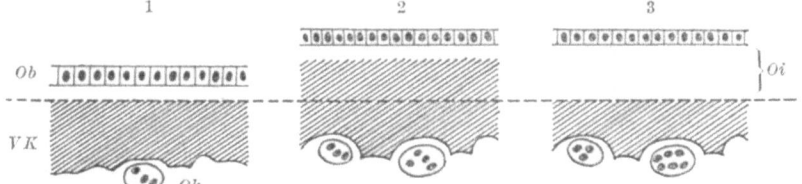

Abb. 111. Schema zur Knochenbildung.
1 normaler Zustand; *Ob* Osteoblasten; *VK* verkalkte Knochengrundsubstanz; *Ok* Osteoklasten in Lacunen. 2 dieselbe Stelle wie 1 nach einer gewissen Entwicklungszeit. Inzwischen vollzogener Anbau von Knochensubstanz (oberhalb der gestrichelten Linie) bei gleichzeitigem lacunärem Abbau. 3 dieselbe Stelle wie 1, wenn statt der normalen Entwicklung (2) die rachitische Störung eingesetzt hat. Es wurde nur unverkalkte Knochengrundsubstanz abgelagert (oberhalb der gestrichelten Linie), die als breiter osteoider Saum erscheint (*Oi*)

einer bläulichrot gefärbten Masse unmittelbar in Knochengewebe über. Diese Substanz wird als Chondroosteoid bezeichnet, steht also gestaltlich gewissermaßen zwischen Knorpel- und Knochengrundsubstanz. In dieser Zone fallen schon bei schwacher Vergrößerung der Zellreichtum der Markräume und die große Zahl von Blutgefäßen auf. Die gegen die Markhöhle zu anschließenden Spongiosabälkchen sind von einem gegenüber der Norm stark verbreiterten Saum unverkalkter Knochengrundsubstanz (Osteoid) bedeckt. Auf ihm liegen zahlreiche Osteoblasten. Diese Besonderheit kommt dadurch zustande, daß mit dem Eintreten der rachitischen Störung zwar Knochengrundsubstanz abgelagert wird, diese aber unverkalkt bleibt (Abb. 111). Da auf der anderen Seite der Abbau der vor dem Einsetzen der Rachitis gebildeten verkalkten Knochengrundsubstanz wie gewöhnlich weitergeht, werden die Knochenbälkchen immer ärmer an dem einer Belastung gewachsenen

Knochensystem

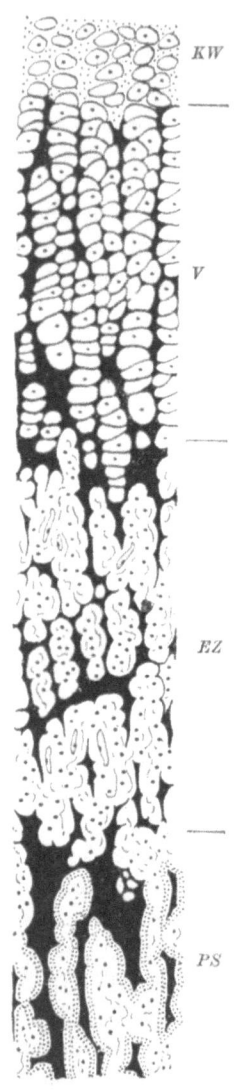

Abb. 112. Osteochondritis luica. Knorpelknochengrenze. *KW* Knorpelwucherungszone; *V* präparatorische Verkalkungszone; *EZ* Eröffnungszone (Kalkgitter); *PS* primäre Spongiosa

verkalkten Knochen. Auch ein im Übermaß an den Stellen der Beanspruchung gebildetes Osteoid vermag diesen Mangel nicht wettzumachen, so daß die Knochen weich und biegsam werden: Es kommt zu den bekannten rachitischen Deformitäten. Das Mark des rachitischen Knochens weist die üblichen blutbildenden Zellen auf, ist jedoch durch das reichliche Osteoid eingeengt und wirkt eher fibrös.

Osteochondritis luica (*H.-E.*)

Die Syphilisspirochäte siedelt sich gern in wachsenden Knochen schon während des Fetallebens an und erzeugt hier verschiedene schwere Veränderungen, insbesondere an der Knorpelknochengrenze (Osteochondritis luica). In den leichtesten Graden hat das histologische Bild nichts für Lues Spezifisches und kann auch durch andere Schädlichkeiten (Blei, Phosphor) hervorgerufen werden. Allerdings ist diese Möglichkeit so selten gegeben, daß in unseren Gegenden der betreffende Befund als so gut wie kennzeichnend für Lues angesehen werden darf. Die bei diesen leichten Fällen von Osteochondritis zu beobachtenden Veränderungen lassen sich auf eine Verzögerung in der Aufeinanderfolge der einzelnen Stadien des Knorpelabbau- und Knochenanbildungsvorganges zurückführen: Alle die erwähnten Zonen sind so verbreitert, als ob man sie auseinandergezogen hätte wie die einzelnen Glieder eines normalerweise auf einen kleineren Raum zusammengeschobenen Perspektivs.

Durchmustern wir einen entsprechenden Schnitt mit der schwachen Vergrößerung, indem wir wiederum vom ruhenden Knorpel gegen die Markhöhle vorrücken (Abb. 112). Zunächst stoßen wir auf eine stark verbreiterte Knorpelwucherungszone, der eine ebenfalls verbreiterte Schicht großblasigen Knorpels folgt. Besonders deutlich ist die Verbreiterung an der präparatorischen Verkalkungszone des Knorpels. Die tiefdunkelblau gefärbten Scheidewände zwischen den eröffneten Knorpelzellbreiten bleiben noch weit in die Markräume hinein stehen, auch wenn schon die queren Scheidewände zwischen den Knorpelzellen durch die Marksprossen zerstört sind. Da diese Scheidewände aber nicht ganz verschwinden, entsteht ein Bild, das an eine Leiter mit Sprossen erinnert: Die Holme entsprechen den verkalkten, in der Längsachse des Knochens eingestellten Knorpelanteilen, die Sprossen der Leiter den Scheidewänden zwischen den einzelnen eng aneinanderliegenden Knorpelzellen. Man hat diese verkalkten Knorpelmassen auch mit einem Gitter verglichen und spricht von ,,Kalkgitter", das sich makroskopisch in Form eines verbreiterten gelben Streifens zu erkennen gibt. Erst tiefer im Markraum wird zunächst zögernd, dann immer mehr Knochengrundsubstanz auf die verkalkten Knorpelreste abgelagert.

Bei den *schwereren Formen* der Osteochondritis luica kommt es zu Einbrüchen im Bereich des wenig tragfähigen Kalkgitters oder zur Bildung von typischem syphilitischem Granulationsgewebe (Gummen, s. S. 202).

Frakturcallus (*H.-E.*)

An den menschlichen Knochen ist es wegen ihrer Größe kaum möglich, einen ganzen Callus übersichtlich in einem Präparat zu untersuchen. Wir benützen daher einen im Tierexperiment erzeugten Callus, wie er z. B. nach Fraktur eines Femur beim Kaninchen oder einer Ratte nach einigen Wochen entsteht.

In dem Präparat kommt es ganz besonders darauf an, sich mit der Lupenvergrößerung über seine Topographie zu orientieren (Abb. 113). Man erkennt an beiden schmalen Enden des Knochens noch die normale Anordnung der Compacta eines langen Röhrenknochens, welche aus reifer lamellärer Knochensubstanz besteht. Die Markhöhle enthält mit den Fettzellen untermischtes zelliges blutbildendes Mark. An der Frakturstelle bricht der stets durch seine reife (lamelläre) Struktur gut gekennzeichnete Knochen plötzlich ab. Kleinere, in der Umgebung liegende Knochentrümmer sind

Knochensystem

aus demselben Grund leicht auszumachen und von dem neu gebildeten Knochengewebe zu unterscheiden, das diese Trümmer einschließt und die Frakturenden miteinander verbindet. Dieses Callusgewebe sehen wir nunmehr mit den stärkeren Vergrößerungen genauer an. Dort, wo es am ältesten ist, handelt es sich bereits um Knochengewebe, das aber keine lamelläre Struktur aufweist. Die sternförmigen Knochenzellen liegen ungeordnet in einer mehr blau-violett gefärbten Knochensubstanz eingeschlossen, welche ein grobes Netzwerk bildet. Es handelt sich nicht um lamellären, sondern um geflechtartigen, bindegewebigen Knochen, der sich nicht nur zwischen den beiden Bruchenden der Corticalis ausbreitet (intermediärer knöcherner Callus), sondern auch in die Markhöhle der Bruchenden hineinreicht (medullärer Callus) und die Bruchenden von außen im Bereiche des Periostes umfaßt (periostaler Callus). Wenn wir Randabschnitte eines Callus untersuchen, dessen Wachstum noch nicht abgeschlossen ist, können wir unter Umständen noch etwas über die Art seiner Entstehung

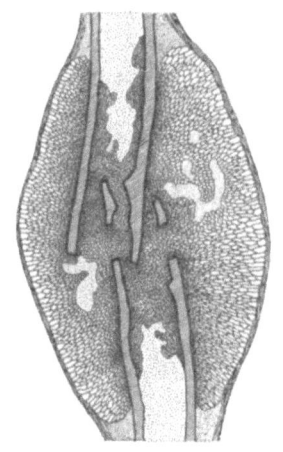

Abb. 113. Frakturcallus. Die Bruchenden gegeneinander verschoben

erfahren: Zu äußerst treffen wir auf gewucherte junge Bindegewebszellen, die, je tiefer wir gegen den Callus vorrücken, um so mehr Zwischensubstanz zwischen sich abscheiden. Diese entspricht zum Teil einer Knorpelgrundsubstanz, wobei dann die eingeschlossenen Zellen die Form von Knorpelzellen annehmen. Teils handelt es sich um Osteoid, das sich dann in verkalkte Knochengrundsubstanz umwandelt. Die Knorpelzellen werden in derselben Weise abgebaut, wie etwa bei der enchondralen Ossifikation: Die Grundsubstanz verkalkt, die Zellenhöhlen werden durch eindringende Gefäße eröffnet, schließlich lagert sich auf die Reste von Knorpelgrundsubstanz Knochen ab. Später wird dann der zunächst gebildete, geflechtartige Knochen wieder abgebaut und durch lamellären Knochen ersetzt.

Schließlich sei noch erwähnt, daß man hier und dort infolge des Traumas und der Unterbrechung der Blutzufuhr nekrotische (kernlose) Gewebsanteile antreffen kann, so wie eventuelle Reste der Blutung, die jede Fraktur begleitet. Die hier gegebene Schilderung eines Callus kann natürlich nur die allgemeinsten Züge seines Bildes wiedergeben und muß auf viele interessante, aber auch von Fall zu Fall zu sehr wechselnde Einzelheiten verzichten.

XII. Exo- und endokrine Drüsen
Mastopathia cystica (H.-E.)

Während des Erlöschens der Keimdrüsentätigkeit kann es zu einer Veränderung der Brustdrüse kommen, die einerseits durch fortschreitende fibröse Verödung, andererseits durch Wucherung und Cystenbildung von seiten der epithelialen Anteile gekennzeichnet ist.

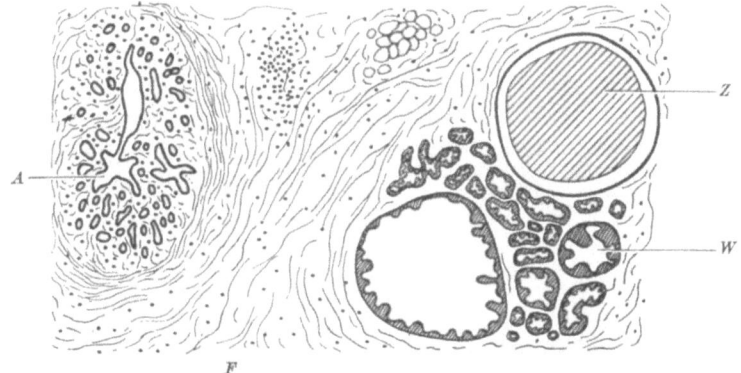

Abb. 114. Mastopathia cystica. *A* Ausführungsgang in einem atrophischen Drüsenläppchen; *Z* Cyste; *W* drüsige Wucherungen; *F* vermehrte Bindegewebsfasern

Bei schwacher Vergrößerung fällt auf, daß der sonst so regelmäßige drüsige Bau der Mamma so gut wie ganz geschwunden ist (Abb. 114). Wohl erkennen wir noch hier und dort kleine Träubchen von Drüsen, sie sind aber in kernarmes Bindegewebe eingeschlossen, das gegenüber der Norm beträchtlich vermehrt erscheint. In ihm liegen außerdem unregelmäßig verstreut einige Fettzellen oder Fettzellansammlungen. Diese Bindegewebsvermehrung führt zu einer Verhärtung der Brustdrüse oder, wenn die Veränderung nur an umschriebener Stelle aufgetreten ist, zur Bildung eines tastbaren, festeren Knotens, der ohne mikroskopische Untersuchung sich oft kaum von Krebs unterscheiden läßt. Veränderungen dieser Art hielt man früher für entzündlichen Ursprungs und bezeichnete sie als Mastitis fibrosa bzw. chronische Mastitis, worauf auch hier und da anzutreffende spärliche Lymphocytenansammlungen hinzudeuten schienen. Jetzt spricht man besser von *Mastopathia fibrosa*, da die entzündliche Natur der ganzen Veränderung sehr fraglich ist.

Häufig erkennen wir schon bei der Betrachtung mit freiem Auge oder Lupenvergrößerung neben engen, etwa der Norm entsprechenden Ausführungsgängen auch Hohlräume, deren Epithel dem der Ausführungsgänge oder der Drüsenschläuche entspricht. Im ersten Falle handelt es sich um zweireihiges zylindrisches, im zweiten um einfaches kubisches Epithel. An günstigen Präparaten können wir solche Hohlräume in allen Größenstufen antreffen, von solchen, bei denen die Erweiterung gerade noch mikroskopisch festzustellen ist, bis zu Cysten von der Größe eines Kirschkerns. Haben sie einmal diesen Umfang erreicht, dann sind sie nicht bloß mikroskopisch, sondern schon makroskopisch festzustellen. Da sie prall mit Flüssigkeit gefüllt sind, kann man sie gelegentlich auch beim Betasten der Mamma als derbe Kugeln fühlen. Im histologischen Schnitt enthalten sie entweder eine homogene, rötlich gefärbte Masse oder erscheinen nach Auslaufen des Inhalts leer. Die Entstehung solcher Cysten geht auf eine Wucherung der Wandelemente des Ausführungsganges bei gleichzeitiger Stauung und Eindickung seines Inhalts zurück. Gelegentlich findet man auch papilläre Wucherungen der Wand. Sind diese Cysten der hervorstechendste Zug des ganzen Bildes, so spricht man von *Mastitis* (besser *Mastopathia*) *cystica*.

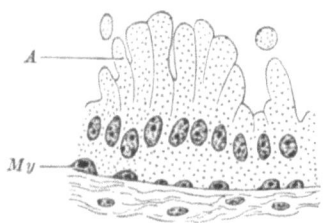

Abb. 115. Blasse Epithelzellen (schweißdrüsenähnlich) in einer Mastopathia cystica. *A* apokrine Sekretion; *My* myoepitheliale Elemente

Bei der Mastopathie treten außerdem noch Wucherungen des Drüsenepithels auf in Form von Bläschen und Schläuchen, die sich schon bei der Lupenvergrößerung durch ihr hohes, stark mit Eosin gefärbtes Epithel verraten; ihre Lichtung ist manchmal cystisch erweitert (Abb. 114 *W*). Mit den starken Vergrößerungen erkennen wir an der Oberfläche der Epithelzellen kuppelförmige Vorsprünge, die sich an manchen Zellen unter Bildung eines dünnen Stieles gegen die Lichtung zu abschnüren (Abb. 115). Dieser Vorgang ist sonst kennzeichnend für diejenigen Schweißdrüsen, die wir als apokrine bezeichnen, z.B. die Schweißdrüsen der Achselhöhle. Man hat in diesem Sinne auch von *schweißdrüsenähnlichen Wucherungen* in der Mamma gesprochen.

Adenomyomatose der Prostata (*H.-E.*)

In ähnlicher Weise wie bei der Frau in der Mamma kommt es beim Mann in der Prostata mit abnehmender Keimdrüsenfunktion zu Wucherungsvorgängen, die zu einer Vergrößerung des Organs führen (Prostatahypertrophie).

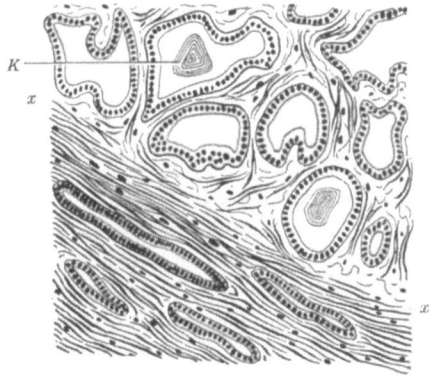

Abb. 116. Adenomyomatose der Prostata. Oberhalb der Linie x—x die gewucherten Anteile, unterhalb die durch den Druck verdrängten Anteile der Prostata. *K* Prostatakonkrement

Mit der Lupenvergrößerung erkennen wir an unserem Präparat unscharf abgegrenzte Gruppen von Drüsenbläschen (Abb. 116), die schon ganz den Eindruck in sich geschlossener, geschwulstartiger Wucherungen d.h. von Adenomen machen. Neben und zwischen diesen Wucherungen liegen enge Schläuche und unscheinbare Bläschen, an welchen manchmal noch deutlich der verdrängende Druck jener Wucherungen abgelesen werden kann (Abb. 116). Schon bei dieser Übersichtsbetrachtung ist auch das Verhalten des Stromas auffällig, insofern als die Mächtigkeit seiner Ausbildung in weiten Grenzen schwankt: Während hier z.B. eine Wucherung vorliegt, die wenig Stroma aufweist und hauptsächlich aus epithelialen Gängen besteht, ist knapp daneben eine andere aus wenigen

Exo- und endokrine Drüsen

Schläuchen aufgebaute zu sehen, bei der aber das stark gefärbte Stroma sozusagen die Hauptmasse des unscharf begrenzten, kugeligen Gebildes ausmacht. Betrachten wir eine solche Stelle mit den stärkeren Vergrößerungen, so läßt sich unschwer feststellen, daß das Stroma eine Vielzahl sich unregelmäßig durchflechtender glatter Muskelbündel enthält. Es macht den Eindruck einer geschwulstmäßigen Wucherung der Muskelfasern, eines Myoms. Tatsächlich kommen auch ganz drüsenlose Muskelwucherungen nach Art von Myomen in der Prostata vor. Verschieben wir das Präparat weiter, so erkennen wir überall, wenn auch nicht in derselben mächtigen Ausprägung, im Stroma verlaufende glatte Muskelfasern, die ja geradezu kennzeichnend für die normale Prostata sind. Es handelt sich also um eine teils drüsige, teils muskuläre Wucherung des Prostatagewebes, was in der Bezeichnung „Adenomyomatose" am besten zum Ausdruck kommt.

Mit der schwachen Vergrößerung können wir noch eine Reihe von allerdings nicht in jedem Präparat vorhandenen Einzelheiten erkennen. In manchen Drüsenbläschen — hauptsächlich in den durch die Wucherung verdrängten des ursprünglichen Prostatagewebes — finden wir konzentrisch geschichtete, rundliche bis eckige Gebilde, die sogenannten Prostatakonkremente (Abb. 116 K). In anderen Lichtungen ist der Inhalt bloß zu einer strukturlosen, rötlich gefärbten Masse eingedickt, in wiederum anderen liegen abgeschilferte Zellen, die durch Herauslösung ihrer fettigen Einlagerungen ein schaumiges Cytoplasma besitzen. Schließlich treffen wir sehr häufig auf Ansammlungen von Lymphocyten, meist um ein zugrunde gehendes Drüsenkanälchen, so daß man auch hier ebenso wie bei der Mastopathie früher einen entzündlichen Ursprung der ganzen Veränderung in Erwägung gezogen hat.

Ascendierende Parotitis (*H.-E.*)

Durch den Ausführungsgang der Parotis können bei stark geschwächten Kranken Keime in die Drüse aufsteigen und hier eine eitrige Entzündung hervorrufen.

Wir orientieren uns zunächst über den Bau der Drüse. Ihr Parenchym zerfällt in einzelne Läppchen, die durch schmale bindegewebige Septen voneinander getrennt werden. Im Zentrum jedes Läppchens liegt der zugehörige Ausführungsgang; er ist umgeben von den serösen Drüsenbläschen, die — besonders bei

Parotitis

adipösen Personen — zum Teil durch Fettzellen ersetzt sind (Lipomatose).

In unserem Präparat finden wir schon bei schwacher Vergrößerung die Lichtung von Ausführungsgängen von Zellen erfüllt (Abb. 117 A), die wir bei stärkerer Vergrößerung an ihren Kernen als Leukocyten erkennen. Auch das lockere Bindegewebe um den Ausführungsgang zeigt eine entzündlich-zellige Infiltration, die

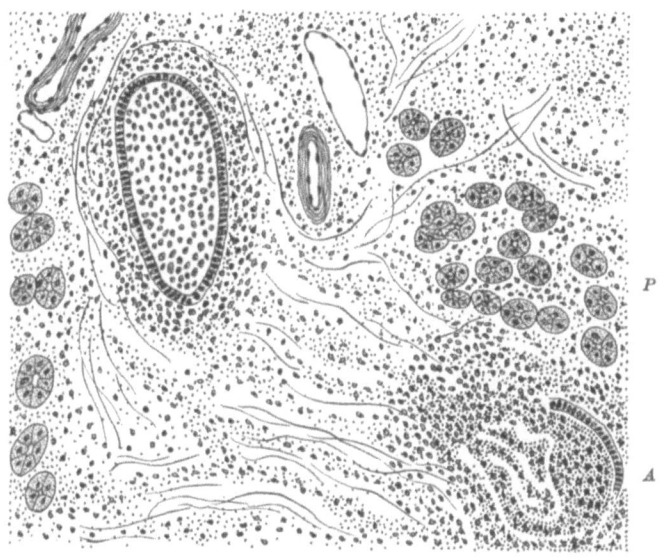

Abb. 117. Ascendierende Parotitis. Zwei von Leukocyten erfüllte und umgebene Ausführungsgänge; in dem einen (A) die von Cylinderzellen ausgekleidete Wand teilweise zerstört; P Drüsenbläschen

noch eine Strecke weit in das Zwischengewebe zwischen den Drüsenbläschen hineinreicht.

Bei stärkerer, länger dauernder Entzündung kommt es zum Gewebszerfall sowohl der Wand der Ausführungsgänge wie des sie umgebenden Bindegewebes und schließlich auch des Drüsenparenchyms. Das Läppchen enthält dann statt des Ausführungsgangssystems in seinem Zentrum einen Absceß (abscedierende Parotitis). Eine geregelte Sekretion dieser Drüsenabschnitte ist dann natürlich nicht mehr möglich. Im weiteren Verlauf atrophieren dementsprechend die Drüsenbläschen in einer auch den Absceß ersetzenden Narbe.

Exo- und endokrine Drüsen

Pankreas- und Fettnekrose (H.-E.)

Das Pankreas ist eine seröse Drüse und enthält außerdem die inkretorisch tätigen Langerhansschen Inseln. Diese so kennzeichnenden Bestandteile des Organs sind gewöhnlich schon bei schwacher Vergrößerung als hellere, ziemlich scharf begrenzte Zellhaufen zu erkennen. Manchmal, besonders wenn längere Zeit nach dem Tode vergangen ist, sind sie schwerer auffindbar. Zwischen den Drüsen können mehr oder minder reichlich Fettzellen ein-

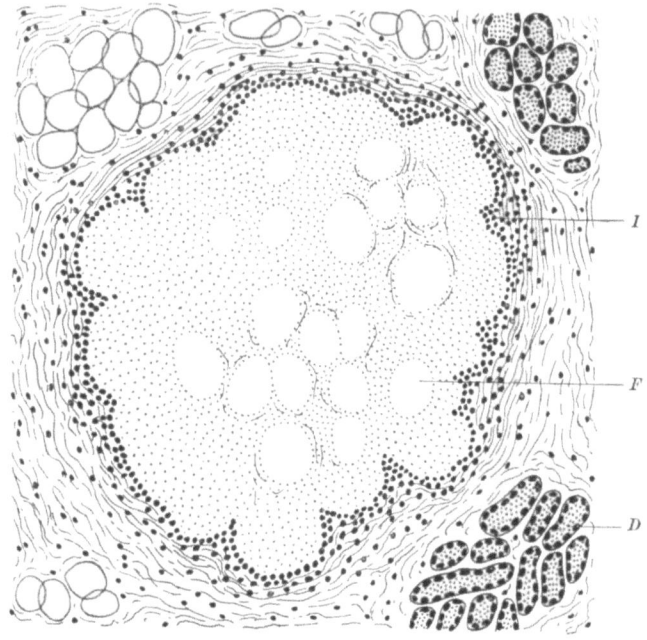

Abb. 118. Fettnekroseherde im Pankreas.
I abgrenzendes Infiltrat; *F* nekrotische Fettzellen; *D* normale Drüsenläppchen

geschaltet sein, die unter Umständen das exkretorische Parenchym fast vollständig ersetzen. Nur die Inseln werden von dieser Fettdurchwachsung (*Lipomatose*) verschont.

Tritt Pankreassekret in das Gewebe über, so kann es durch die Gewebssäfte zur Aktivierung seines fettspaltenden Fermentes, der Lipase, kommen. Dieses zerlegt dann das Neutralfett der Fettzellen in Glycerin und Fettsäuren, wobei die Fettzellen nekrotisch werden.

An einem histologischen Schnitt von einem *frischen Fettnekroseherd* sehen wir bei schwacher Vergrößerung Gruppen von Fettzellen entweder im Zwischengewebe der Drüsen oder außerhalb derselben

Pankreasnekrose

(im retroperitonealen Fettgewebe) nur schattenhaft in ihren Umrissen angedeutet (Abb. 118 F). Die sonst so scharf dargestellte Membran der Zellen ist nur verwaschen bläulich gefärbt. An Stelle der Fetttropfen bemerkt man eine blaßrosa gefärbte Masse, in der nadelförmige Lücken entsprechend den bei der Einbettung herausgelösten Fettsäurekristallen ausgespart sind. Um einen größeren solchen Herd läßt sich, so lange er frisch ist, als einzige Abgrenzung gegen das lebende Fettgewebe nur ein ganz schmaler Saum von Leukocyten nachweisen.

Hat ein solcher Herd *längere Zeit bestanden*, dann erkennen wir mit der Lupe bereits eine durch eine dünne Bindegewebskapsel gebildete Abgrenzung (Abb. 118). Im Inneren sind vielleicht hier und da schattenhaft die Umrisse der Fettzellen zu sehen, im übrigen besteht es aus einer bläulichrot gefärbten, homogenen Masse, in der dunkelblaue Schollen eingelagert sind. Es handelt sich um Kalksalze (fettsaurer Kalk). Suchen wir mit der starken Vergrößerung die Innenfläche der bindegewebigen Kapsel ab, so treffen wir auf große Zellen mit schaumigem Protoplasma: Bindegewebszellen, die aus dem zugrunde gehenden Fettgewebe das Fett in Form von Tröpfchen resorbiert haben.

Manchmal, und zwar im Rahmen der *akuten Pankreasnekrose*, sind aber Zeichen nicht bloß dafür vorhanden, daß das fettspaltende Ferment, sondern daß auch das eiweißspaltende Ferment des Pankreassaftes, das Trypsin, in das Gewebe ausgetreten und wirksam geworden ist. Die Spuren seiner Wirkung sind natürlich weniger im Fettgewebe als im eiweißreichen Drüsengewebe selbst zu suchen. An einem solchen Präparat sieht man unmittelbar neben den eben besprochenen Fettnekroseherden Anteile des Drüsenparenchyms, welche jeder Kernfärbbarkeit entbehren und eine rötlich gefärbte Zerfallsmasse darstellen. Die einzelnen Drüsenbläschen sind nur mehr schattenhaft angedeutet und abgrenzbar. Da aber die eiweißspaltenden Fermente des Pankreassaftes auch bei der postmortalen Autolyse frei werden und den Zerfall des Drüsengewebes beschleunigen, muß man in der Annahme einer intravital durch den Pankreassaft hervorgerufenen Nekrose bei der histologischen Untersuchung recht vorsichtig sein. Ein sichtbares Zeichen dafür, daß eine solche Veränderung während des Lebens aufgetreten ist, hat man in den die Nekroseherde umgebenden Blutungen. Sie beherrschen manchmal derartig das Bild, daß man geradezu von Pankreasapoplexie gesprochen hat. Dauerte die Krankheit etwas länger, dann sind um die Nekroseherde herum leukocytäre Infiltrate zu finden.

Sklerose des Pankreas (H.-E.)

Bei Lebercirrhose und auch aus anderen Ursachen kommt es manchmal zu einem weitgehenden Parenchymschwund des Pankreas, der von Bindegewebsvermehrung begleitet ist (Pankreascirrhose).

Bei schwacher Vergrößerung (Abb. 119) erkennen wir an einem Schnitt noch hier und da Ausführungsgänge und Gruppen von

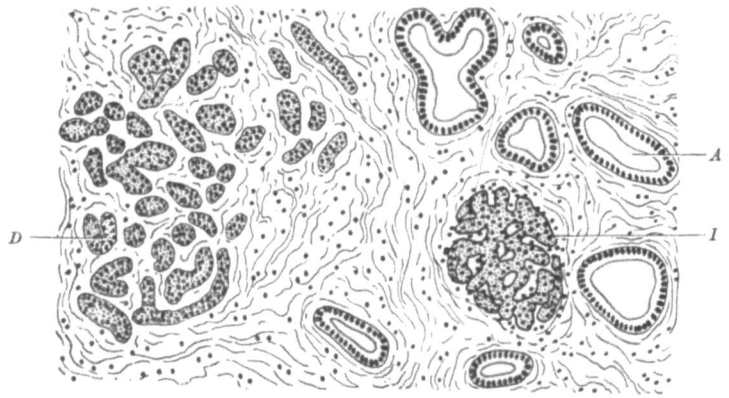

Abb. 119. Sklerose des Pankreas.
D exkretorische Drüsen; *A* Ausführungsgänge; *I* Langerhanssche Insel

Drüsenbläschen, welche kleiner als normal sind und gewissermaßen nur epitheliale Zellhaufen darstellen. Die Hauptmasse des Organs ist von einem faserigen Bindegewebe gebildet, in dem hier und da Ansammlungen von Lymphocyten zu finden sind. Man hat aus ihnen auf eine chronische Entzündung geschlossen und spricht deshalb von chronischer Pankreatitis. Bemerkenswerterweise bleiben in dem schrumpfenden Bindegewebe am längsten die Langerhansschen Inseln erhalten, die dadurch besonders deutlich hervortreten. In ihrer Funktion sind sie aber doch wesentlich beeinträchtigt, da bei solchen Fällen recht häufig Diabetes auftritt.

Diabetes ist die Regel bei der Hämochromatose, einer Krankheit, die außerdem noch mit reichlicher Hämosiderinablagerung im Zwischengewebe und den Epithelien sowohl des sklerosierten Pankreas *(hämosiderotische Pankreascirrhose)* wie auch der cirrhotischen

Leber einhergeht (hämosiderotische Lebercirrhose) (s. S. 68). Da außerdem auch die Haut durch Pigmentablagerung bronzefarben wird, spricht man in solchen Fällen von Bronzediabetes.

Diffuse Kolloidstruma (*H.-E.*)

Als endokrine Drüse ermangelt die Schilddrüse jedes Ausführungsganges und besteht normalerweise aus dicht aneinandergelagerten Follikeln, die mit eosinfärbbarem Kolloid gefüllt sind.

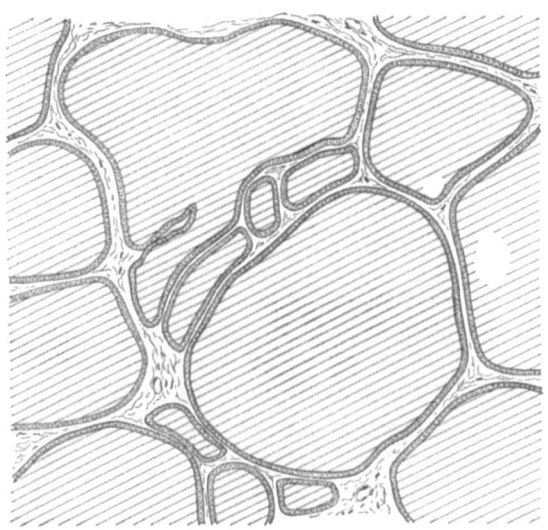

Abb. 120. Diffuse Kolloidstruma

Während in der normalen Schilddrüse die Follikel ziemlich gleich groß und rund sind, erscheinen sie bei der Struma colloides diffusa so vergrößert, daß sie oft schon mit freiem Auge als fischrogenähnliche, über die Schnittfläche vorspringende Körnchen sichtbar sind.

Bei schwacher Vergrößerung sehen wir im Schnittpräparat sehr ungleichmäßig große Follikel. Wir halten uns bei der Beurteilung der Follikelgröße an die größten Follikel, denn ein Schnitt durch ein rundliches Gebilde kann, wenn er nicht genau die Mitte trifft, einen Anschnitt liefern, der dann natürlich kleiner erscheinen muß, als das Gebilde in Wirklichkeit ist. Schließlich ist es möglich, daß der Schnitt gerade nur durch die Epithellage geht, so daß man einen anscheinend soliden Epithelhaufen zu sehen bekommt. Mit anderen Worten: die Schnittführung kann uns Schilddrüsenfollikel oft genug kleiner erscheinen lassen, als sie in Wirklichkeit sind, es gibt aber keine Schnittführung, die das Umgekehrte ermöglichte, nämlich einen Follikel größer erscheinen zu lassen. Daher sind uns immer nur die größten Follikel ein Maßstab für die in der Schilddrüse tatsächlich erreichte Follikelgröße. In der Struma colloides diffusa bemerken wir neben kleiner erscheinenden Follikeln auch solche, die einen sehr großen Umfang besitzen (Abb. 120). Alle sind sie von stark eosinrotem Kolloid erfüllt, das manchmal durch die Schnittführung zusammengeschoben oder teilweise auch herausgebrochen ist. Gleichzeitig sind die zwischen den Follikeln liegenden Scheidewände wie durch den Druck der vergrößerten Follikel zu ganz schmalen Streifen zusammengepreßt. Bei starker Vergrößerung erkennen wir, daß manche Follikelepithelien nicht einmal die Höhe kubischer Zellen erreichen, sondern platte Gebilde darstellen.

Basedow-Schilddrüse (H.-E.)

Mit schwacher Vergrößerung ist in Schnitten von Basedow-Schilddrüsen bei ausgeprägten Fällen kaum mehr normales Schilddrüsengewebe zu finden. Nur hier und da lassen sich noch einzelne Follikelgruppen feststellen, die stark mit Eosin gefärbtes normales Kolloid enthalten. Die übrigen Follikel erscheinen entweder „leer" oder von einer blaßrosa färbbaren Masse erfüllt (Abb. 121). Hier muß also zu den färbbaren Bestandteilen des Kolloids mehr oder weniger „wäßrige" Flüssigkeit zugemengt gewesen sein. Wir sprechen von dünnem bzw. wäßrigem Kolloid. Außerdem fallen hauptsächlich im Bereich der Bindegewebssepten gelegene Ansammlungen von Lymphocyten auf, die manchmal auch deutliche Keimzentren enthalten. Mit der starken Vergrößerung betrachtet erweisen sich die Follikelepithelien nicht wie in der Norm kubisch, sondern höher bis ausgesprochen zylindrisch (Abb. 121). An kleineren Follikeln ist dadurch die Lichtung oft auf einen schmalen Spalt eingeengt, in größeren dringen die Epithelien geradezu als Falten gegen die Lichtung vor, die dadurch ihre rundliche Gestalt verliert. Manchmal zeigen diese Falten eine Aufteilung in einzelne, auf dem Schnitt fingerförmig verzweigte Nebensprossen, in die alle Anteile des Stromas hineinziehen. Hier ist es also zu einer „papillären" Wucherung der vergrößerten Epithelien gekommen. Im ganzen entspricht das Bild der Basedow-Schilddrüse einer stark gesteigerten sekretorischen Tätigkeit.

Nicht immer sind alle kennzeichnenden Merkmale der Basedow-Schilddrüse, nämlich die Verdünnung des Kolloids, die lymphocytären Infiltrate, die hohen Epithelien und papillären Wucherungen, gleich gut ausgesprochen. Dies hängt sehr von der Dauer

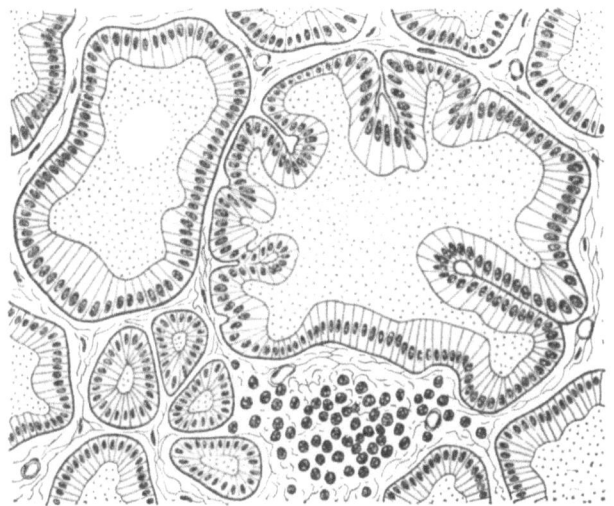

Abb. 121. Basedow-Schilddrüse

und Schwere der Erkrankung sowie von den angewandten Behandlungsmethoden ab. Bemerkenswert ist auch die oft feststellbare sehr ungleiche Größe der Zellkerne der Follikelepithelien.

XIII. Geschlechtsorgane
Erosion der Portio (H.-E.)

Aus verschiedenen Gründen können die untersten Abschnitte der Cervicalschleimhaut auf die Portio ausgestülpt werden. Man spricht von Eversion oder Ektropion. Der Gynäkologe sieht dabei den äußeren Muttermund umgeben von einer samtartig-glänzenden, rötlichen Fläche, die Schleim absondert und leicht blutet. Dadurch wird das Vorliegen eines Gewebsverlustes vorgetäuscht (Pseudoerosion). Bei längerem Bestehen kann es aber auch zu echtem Gewebsverlust an der Oberfläche der evertierten Schleimhaut kommen, zur echten Erosion. Erosion und Pseudoerosion können unter Umständen einem beginnenden Carcinom sehr ähnlich sehen. Nur die histologische Untersuchung kann hier Gewißheit verschaffen. Die Heilung sowohl der Pseudoerosion wie der echten Erosion erfolgt durch Überhäutung mit

Plattenepithel, wobei allerdings die Ausführungsgänge der Cervixdrüsen verschlossen werden, so daß Retentionscysten entstehen (Ovula Nabothi).

Bei Betrachtung einer *Pseudoerosion* mit der Lupenvergrößerung beginnen wir mit der von nicht verhornendem Plattenepithel überzogenen Seite der Schleimhautoberfläche (Abb. 122a). Unter

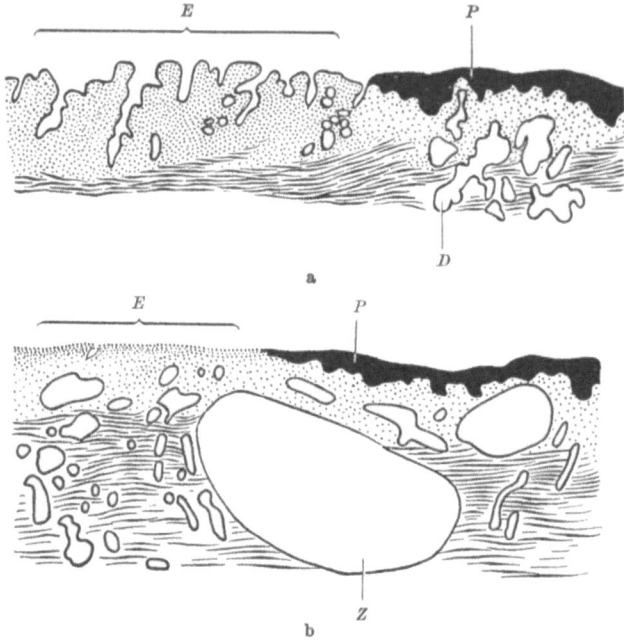

Abb. 122a u. b. Portioerosion (Vagina rechts, Uterusfundus links). a Teilweise bereits von Plattenepithel (*P*) bedeckte *Pseudoerosion* (Eversion, Ektropium, *E*) *D* Cervixdrüsen unter dem Plattenepithel; b Die prolabierte Schleimhaut sekundär oberflächlich entzündlichgeschwürig zerstört (*echte Erosion*, *E*); *Z* infolge Sekretstauung cystisch erweiterte Cervixdrüsen, deren Ausführungsgang durch das darüber gewucherte Plattenepithel (*P*) verlegt wurde (Ovula Nabothi)

dem Plattenepithel können wir oft bereits cervicale Schleimdrüsen erkennen, die eventuell sogar schon eine Erweiterung der Lichtung zeigen. Wir befinden uns also bereits in einem Gebiet, das ursprünglich zur Cervixschleimhaut gehörte, jetzt aber von Plattenepithel überzogen wurde. Das Plattenepithel bricht dann ab und macht der von schleimbildendem Zylinderepithel bedeckten Oberfläche der Cervixschleimhaut Platz. Hier münden Cervixdrüsen, die manchmal tiefer in die Muskulatur hineinreichen. Das Schleimhautstroma ist hier gewöhnlich stark zellig infiltriert, wobei

Lymphocyten als Ausdruck eines chronischen Reizzustandes vorherrschen. Dieser ist dadurch bedingt, daß die Schleimhaut durch das Hinausrücken auf die Portiooberfläche in ein unphysiologisches Milieu gelangt ist. Unter Umständen antworten auch Drüsen und Oberflächenepithel auf diesen unphysiologischen Reiz: die Drüsen wuchern, die Oberfläche nimmt eine papilläre Gestalt an. Man spricht dann von glandulärer oder papillärer bzw. glandulo-papillärer (Pseudo-) Erosion. Erst wenn die Oberfläche und die oberste Schleimhautschicht zerstört sind (Abb. 122b), liegt eine *echte Erosion* vor. Sie gleicht im übrigen weitgehend makro- und mikroskopisch der eben besprochenen Pseudoerosion. Die entzündlichen Erscheinungen, wie die zellige Infiltration des Stromas, können stärker ausgeprägt sein.

Endometriose (H.-E.)

Die Drüsen des Endometriums können, ohne daß es sich um geschwulstmäßiges Wachstum handelt, über ihren normalen Standort hinaus wuchernd vordringen — wir sprechen dann von Endometriose. Teils stehen die Wucherungen noch im Zusammenhang mit der Uterusschleimhaut, z.B. dann, wenn sie die Uterusmuskulatur von innen her durchsetzen (Endometriosis uteri interna); teils spielen sie sich ohne Zusammenhang mit dem Uterus und seiner Schleimhaut in entfernten Organen ab wie in Lymphdrüsen, Ovar usw. (Endometriosis externa). Da diese Drüsen am Cyclus teilnehmen, kann es zu Blutungen und Blutungscysten in den verschiedenen Lokalisationen kommen.

Betrachten wir den Schnitt von einer Endometriose des Uterus zunächst mit der Lupenvergrößerung, so können wir deutlich die Schleimhaut des Uterusfundus (Endometrium) von der Muskelwand abgrenzen (Myometrium). Das Endometrium zeigt bei schwacher Vergrößerung (Abb. 123 E) einen Aufbau aus korkzieherartig gewundenen, an der Oberfläche mündenden Drüsen, die in das zellreiche Schleimhautstroma eingelagert sind. Mit starker Vergrößerung erweisen sich die Drüsen aus Zylinderzellen aufgebaut, die eine enge Lichtung umgeben. Das Stroma besteht aus dicht nebeneinanderliegenden Zellen, an denen ein Cytoplasmaleib kaum wahrnehmbar ist. Es sind diejenigen Zellen, aus denen bei der Gravidität die Deciduazellen hervorgehen und die deswegen auch in ihrer Gesamtheit als cytogenes Gewebe bezeichnet werden. Das Myometrium erweist sich am Schnitt aufgebaut aus einander durchflechtenden, d.h. teils längs, teils quer, teils schräg getroffenen Bündeln glatter Muskulatur.

Geschlechtsorgane

Durchmustern wir nun die Schleimhaut-Muskel-Grenze, so erkennen wir, daß, wie es schon normalerweise der Fall ist, einzelne Drüsenschläuche des Endometriums etwas zwischen die Muskelzüge hineinreichen. Es sind diejenigen Anteile der Drüsen, die auch nach der Abstoßung der übrigen Schleimhaut während der Menstruation erhalten bleiben und von denen aus die Regeneration des Endometriums erfolgt. Im vorliegenden Präparat sind die Drüsen aber

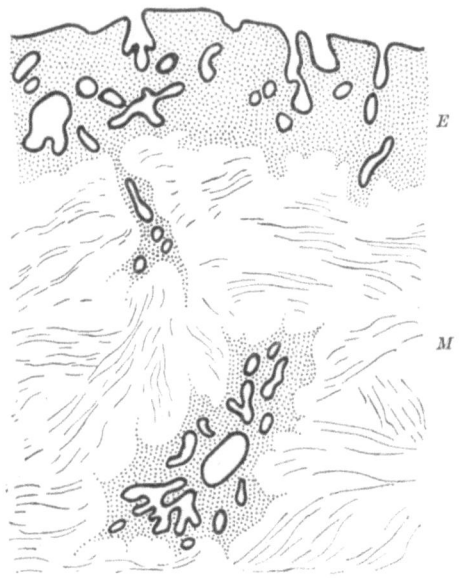

Abb. 123. Endometriose des Uterus. *E* Endometrium; *M* Myometrium

viel tiefer in das Myometrium hinein zu verfolgen als normal — sie können mit ihren Ausläufern sogar die ganze Dicke der Muskelwand durchwuchert haben (Abb. 123). Dann liegt ein durch die glatten Muskelfasern ausgespartes Feld vor, das einige typische Uterusdrüsenschläuche, umgeben von cytogenem Gewebe, enthält.

An der Wucherung nimmt nicht bloß die Schleimhaut, sondern gewöhnlich auch die Muskulatur des Uterus teil (*Adenomyose*), was freilich mehr makroskopisch als histologisch zu erkennen ist.

Hyperplasie der Uterusschleimhaut (Geschabsel) (*H.-E.*)

Zur Zeit des Erlöschens der Keimdrüsentätigkeit kann es in der Fundusschleimhaut neben atrophischen Veränderungen auch zu Wucherungen

Hyperplasie des Endometriums

kommen, die entweder mehr umschrieben (polypös) oder diffus sind. Dabei treten Blutungen (Metrorrhagien) auf, die auch bei den Carcinomen des Uterus oft das erste klinische Krankheitszeichen darstellen. Daher wird die Schleimhaut ausgekratzt und histologisch untersucht, um so sicher festzustellen, ob ein Krebs oder eine gutartige Schleimhautwucherung vorliegt.

Unser Präparat besteht aus zahlreichen miteinander nicht zusammenhängenden Bröckeln von Fundusschleimhaut, so wie sie der Arzt mit der Curette aus der Uteruslichtung gewonnen hat.

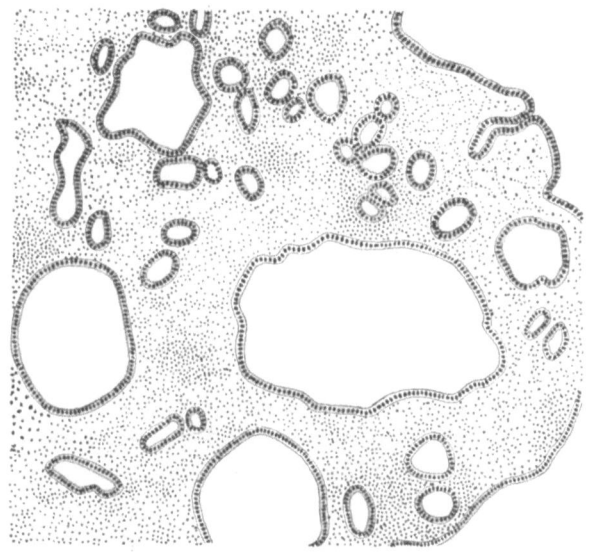

Abb. 124. Hyperplasie der Uterusschleimhaut

Eine sichere Orientierung darüber, wo gerade die Schleimhautoberfläche und die Schleimhautbasis sich befindet, ist oft schwer, da diese Bröckel, so wie sie eben gerade lagen, eingebettet und geschnitten wurden. Bei dem Eingriff wurden natürlich viel Gefäße angerissen, so daß wir bei Lupenvergrößerung auch immer mehr oder minder reichliche Blutcoagula neben den Schleimhautanteilen finden. Betrachten wir die Schleimhautstückchen genauer, so fällt vor allem die ungleiche Weite der Drüsen auf (Abb. 124). Normalerweise befinden sich ja alle Drüsen in einem bestimmten Stadium der cyclischen Veränderungen und gleichen daher einander in Weite und feinerer Zellbeschaffenheit. Im vorliegenden Präparat erkennen wir aber neben ganz engen Drüsen auch weite, ja geradezu

Geschlechtsorgane

cystisch ausgedehnte Hohlräume, die dann entweder leer oder von eingedicktem Sekret erfüllt sind. Die regelmäßige, korkzieherartige (Proliferationsphase) oder sägeblattähnliche (Sekretionsphase) Drüsenform ist nicht nachzuweisen. Manche Drüsen verlaufen zwar geschlängelt, andere sind aber gerade gestreckt, gekrümmt usw. Betrachten wir die auskleidenden Epithelzellen mit der starken Vergrößerung, so fehlen ihnen gewöhnlich alle Zeichen einer besonderen Differenzierung. Sie sind gleichmäßig dunkel gefärbt und liegen eng aneinandergepackt. Das Stroma zwischen den Drüsen besteht aus dicht gelagerten Zellen mit ovalen und mäßig chromatinreichen Kernen. Hier und da, besonders in den Rändern der einzelnen Stückchen, finden sich Blutaustritte im Stroma infolge der Durchtrennung der Capillaren. An anderen Stellen sind die Stromazellen durch eine farblose oder wenig eiweißhaltige Masse (Ödemflüssigkeit) auseinandergedrängt, die gelegentlich auch Fibrin enthält.

Geschabsel bei Abortus (*H.-E.*)

Wurde eine Schwangerschaft vorzeitig unterbrochen, so bleiben manchmal im Uterus noch Reste der Placenta zurück, die eine dauernde Blutung (Metrorrhagie) unterhalten. Sie werden mit der Curette ausgeräumt und werden zur histologischen Untersuchung eingesandt.

Schon mit der Lupenvergrößerung finden wir mehr oder minder große Stückchen von *Placentargewebe* mit vielfach verzweigten Zotten (Abb. 125c). Betrachten wir sie mit stärkerer Vergrößerung, so erkennen wir einen äußeren epithelialen Überzug, der aus nicht voneinander abgrenzbaren Zellen, also einem Syncytium, besteht. Unter ihm können manchmal noch die scharf begrenzten, mehr kubischen Zellen der nur im frühen Embryonalstadium vorhandenen Langhansschen Zellschicht nachweisbar sein. Das Innere der Zotten ist aus einem schleimhaltigen embryonalen Gallertgewebe bzw. in den größeren Zottenstämmen bereits aus reifem Gallertgewebe mit Fasern und Gefäßen aufgebaut. Zwischen den einzelnen Zotten findet sich hier und dort rötlich gefärbtes, fädiges Fibrin, das manchmal ganze degenerierte Zotten einschließt.

Außer dem Placentargewebe ist in dem Präparat immer noch *Uterusschleimhaut* vorhanden, die ein ganz anderes Bild darbietet als bei der Hyperplasie. In Stückchen, die aus der mittleren Schicht des Endometriums, der Spongiosa, stammen, sind die Drüsen weit und vielfach ausgebuchtet, so daß eine sägeblattähnliche Kontur entsteht. Das auskleidende Epithel ist hoch, die Zellen besitzen ein helles, sezernierendes Cytoplasma. Das umgebende Stroma erscheint kleinzellig (Abb. 125a). Haben wir ein Stückchen aus der oberflächlichen Schicht des Endometriums, der Compacta, vor uns, so sind die Drüsen oft kaum als solche zu erkennen und stellen nur

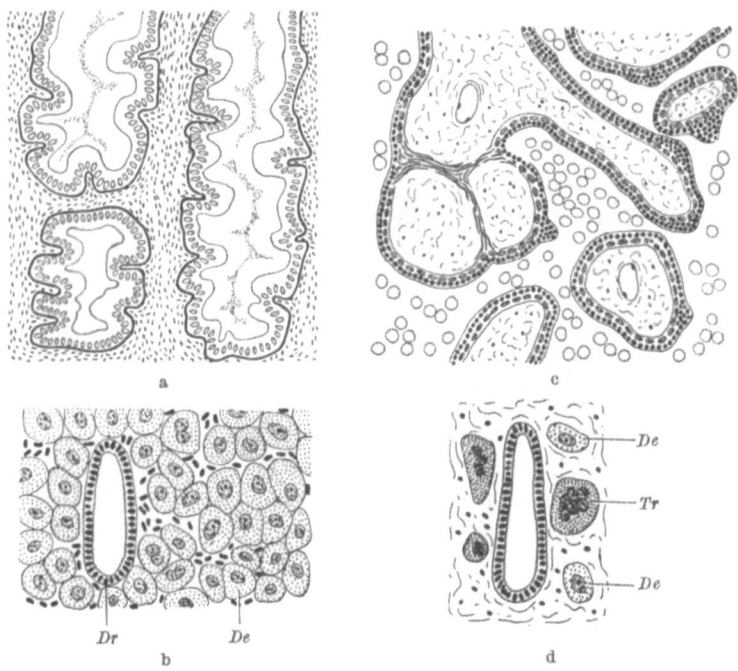

Abb. 125a—d. Geschabsel bei Abortus. a Endometrium mit weiten sezernierenden Drüsen; b Endometrium mit reichlichen Deciduazellen (De) und engen Drüsen (Dr); c Placentarzotten; d Endometrium mit Deciduazellen (De) und mehrkernigen Trophoblastzellen (Tr)

mehr oder minder enge Spalträume dar, so daß man sie zunächst leicht übersehen könnte. Erst bei Anwendung stärkerer Vergrößerungen wird die epitheliale Auskleidung dieser Spalträume deutlich (Abb. 125b). Das Stroma ist hier decidual umgewandelt: es ist aufgebaut aus großen, cytoplasmareichen Zellen mit einem oder zwei großen, ovalen, chromatinarmen Kernen (Abb. 125b u. d), den *Deciduazellen*. Sie stoßen manchmal scheinbar unmittelbar wie Epithelzellen aneinander und sind dann etwas abgekantet. Wo sie nicht so dicht liegen, haben sie dagegen eine rundliche Form angenommen. Zwischen ihnen erkennt man Zellen, die Lymphocyten sehr ähnlich sehen, da sie einen kleinen, rundlichen, sehr chromatinreichen Kern besitzen. Da sie in ihrem Cytoplasma rundliche — allerdings nur bei besonderen Färbungen deutlich hervortretende — Körnchen enthalten, werden sie endometriale *Körnchenzellen* genannt. Hier und dort mag man gelegentlich auch im Stroma unregelmäßig gestaltete Zellen mit mehreren oder ungleich gestalteten chromatinreichen Kernen antreffen (Abb. 125d). Sie gehören dem *Trophoblast* an, stellen also fetale Zellen dar, die gewissermaßen als Vorläufer der Placentation in das Endometrium eingewandert sind. Schließlich finden wir, falls es sich um einen fieberhaften Abort handelt, noch alle Zeichen der Entzündung (Endometritis), wie Leukocytenansammlung, Fibrinausschwitzung und Nekrosen.

Blasenmole (*H.-E.*)

Durch eine eigentümliche Entartung der Placentarzotten werden sie bläschenförmig aufgetrieben, so daß eine gewisse Ähnlichkeit mit den an einem Stiel hängenden Beeren einer Weintraube entsteht (Trauben- oder Blasenmole). Der zugehörige Fetus ist in der Regel geschwunden. Eine solche Placenta wird gewöhnlich vorzeitig ausgestoßen oder vom Arzt ausgeräumt.

In einem Schnitt erkennen wir zwar noch in den Grundzügen den zottigen Aufbau der Placenta wie im vorherigen Präparat, doch fallen schon bei der schwächsten Vergrößerung die umfänglichen Zottenquerschnitte auf, welche in der Mitte nicht aus embryonalem oder reifem Gallertgewebe bestehen, sondern gewissermaßen eine Lücke im Stroma aufweisen. Diese ist von blaßblau bis blaßrosa gefärbten, offenbar flüssigschleimigen Massen erfüllt (Abb. 126). Es handelt sich um eine der schon mit freiem Auge sichtbaren Blasen. Mit den starken Vergrößerungen erkennen wir, daß auch der epitheliale Überzug einer so veränderten Zotte nicht der Norm entspricht. Der bedeckende Epithelüberzug ist unregelmäßig verdickt und gewuchert, wobei die einzelnen Schichten, die Langhanssche Zellschicht und das Syncytium, gewissermaßen durcheinandergemischt sind. Dunkel gefärbte Cytoplasmamassen mit dicht liegenden, kleinen, chromatinreichen Kernen entsprechen dem Syncytium, das aber hier nicht bloß auf der Oberfläche der Zotten, sondern auch inmitten des epithelialen Zottenüberzuges zu finden ist. Dieser besteht aus größeren, gut abgrenzbaren Zellen mit eher chromatinarmen Kernen, die der Langhansschen Zellschicht angehören. Gelegentlich sind auch cystische Hohlräume im Epithelbelag eingeschlossen. An anderen Stellen fehlt wiederum fast jeder Überzug an einer solchen Zotte, die dann nur von Fibrin bedeckt ist. Handelt es sich um eine durch Curettement entfernte Blasenmole, dann treffen wir auf unserem histologischen Schnitt neben der veränderten Placenta

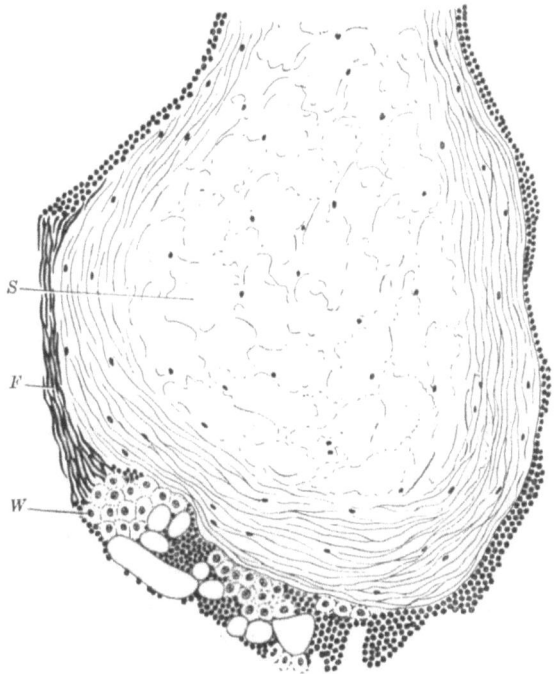

Abb. 126. Blasenmole. *S* zentrale schleimige Umwandlung des Zottenstromas; *F* Fibrinbelag an der Zottenoberfläche; im gewucherten Überzug von Chorionepithel kann man die eng aneinanderliegenden Kerne des Syncytiums von den größeren Zellen der Langhans-Schicht (*W*) unterscheiden

manchmal auch noch auf Stückchen decidual umgewandelter und gewöhnlich auch leukocytär infiltrierter Uterusschleimhaut, so wie wir sie beim Abort kennengelernt haben.

Chronische Salpingitis (*H.-E.*)

Die häufigste Ursache einer Tubenentzündung ist die Infektion mit Gonokokken. Je nachdem, ob wir eine frische oder — was bei der gonorrhoischen Salpingitis meist der Fall ist — eine chronisch gewordene Entzündung untersuchen, ist auch das histologische Bild verschieden.

Geschlechtsorgane

Mit freiem Auge betrachtet erinnert ein Querschnitt durch die Tube durchaus an einen solchen durch die Appendix. Eine Muscularis mucosae fehlt. Die Schleimhaut sitzt der Muskelschicht unmittelbar auf. Eine ringförmige Muskelschicht umschließt eine mehr oder weniger weite Lichtung. Mit der Lupenvergrößerung erkennen wir aber bereits wesentliche Unterschiede. Die Muskelschicht ist dünner und besteht aus einander durchflechtenden Muskelbündeln, läßt also die deutliche Zweischichtung der Darmmuskulatur nicht erkennen (siehe auch S. 142). Ferner springt die Schleimhaut gegen die Lichtung in einzelnen oder zahlreichen, mehrfach unterteilten Falten vor, welche auf dem Querschnitt Zotten vortäuschen. Die Lichtung erscheint daher oft ausgesprochen sternförmig.

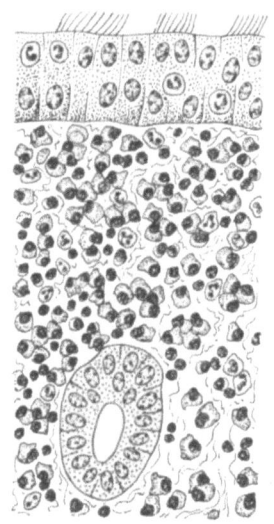

Abb. 127. Chronische Salpingitis. Im Schleimhautstroma vorwiegend Plasmazellen

Untersuchen wir einen Schnitt von einer *akuten Salpingitis*, dann ist die Lichtung besonders in den tiefen Tälern zwischen den einzelnen Schleimhautfalten von dicht nebeneinanderliegenden Leukocyten erfüllt. Das Schleimhautstroma erscheint zellreich, wobei die Leukocyten durchaus überwiegen. Desgleichen finden wir leukocytäre Infiltrate im Bindegewebe zwischen den Muskelbündeln der Wand.

Bei der *chronischen Salpingitis* sind die Leukocyten in der Lichtung weniger zahlreich, dafür ist jetzt das Stroma der Schleimhautfalten besonders dicht zellig infiltriert. Die sonst zierlichen Faltenquerschnitte werden dadurch plump und aufgetrieben. Untersuchen wir die im Zottenstroma liegenden Zellen mit der stärkeren Vergrößerung (Abb. 127), so erkennen wir wiederum die jetzt allerdings spärlicheren Leukocyten; reichlicher sind Lymphocyten vertreten. Die Hauptmasse des Infiltrates wird aber von Zellen gebildet mit einem rundlichen, chromatinreichen Kern, der ganz dem Lymphocytenkern entspricht. Um ihn herum läßt sich zum Unterschied von Lymphocyten ein deutlicher, großer Cytoplasmaleib abgrenzen, in dem der Kern gewöhnlich exzentrisch gelegen ist. Es handelt sich um Plasmazellen, die wir übrigens bei allen ausgesprochen chronisch verlaufenden Entzündungen antreffen.

Fibröse Atrophie des Hodens (*H.-E.*)

Nach verschiedenen Schädigungen, besonders Entzündungen, und auch im Alter, kommt es zu einer eigentümlichen Rückbildung des Hodenparenchyms, begleitet von einer leichten Bindegewebsvermehrung: zur Fibrosis testis.

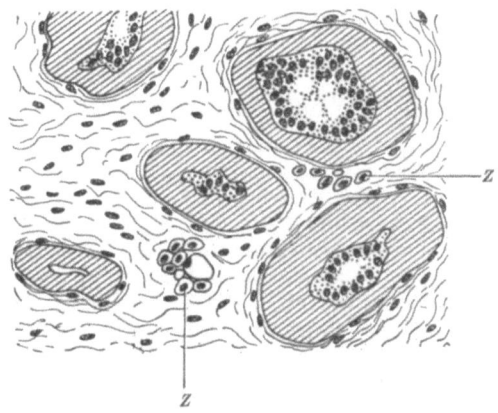

Abb. 128. Fibröse Atrophie des Hodens. Die Basalmembran der Hodenkanälchen verbreitert, die Lichtung zum Teil noch Reste von Stützzellen enthaltend, zum Teil kollabiert.
Z Leydigsche Zwischenzellen

Mit schwacher Vergrößerung erkennt man als Umhüllung des Hodens eine ziemlich festgefügte Bindegewebslage, die Tunica albuginea. Sie umschließt zahlreiche, zum größten Teil quer getroffene Hodenkanälchen. Von diesen enthalten manche sehr zahlreiche samenbildende Zellen, andere erscheinen enger und wie leer. Zwischen den Kanälchen, besonders an den Gefäßen, sind Ansammlungen cytoplasmareicher Zellen, der Leydigschen Zwischenzellen, festzustellen. Wir betrachten nun die einzelnen Hodenkanälchen mit starker Vergrößerung und gehen dabei von den mit zahlreichen Zellen erfüllten Kanälchen aus. Ohne auf die einzelnen Zellformen näher einzugehen, sei nur betont, daß wir rundliche, ziemlich chromatinreiche und oft in Mitose befindliche Kerne erkennen, die dem samenbildenden Epithel angehören, und sie leicht von ovalen, eher chromatinarmen Kernen, den Kernen der Sertolischen Stützzellen, unterscheiden. Nach außen zu wird das Kanälchen durch eine fast homogene, dünne Grundhaut, die Membrana propria, abgeschlossen. Nun suchen wir eines der zellarmen Kanälchen auf. Dabei stellt sich heraus, daß die Verminderung der Zellen hauptsächlich auf Kosten des samenbildenden Epithels geht, während die Stützzellen noch erhalten sind. Gleichzeitig bemerkt man eine deutliche Verdickung der Membrana propria (Abb. 128). Schließlich treffen wir auf Kanälchen, die so gut wie keine Zellen in der Lichtung enthalten und gewissermaßen nur aus einer in mehrfache Falten gelegten Membrana propria bestehen.

XIV. Lymphatisches Gewebe

Lymphoretikuläres Gewebe kommt in den Lymphknoten, aber auch an vielen Stellen der Schleimhäute in Form einzelner oder zusammengeballter Follikel (Peyersche Haufen, Tonsillen) und im Inneren von Organen vor (Malpighische Körperchen der Milz). Immer besteht es aus einem ganz zarten, von Reticulumzellen gebildeten Netzwerk von Gitterfasern, in dessen Maschen Lymphocyten eingelagert sind. Inmitten größerer Follikel findet man eine rundliche, zellarme Zone, die dadurch im Schnittpräparat wie aufgehellt erscheint. Die hier liegenden Zellen sind größer und entsprechen Reticulumzellen und Lymphoblasten. Während man diese Stellen früher als Orte der Regeneration auffaßte („Keimzentren"), sieht man in ihnen jetzt das Zeichen einer Reaktion des lymphatischen Gewebes auf verschiedene Schädlichkeiten („Reaktionszentren"). Ganz offenbar haben diese lymphoretikulären Zellansammlungen eine Bedeutung für die Abwehrfunktion des Organismus, da sie bei Neugeborenen fehlen und sich erst im Laufe der ersten 3 Monate als Antwort auf die Reize der Außenwelt bilden.

Anthrakose der Lymphdrüse

(Kernechtrot)

Abgesehen von der Bildung humoraler Abwehrstoffe (s. oben), spielen die Lymphdrüsen auch bei der cellulären Abwehr insofern eine Rolle, als sie wie ein Filter körperliche Gebilde, seien sie nun belebte (Bakterien, Zellen) oder unbelebte (Staubteilchen), zurückhalten. Wir untersuchen eine Lymphdrüse eines Großstädters, der ja während seines Lebens reichlich Kohlepartikel (Ruß) einatmet (s. auch S. 102). Um die Kohleteilchen und ihre Eigenfarbe besser sichtbar zu machen, benützen wir einen bloß mit Kernechtrot gefärbten Schnitt.

Bei schwacher Vergrößerung sehen wir an einer Lymphdrüse, welche *nicht zu reichlich Kohlepigment* enthält, die Teilchen vor

Anthrakose der Lymphdrüse

allem in den Randanteilen innerhalb der bindegewebigen Kapsel liegen, also dort, wo der Randsinus verläuft. Von hier aus ziehen gegen den Hilus der Lymphdrüse kohlepigmenthaltige Streifen, die ebenfalls den zwischen den Marksträngen liegenden tieferen Sinus entsprechen. Frei von Kohlepigment ist das eigentliche lymphoretikuläre Gewebe, also die Markstränge selbst und die Rindenfollikel. Diese Lokalisation wird verständlich, wenn wir bedenken, daß die Kohleteilchen mit dem Lymphstrom der Lymphdrüse über die Vasa afferentia zugeführt werden, die in die Randsinus einmünden. Von hier werden die Teilchen dann in die Mark-

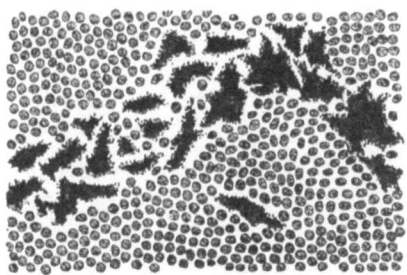

Abb. 129. Anthrakose eines Lymphknotens. Sinusendothelien mit Kohlepigment beladen

sinus befördert. Da die Sinus von phagocytierenden Endothelien ausgekleidet und von Reticulumzellen durchzogen und überbrückt werden, müssen die Kohleteilchen auf diesem ihrem Weg mit diesen Zellen in Berührung kommen und werden dann in das Zellinnere aufgenommen, phagocytiert. Tatsächlich können wir bei Betrachtung der Ablagerungsstellen mit starker Vergrößerung feststellen, daß die meisten Kohleteilchen in den Endothelien bzw. Reticulumzellen der Sinus liegen, deren Form dadurch wie bei einem Experiment besonders deutlich zur Darstellung gelangt (Abb. 129): Es sind spindelige oder sternförmig verzweigte Zellen mit einem oft durch die Kohleteilchen völlig verdeckten, ovalen, chromatinarmen Kern.

Hat die *Anthrakose höhere Grade* erreicht, so sind nicht bloß die Sinuszellen, sondern auch die ihnen zunächstliegenden Reticulumzellen der Markstränge und Rindenfollikel mit Kohleteilchen beladen. Dabei schwinden die Lymphocyten immer mehr, während es auf der anderen Seite zu einer Neubildung von Bindegewebsfasern kommt, die freilich weniger auf den inerten Kohlestaub als die ihn begleitenden Silikate zurückgeht. So kann man schließlich von einer anthrakotischen Induration oder Verödung der Lymphdrüsen sprechen.

Dasselbe Schicksal wie die Kohleteilchen erleiden auch andere Körper, die den Lymphdrüsen mit dem Lymphstrom zugeführt werden. Handelt es sich um lebende Gebilde, wie z.B. *Typhusbakterien,* so vermehren sie sich hier und erzeugen dieselben Veränderungen wie in den lymphoretikulären Apparaten des Darmtraktes (s. S. 142). Über die in die Lymphknoten gelangten Krebszellen s. S. 272.

Hyalin in Lymphdrüse (*H.-E.*)

Bei chronischer Entzündung, besonders tuberkulöser Ätiologie und im Alter, kann in Lymphdrüsen mehr oder minder reichlich Hyalin (s. auch S. 195) auftreten.

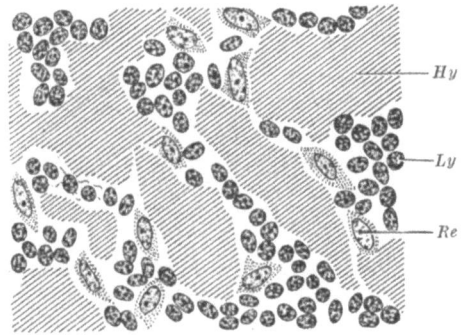

Abb. 130. Hyalin in Lymphdrüse. *Hy* Hyalin; *Ly* Lymphocyt; *Re* Reticulumzelle

Bei Lupenvergrößerung erkennen wir einen durch seine bindegewebige Kapsel scharf begrenzten Lymphknoten. Das Parenchym zeigt aber nur zum Teil die deutliche Gliederung in Rindenfollikel und Markstränge. Zum größten Teil wird es, wie die starke Vergrößerung lehrt, eingenommen von einer ganz unregelmäßig angeordneten, gleichmäßig rot gefärbten Masse. Sie ist in Form größerer Klumpen und feiner, verzweigter, netzförmiger Gebilde angeordnet, die dann gewöhnlich noch einige Lymphocyten und Reticulumzellen einschließen (Abb. 130). Es handelt sich um eine Eiweißfällung, die zunächst an den Reticulumfasern vor sich geht, und die wir als Hyalin bezeichnen.

Häufig ist der mit der Hyalinablagerung einhergehende Schwund des Lymphdrüsengewebes verbunden mit einer Durchsetzung der

Lymphdrüse durch Fettzellen nach Art einer *Lipomatose*. Sie geht vom Hilus aus und verschont am längsten die Randanteile der Lymphdrüse unter dem Randsinus.

Lymphdrüse bei lymphatischer Leukämie (*H.-E.*)

In dieser Lymphdrüse ist die ursprüngliche Struktur (Sinus, Rindenfollikel, Markstränge) vollkommen verwaschen, wenn wir auch die äußere begrenzende Kapsel noch deutlich zu sehen imstande sind. Bei starker Vergrößerung besteht das Parenchym ausschließlich aus Lymphocyten; sie entsprechen teils typischen Lymphocyten, teils handelt es sich um etwas größere Elemente, deren Kern aber doch die eigentümliche Chromatinstruktur der Lymphocyten aufweist (Lymphoblasten). Von diesen chromatinreichen Zellkernen heben sich deutlich die ovalen, chromatinarmen Kerne der Reticulumzellen ab. Suchen wir mit schwacher oder starker Vergrößerung die bindegewebige Kapsel des Lymphknotens ab, dann finden wir, daß sie nicht immer eine scharfe Grenze zwischen dem Parenchym und der Umgebung bildet: An manchen Stellen liegen genau dieselben Zellen, die das Innere des Lymphknotens aufbauen, auch an der Außenseite der Kapsel, so als ob die Zellen über diese natürliche Grenze hinaus vorgedrungen wären. Manchmal ist dieses „infiltrierende" Wachstum des lymphatischleukämischen Gewebes so ausgeprägt, daß die Differentialdiagnose zwischen Leukämie und Lymphosarkom am Gewebsschnitt nicht zu stellen ist. Zum Schluß werfen wir noch einen Blick auf die Gefäße: In den dünnwandigen Lymphgefäßen finden wir immer sehr reichlich Lymphocyten; in den Blutgefäßen können bei leukämischer Lymphadenose genau so wie im Ausstrich (s. S. 13) zahlreiche Lymphocyten zwischen den übrigen roten und weißen Blutkörperchen liegen.

Hyperplasie der Tonsillen (*H.-E.*)

Die Tonsillen bestehen aus lymphoretikulärem Gewebe, das um tiefe Einsenkungen der Rachenschleimhaut, die Krypten, herum angeordnet ist. Im jugendlichen Alter, besonders nach wiederholten entzündlichen Reizungen, vermehrt es sich in krankhafter Weise; wir sprechen von Hyperplasie.

Das histologische Präparat (Abb. 131) zeigt uns eine Ansammlung von lymphoretikulärem Gewebe, die gegen die Unterlage zu von einer bindegewebigen Kapsel begrenzt ist. An der Oberfläche

Skeletmuskulatur

ist sie vom Plattenepithel der Mundhöhle überzogen, von dem die Krypten wie enge Schläuche in das lymphoretikuläre Gewebe hineinziehen. Zwischen je zwei dieser Spalträume strahlt von der Kapsel her eine Art bindegewebige Scheidewand ein. Das lymphoretikuläre Gewebe ist in der hyperplastischen Tonsille besonders reichlich entwickelt: Die Keimzentren erscheinen groß und stehen dicht nebeneinander. Die Krypten sind an ihren

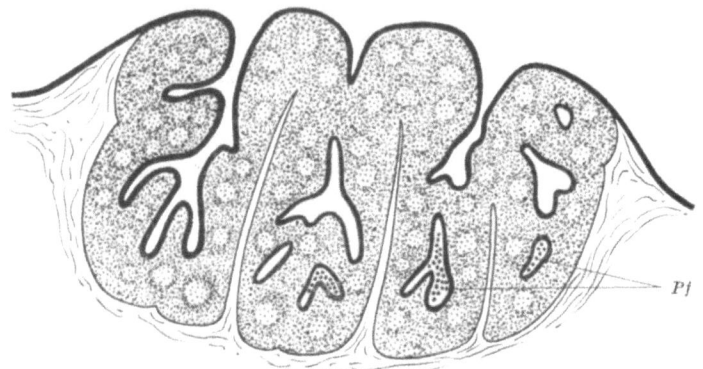

Abb. 131. Hyperplasie der Tonsille (Übersicht). *Pf* Pfröpfe in Krypten

Ausmündungsstellen sehr eng, so daß sich in ihren tieferen Anteilen die nicht an die Oberfläche gelangenden, abgestoßenen Plattenepithelien zu Pfröpfen ansammeln. In ihnen finden wir auch manchmal Drusen von Fäulniskeimen, sowie Lymphocyten und Leukocyten, die durch das Kryptenepithel durchgewandert sind. Jedenfalls ist der Zusammenhang der die Krypten auskleidenden Epithelzellen infolge der reichlich durchwandernden Zellen manchmal so gut wie aufgelöst (Kryptentonsillitis).

XV. Skeletmuskulatur

Atrophie der Muskulatur (*H.-E.*)

Wird ein Skeletmuskel außer Funktion gesetzt, wie z. B. durch Nervenzerstörung oder Eingipsen, so stellt sich eine Inaktivitäts-Atrophie ein. Dabei schwindet die contractile Substanz, während das Sarkolemm und die Zellkerne erhalten bleiben. Bei Wiedergebrauch der Muskel kann sich die contractile Substanz wieder neu bilden.

Auf einem Längsschnitt durch einen inaktivierten Muskel besitzen nur ausnahmsweise einige der Fasern das normale Kaliber und enthalten die gewöhnliche Zahl der contractilen Fibrillen. Die allermeisten Fasern sind aber viel schmäler als normal (Abb. 132), ja in manchen ist überhaupt keine contractile Substanz mehr vor-

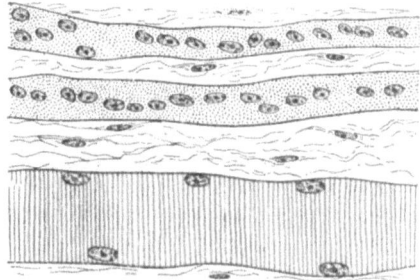

Abb. 132. Atrophische Skeletmuskelfasern (oben) und normal dicke Faser (unten)

handen. Sie bestehen dann bloß aus einem Sarkolemmschlauch, in dem die Zellkerne nunmehr nahe aneinandergerückt und deshalb scheinbar vermehrt sind. Das Interstitium ist nicht weiter verändert.

Pseudohypertrophie der Muskulatur (*H.-E.*)

Manchmal kommt es aus uns nicht näher bekannten Gründen zu einer Umwandlung des Bindegewebes zwischen den Muskelfasern im Fettgewebe etwa im Sinne einer Lipomatose (siehe auch S. 160). Da die Muskeln dadurch zwar an Umfang, nicht aber an Muskelmasse zunehmen, spricht man von Pseudohypertrophie.

Ein Schnitt durch einen derartigen Muskel zeigt uns schon bei der schwachen Vergrößerung zwischen den einzelnen Fasern sehr reichliche Fettzellen, ja manchmal hat man geradezu den Eindruck, als läge überhaupt nur ein von einzelnen verstreuten Muskelfasern durchzogenes Fettgewebe vor (Abb. 133). Es ist in Analogie zu

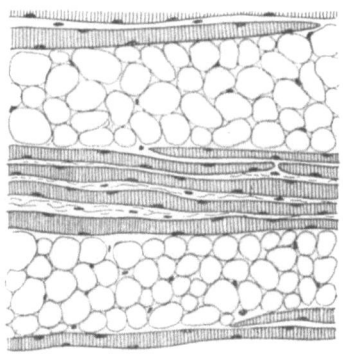

Abb. 133. Lipomatöse Pseudohypertrophie der Skeletmuskulatur

der ganz ähnlichen Lipomatose des Herzmuskels (s. S. 17) bemerkenswert, daß auch in den Skeletmuskelfasern keine wesentlichen

Skeletmuskulatur

Zeichen des Druckschwundes oder überhaupt der Atrophie festzustellen sind. Wenn Muskelfasern zugrunde gehen, und das ist bei vorgeschrittener Erkrankung sicher der Fall, so geschieht dies offenbar so langsam, daß der Vorgang an dem Momentbild, das uns der histologische Schnitt vermittelt, gar nicht in Erscheinung tritt.

Wachsartige Degeneration der Skeletmuskulatur (*H.-E.*)

Gewisse Bakterientoxine, z. B. bei Typhus abdominalis, haben die Eigenschaft, die Muskulatur, insbesondere die der Bauchdecken (Musculi recti), zu schädigen und eine Veränderung hervorzurufen, die man nach ihrem makroskopischen Aussehen als wachsartige (Zenkersche) Degeneration bezeichnet.

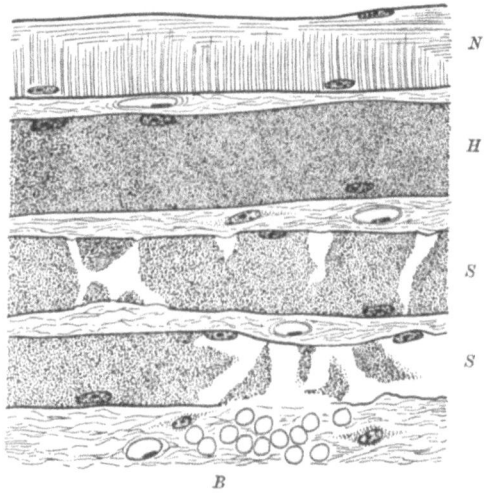

Abb. 134. Wachsartige Degeneration der Muskulatur. *N* normale Faser; *H* wachsartig degenerierte Faser; *S* schollig zerfallende Fasern; *B* Blutung

Mit der schwachen Vergrößerung sehen wir am Schnitt längs getroffene Skeletmuskelfasern, die sich färberisch recht verschieden verhalten (Abb. 134). Die einen erscheinen blaßrot und zeigen eine deutliche Querstreifung — es sind dies die unveränderten, normalen Fasern. Andere haben sich intensiv mit Eosin gefärbt und lassen jede Querstreifung vermissen; nur die randständigen Kerne sind noch deutlich erkennbar (wachsartig bzw. hyalin degenerierte Fasern). Schließlich finden wir solche wachsartig veränderte Fasern, die durch Einrisse quer zu ihrer Längsrichtung in homogene, stark rot gefärbte und unregelmäßig begrenzte Schollen zerfallen sind. Manchmal erkennt man noch ganz deutlich, daß der jede einzelne Faser umhüllende Sarkolemmschlauch erhaltengeblieben ist: Er überbrückt dann den zwischen zwei scholligen Zerfallsstücken entstandenen Spaltraum in einem nach außen konkaven Bogen. Der Sarkolemmschlauch ist also einem Sack vergleichbar, dessen Inhalt statt aus contractiler Substanz nur mehr aus einzelnen Schollen besteht. Das Zwischengewebe zeigt dabei zunächst fast keine Zeichen der Reaktion. Nur dann, wenn bei stärkeren Kontraktionen der erhalten gebliebenen Muskelabschnitte Einrisse im Sarkolemm entstehen und die nekrotische Fasersubstanz mit dem Interstitium in Berührung kommen, tritt eine zellige Reaktion auf. Außerdem können bei einer solchen Kontraktion Einrisse an den Stromacapillaren entstehen, die zu manchmal recht ausgedehnten Blutungen führen.

Auf die Ähnlichkeit der hier beschriebenen Veränderung mit der Myokarditis bei Diphtherie (s. S. 31) sei besonders hingewiesen.

Phlegmone der Skeletmuskulatur (*H.-E.*)

Eine eitrige Entzündung, die Organe ohne Rücksicht auf die Gewebsgrenzen durchsetzt, nennen wir Phlegmone (s. auch bei Appendicitis, S. 144). Wir studieren sie am besten im Bereich des subcutanen Zellgewebes und der unter ihr liegenden Muskulatur.

Unser Präparat zeigt uns bei Lupenvergrößerung einen oberflächlichen Überzug von Epidermis, darunter erkennen wir das bindegewebsreiche Corium, die fetthaltige Subcutis, und schließlich in der Tiefe Züge quergestreifter Muskelfasern. Gerade die letzterwähnten Schichten erscheinen viel zellreicher als normal und etwas verwaschen. Bei starker Vergrößerung (Abb. 135) überzeugen wir uns, daß die Hauptmasse dieser Zellen polymorphkernige Leukocyten sind. Sie liegen teils schütter zwischen den Bindegewebsbündeln, den Fettzellen und im bindegewebigen Zwischengewebe der Muskulatur (Phlegmone), teils bilden sie größere Ansammlungen, die uns den ursprünglichen Gewebsbau völlig verdecken (Abscesse). Aber auch dort, wo wir im Bereich der Phlegmone die einzelnen Gewebsbestandteile noch erkennen, sind sie nicht mit der gewöhnlichen Deutlichkeit gezeichnet. Die Bindegewebsfasern sind blaßrot, ja manchmal fast ungefärbt, die Fettzellen nur als schattenhafte Umrisse angedeutet. Suchen wir nach den entsprechenden

Skeletmuskulatur

Kernen, so stellen wir fest, daß eigentlich nur die vielfach gelappten Kerne der Leukocyten vorhanden sind; weitere Kerne fehlen aber oder haben ihre Färbbarkeit mit Hämatoxylin verloren: es handelt sich also um nekrotische Gewebsanteile. Bei aufmerksamer Durchmusterung des so veränderten Gewebes können wir noch zwei wichtige Beobachtungen machen. Einmal sehen wir, daß

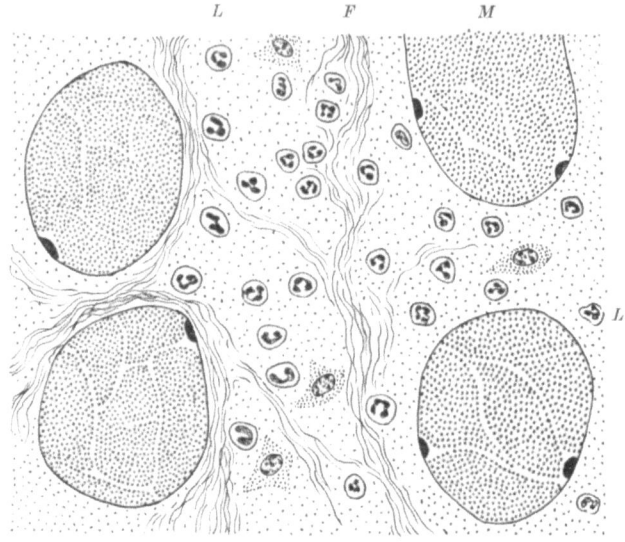

Abb. 135. Phlegmonöse Entzündung der Skeletmuskulatur. Die einzelnen Muskelfasern (*M*) durch eiweißreiches Exsudat auseinandergedrängt, das außer Fibrinfäden (*F*) zahlreiche Leukocyten (*L*) enthält. (Aus Gründen der Klarheit sind nicht alle Leukocyten eingezeichnet worden)

stellenweise ziemlich reichlich eosinrote Fibrinfäden in das Gewebe eingelagert sind. Sie lassen sich von den ebenfalls rot gefärbten kollagenen Fasern durch ihre wirre, netzartige, also nicht parallele Anordnung unterscheiden. Es ist also nicht bloß zur Auswanderung der Leukocyten aus den Capillaren, sondern auch zur Fibrinausschwitzung gekommen. Zum anderen kann man besonders dort, wo die Gewebe ihre Färbbarkeit verloren haben, manchmal einen mit der starken Vergrößerung eben noch erkennbaren bläulichen Staub feststellen, der sich aus feinsten Körnchen zusammensetzt. Es handelt sich um Bakterien, meist Streptokokken, die ja in der Regel die Ursache von Phlegmonen darstellen.

XVI. Spezifische Entzündungen

Von den banalen Entzündungen, die wir unter verschiedenen Formen in den einzelnen Organen kennengelernt haben, grenzen wir eine Gruppe von Entzündungen ab, die durch ein besonderes Gewebsbild gekennzeichnet sind. In den allermeisten Fällen handelt es sich nicht um die akuten, mit Exsudation einhergehenden Stadien der Entzündung, sondern um chronische Entzündungen, bei denen die dabei vor sich gehende Gewebsneubildung in Form eines Granulationsgewebes, je nach der auslösenden Schädlichkeit für diese kennzeichnende, ,,spezifische" Züge trägt (spezifisches Granulationsgewebe bzw. spezifische Granulome). Man kann also aus einem bestimmten Gewebsbild bei der chronischen Entzündung unter Umständen mit ziemlicher Sicherheit auf die auslösende Schädlichkeit schließen, und zwar auch dann, wenn sie im histologischen Schnitt nicht so leicht sichtbar ist wie z.B. die Actinomycesdrusen, sondern nur bei Anwendung bestimmter komplizierter Verfahren nachgewiesen werden kann, wie z.B. Tuberkelbakterien oder Syphilisspirochäten. Schließlich gibt es aber auch chronische Entzündungsformen, die zwar wie die anderen spezifischen Entzündungen mit der Bildung eines eigentümlichen Granulationsgewebes einhergehen, bei denen es aber bisher nicht gelungen ist, eine ursächliche Schädlichkeit bzw. den Erreger nachzuweisen (z.B. Rheumatismus, Lymphogranulom). Hier ist das Granulationsgewebe also nicht für eine besondere Schädlichkeit, sondern für eine besondere Erkrankung kennzeichnend (spezifisch).

Tuberkulose. Die tuberkulöse Entzündung kann so gut wie jedes Organ des menschlichen Körpers befallen. Wir werden daher unter den zu untersuchenden Präparaten eine derartige Auswahl treffen, daß wir zunächst mit dem grundsätzlichen Ablauf der tuberkulösen Veränderungen bekannt werden, um dann einige durch die Besonderheiten der jeweiligen Organstruktur bedingte Abweichungen von diesem grundsätzlich immer gleichbleibenden Verlauf kennenzulernen.

Wie jede andere Entzündung beginnt die tuberkulöse Entzündung mit der Bildung eines Exsudates, das an und für sich keine besonders kennzeichnenden Züge trägt, wenn wir von der durch besondere Färbemethoden nachweisbaren Anwesenheit von Tuberkelbakterien absehen. Zum Unterschied von der banalen Entzündung geht aber das tuberkulöse Exsudat sehr bald in Nekrose (hier Verkäsung genannt) über und kann von der Entwicklung eines spezifischen Granulationsgewebes gefolgt sein. Nur an wenigen Stellen haben wir Gelegenheit, das Verhalten des zunächst auftretenden Exsudates genauer kennenzulernen, und zwar hauptsächlich in der Lunge und der Leptomeninx.

Tuberkulöse käsige Pneumonie
(H.-E.; Elasticafärbung; Ziehl-Neelsen)

Die tuberkulöse Pneumonie befällt ebenso wie die unspezifische Pneumonie (s. S. 110) kleinere Einheiten der Lunge (tuberkulöse Bronchopneumonie bzw. Herdpneumonie), Lungensegmente oder ganze Lungenlappen. Sie endet aber nicht wie jene mit einer vollkommenen Wiederherstellung des Lungengewebes, sondern führt über käsige Nekrose zur Verflüssigung und vollkommenen Zerstörung der befallenen Gebiete. Der verflüssigte Käse wird ausgehustet, an seiner Stelle bleibt ein Hohlraum (Kaverne) zurück. Bei besonders schnellem Fortschreiten entsteht so das Bild der galoppierenden Schwindsucht.

Betrachten wir einen *H.-E.-Schnitt* von einer tuberkulöskäsigen Pneumonie mit der Lupenvergrößerung, so fallen uns mehr oder weniger große Felder auf, die jeder Kernfärbbarkeit entbehren und auch jede deutliche Lungenzeichnung vermissen lassen. Mit den stärkeren Vergrößerungen erkennen wir hier eine gleichmäßig rötlich gefärbte, feinkörnige Masse, in der noch Reste von Kernen als blau gefärbte Bröckel oder auch nur als feiner, bläulicher Staub nachweisbar sind. Bloß an einzelnen Stellen gelingt es, eine Andeutung der Alveolarzeichnung auszumachen. Hier liegt also Nekrose bzw. vollkommene Verkäsung des die Alveolen ausfüllenden Exsudates vor, von der auch die Alveolarwände selbst mitergriffen wurden. Wollen wir die Beschaffenheit des Exsudates vor seiner Verkäsung kennenlernen, so müssen wir die Ränder des nekrotischen Feldes absuchen. Hier findet sich ein wenige Alveolarräume breiter Saum, in dessen Bereich die Septen noch kernhaltig sind, während die Lichtungen von Exsudat ausgefüllt werden. Es besteht aus Fibrin mit beigemengten Leukocyten und abgeschilferten Alveolarepithelien, gleicht also durchaus dem bei der gewöhnlichen Pneumonie. In der weiteren Umgebung treten Fibrin und Leukocyten mehr und mehr zurück, so daß die Alveolen nur von abgeschilferten und verfetteten Alveolarepithelien und Ödemflüssigkeit erfüllt sind (gallertige Pneumonie bzw. Ödem). Hier handelt es sich um die Auswirkung des aus dem zentralen Herd in die Umgebung abfließenden Toxins, das zum perifokalen entzündlichen Ödem geführt hat. Erst in der weiteren Umgebung treffen wir auf lufthaltiges Lungengewebe.

An Hand von *Bakterienfärbungen* kann man sich leicht davon überzeugen, daß die Hauptmasse der Tuberkelbakterien gerade im Bereich der Verkäsung liegt. Wir benützen dazu die Färbung nach ZIEHL-NEELSEN. Sie macht sich die Eigenschaft der Tuberkelbakterien zunutze, daß diese den roten Farbstoff Fuchsin zwar schwer aufnehmen, aber wenn sie ihn einmal aufgenommen haben, auch dann noch festhalten, wenn ihn andere Gewebe unter dem Einfluß verschiedener Differenzierungs- bzw. Entfärbungsmittel wie Alkohol und Salzsäure schon wieder abgegeben haben: Sie sind alkohol- und säurefest. Infolge der Zartheit der Tuberkelbakterien erkennt man sie allerdings nur bei Anwendung der Immersion. Bloß wenn sie in großen Massen vorliegen, kann man sie schon mit den starken Trockensystemen sehen. Färben wir einen Schnitt mit einem der *Elasticafarbstoffe*, z. B. Resorcinfuchsin (Abb. 11 auf Tafel 3), so gelingt es unschwer, die in dem verkästen Bezirk eingeschlossenen, schwarz gefärbten elastischen Fasern der Alveolarsepten zu erkennen. Sie haben also trotz der Nekrose ihre Färbbarkeit beibehalten. Das gleiche gilt auch für die Bronchialverzweigungen, die oft im Zentrum eines verkästen Bezirkes nachweisbar sind (peribronchiale käsige Pneumonie). Auch die elastischen Wandbestandteile der Gefäße (Arterien und Venen) haben in dem verkästen Bezirk ihre Färbbarkeit bewahrt und sind dadurch erkennbar geblieben. Ihre Lichtung ist gewöhnlich durch einen verkästen Thrombus verschlossen.

Abschließend sei noch einmal besonders betont, daß in dem ganzen Bild dieser tuberkulösen Pneumonie *keine Knötchen* (Tuberkel) und *keine Riesenzellen* zu sehen sind. Es ist daher nicht verwunderlich, wenn in früheren Zeiten bis zum Nachweis der Erreger diese Form der Tuberkulose von der mit Knötchenbildung einhergehenden Form der Erkrankung abgegrenzt wurde.

Tuberkulöse Meningitis (*H.-E.*)

Die tuberkulöse Meningitis, früher eine unbedingt tödliche Erkrankung, ist heute heilbar. Wir untersuchen ein spätes Stadium von einem tödlich verlaufenen Fall. Bei solchen älteren, tuberkulösen Meningitiden finden sich neben der exsudativen Entzündung bereits hier und dort typische Knötchen (Tuberkel).

Wie bei der eitrigen Meningitis (s. S. 127) sehen wir schon bei der Betrachtung mit freiem Auge an einem Schnitt von der tuberkulösen Meningitis die Großhirnwindungen von bläulich gefärbten Massen überzogen, die sich auch in die Furchen hinein erstrecken. Ebenso wie bei der eitrigen Meningitis handelt es sich vorzugsweise um Zellen, die die Spalten des Subarachnoidalraumes ausfüllen. Allerdings sind es, wie die Betrachtung mit stärkerer Vergrößerung lehrt, nur zum geringsten Teil Leukocyten, sondern in der Hauptsache rundkernige Zellen (Abb. 136): Lymphocyten und große Zellen mit ovalen, bläschenförmigen Kernen, die man von den ortsständigen Bindegewebszellen ableitet. Dort, wo der Subarachnoidalraum sich zu größeren Spalten oder Sinus erweitert, liegen diese Zellen lockerer und lassen zwischen sich ein feines Fibrinnetz

Spezifische Entzündungen

erkennen sowie einen ganz zarten Eiweißniederschlag, der auf den Eiweißgehalt der hier vorhandenen Flüssigkeit zurückgeht. In diesem Exsudat treten hier und dort schon kleine, nekrotische Flecken auf, d.h. Gebiete mit mangelnder Kernfärbbarkeit. Sie sind gewöhnlich umgeben von strahlenförmig zur Mitte des Herdes eingestellten, länglich-spindeligen Zellen, die mit ovalen, bläschenförmigen Kernen versehen sind (Epitheloidzellen, s. unten). Ganz selten treffen wir in der Umgrenzung der Nekrose auch auf die eine oder andere vielkernige Riesenzelle. Hier entwickelt sich also bereits ein rundlicher Herd mit käsigem Zentrum, ein Tuberkel, wie wir ihn in einem folgenden Präparat noch genauer kennenlernen werden. Im Bereich der Nekrose (Verkäsung) verlaufende Gefäße sind von dieser mitergriffen: Sie zeigen eine kernlose, aber immerhin noch deutlich sichtbare Wand und einen verkästen, die Lichtung ausfüllenden Inhalt.

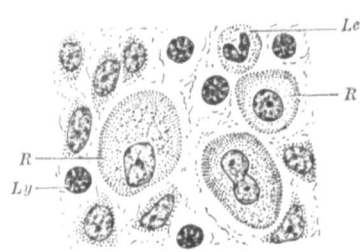

Abb. 136. Exsudatzellen bei tuberkulöser Meningitis. *R* große rundkernige Zellen; *Ly* Lymphocyt; *Le* Leukocyt

In der Regel greift das entzündliche Exsudat entlang der aus der Pia in die Hirnrinde hineinziehenden Gefäße auf die Hirnsubstanz selbst über. Dann haben wir eine tuberkulöse *Meningoencephalitis* vor uns.

Miliare Tuberkel der Leber (*H.-E.*)

Während bei der tuberkulösen Meningitis die Exsudation im Vordergrund stand und nur hier und da um kleine, verkäste Herde sich eine Zellneubildung zu Knötchen gestaltete, ist diese zur Knötchen-, d.h. zur Tuberkelbildung führende Gewebswucherung um ein zentrales Exsudat, besonders in der Leber, gut zu demonstrieren. Die Tuberkelbakterien werden auf dem Blutweg in die Leber eingeschleppt, siedeln sich an zahlreichen Stellen des Organs an und führen zur Bildung unzähliger hirsekorngroßer Knötchen (Miliartuberkulose).

Mit der Lupenvergrößerung sehen wir die normale Leberstruktur vielfach unterbrochen durch rundliche Herde von verschiedener Größe und Beschaffenheit. Manche von ihnen enthalten ein strukturloses, verkästes Zentrum, andere bestehen nur aus zelligen Ansammlungen. Dies erklärt sich zumeist daraus, daß bei der Größe der Tuberkel nicht jeder Schnitt genau durch das verkäste Zentrum gehen kann, sondern nur die als Hohlkugel zu denkende zellige Hülle trifft, welche die zentrale Nekrose umgibt. Auch ist der zentrale, verkäsende Kern der Tuberkel an und für sich oft so klein, daß er nur in glücklich geführten Schnitten getroffen ist. Wir suchen uns

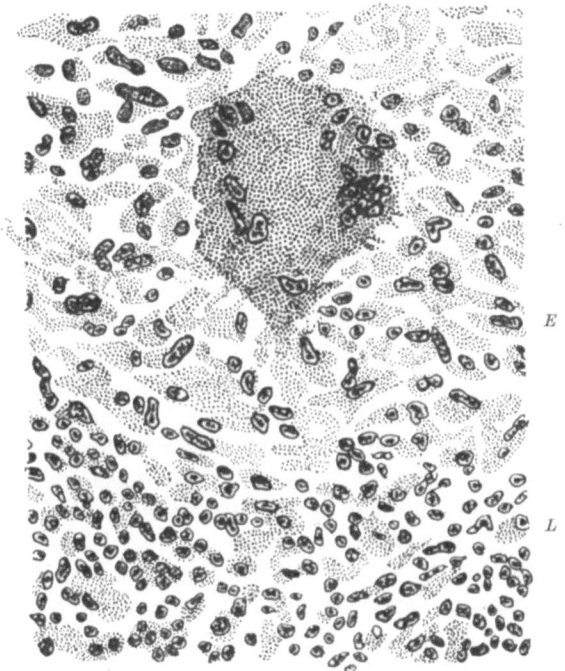

Abb. 137. Ausschnitt aus einem Tuberkel. Langhanssche Riesenzelle umgeben von Epitheloidzellen (E) und einem Lymphocytensaum (L)

nun aus der Vielzahl der über alle Acinusgebiete verstreuten Tuberkel einen heraus, der ein deutliches verkästes Zentrum aufweist, und betrachten ihn, von seiner Mitte ausgehend, mit stärkerer Vergrößerung (Abb. 137). Das verkäste Zentrum erscheint auf den ersten Blick strukturlos, und doch sind bei genauem Zusehen — und bei Anwendung bestimmter Färbemethoden — hier noch die Fibrinfäden des ursprünglichen Exsudates zu erkennen, ebenso wie die in diesem Gebiet vorhanden gewesenen Gewebsbestandteile der Leber, also Leberzellbalken und Capillaren; sie sind in gleicher Weise wie das fibrinöse Exsudat der Nekrose anheimgefallen. Am

Rande des nekrotischen Gebietes stoßen wir zunächst auf Zellen, die durch einen ovalen, chromatinarmen, bläschenförmigen Kern ausgezeichnet sind. Darin erinnern sie an Epithelzellen, so daß man sie als *Epitheloidzellen* bezeichnet hat. Sie stammen aber von mobil gewordenen Zellen des Bindegewebes, den Histiocyten, ab. Die Gestalt der Epitheloidzellen können wir hier und da noch als plump spindelig oder verzweigt erkennen. Gewöhnlich sind sie mit ihrer längeren Achse in der Richtung gegen das Zentrum des Käseherdes eingestellt, so daß sie gewissermaßen palisadenartig oder strahlig angeordnet erscheinen. Zwischen ihnen liegen große Zellen mit vielen Kernen, die, nahe dem Zellrand gelegen, eine Art Kranz in der Zelle bilden. Die Form dieser Riesenzellen ist, soweit wir sie in dem dichten Zellgefüge ausmachen können, teils rund, teils leicht verzweigt, so wie die der Epitheloidzellen, von denen sie sich auch herleiten. Es handelt sich um die sogenannten *Langhansschen Riesenzellen*. Schon in der Schicht der Epitheloid- und Riesenzellen finden sich mehr oder minder reichlich *Lymphocyten* eingestreut, die gegen die weitere Peripherie zu immer zahlreicher werden, um sich dann in dem umgebenden normalen Lebergewebe zu verlieren. Wir haben hiermit die typischen Bestandteile des tuberkulösen Granulationsgewebes kennengelernt, unter denen nur einer zurücktritt, der in allen übrigen Granulationsgeweben kaum je vermißt wird, nämlich die capillaren Gefäße.

Ähnlich gebaut wie die Tuberkel der Leber sind die miliaren Tuberkel der Milz, der Nieren und anderer parenchymatöser Organe.

Miliartuberkulose der Lunge (*H.-E.*)

Ebenso wie in der Leber können Tuberkelbakterien, die in großer Menge eingeschleppt wurden, sich auch in der Lunge ansiedeln und zur Entstehung umschriebener miliarer Knötchen Anlaß geben.

Da die Bildung des tuberkulösen Granulationsgewebes um den verkästen Herd in der Lunge nicht mit der Regelmäßigkeit erfolgt wie in der Leber, werden wir Herde in der Lunge manchmal noch ohne jeden Granulationsgewebssaum antreffen. Sie bieten dann das Bild von *kleinsten (miliaren) käsigen Pneumonien* dar, die sich grundsätzlich genau so verhalten, wie dies bei der käsigen Pneumonie oben besprochen wurde. Der einzige Unterschied besteht darin, daß die Herde besonders klein und gleichmäßig über die Schnittfläche verstreut sind.

In anderen Fällen hat sich um den verkästen pneumonischen Kern ein Granulationsgewebssaum gebildet, der in seiner Zusammensetzung durchaus dem der miliaren Tuberkel der Leber gleicht. Hier handelt es sich dann um richtige *miliare Tuberkel* der Lunge (Abb. 138 *T*). Als eine durch die Beschaffenheit des Lungengewebes bedingte Besonderheit ist zu vermerken, daß in dem Granulationsgewebssaum noch Reste der Alveolarwand bzw. ihrer

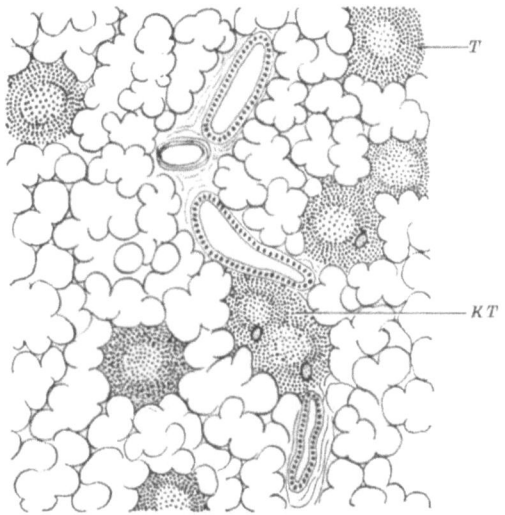

Abb. 138. Miliartuberkulose der Lunge mit einzeln liegenden (*T*) und zusammenfließenden Tuberkeln (*KT*)

elastischen Fasern nachweisbar sind. Weiter vom Zentrum des Tuberkels entfernte Alveolen enthalten Ödemflüssigkeit und desquamierte Alveolarepithelien. Die lufthaltigen Alveolen der weiteren Umgebung sind gewöhnlich stark erweitert (kompensatorisches bzw. vikariierendes Emphysem).

Dauert eine Miliartuberkulose länger an und wird sie nicht durch entsprechende Behandlung geheilt, dann vergrößern sich die einzelnen Tuberkel, indem die Verkäsung vom Zentrum her auf den Granulationsgewebswall übergreift und sich andererseits nun außen um den frisch verkästen Bezirk neuerlich ein Granulationsgewebswall bildet. Bei diesem Fortschreiten nach außen zu können benachbarte miliare Tuberkel einander berühren und schließlich zu sogenannten *Konglomerattuberkeln* verschmelzen. Wir sehen dann, daß die Tuberkel nicht mehr einzeln im Lungengewebe liegen, sondern miteinander zusammenstoßen und gewissermaßen durch Berührung ihres äußeren Randes zusammenfließen (Abb. 138 KT). Hier sind dann nicht bloß die äußeren Granulationsgewebssäume miteinander verschmolzen, sondern auch die zentralen, verkästen Gebiete. Aus zwei oder drei Tuberkeln ist so ein einziger Knoten entstanden, der meist noch in der buckeligen äußeren Kontur und in der Gestalt seiner zentralen Verkäsung die Herkunft aus ursprünglich getrennten Einzelknötchen verrät.

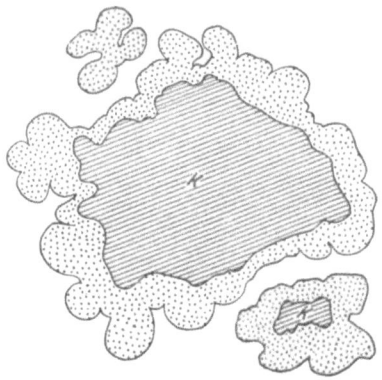

Abb. 139. Konglomerattuberkel (Tuberkulom). K zentrale Käsemassen

Andererseits kann eine Miliartuberkulose unter dem Einfluß der modernen Therapie auch zum Stillstand kommen und ausheilen. Dieser *Heilungsvorgang* (s. auch S. 196) ist dadurch gekennzeichnet, daß die mesenchymalen Zellen des Granulationsgewebes kollagene Fasern bilden, die das verkäste Zentrum außen wie eine konzentrische Schicht als Kapsel umgeben. Schließlich bleibt nur ein kleines bindegewebiges Knötchen übrig.

Solitärtuberkel (Tuberkulom) (*H.-E.*)

Findet das Fortschreiten der Verkäsung nach der Peripherie zu von einem einzeln liegenden Knoten aus dauernd statt oder schließen sich viele kleinere Tuberkel zu einem einzigen größeren Konglomerat zusammen, so muß schließlich ein einziger großer, rundlicher Herd, ein Tuberkulom, entstehen. Allerdings erfolgt das Übergreifen dieser Verkäsung auf den Granulationsgewebswall nicht überall gleichzeitig und gleichmäßig, sondern herdförmig.

Dementsprechend ist die Begrenzung eines sich vergrößernden Tuberkuloms bogig-buckelig, erst bei seiner Abkapselung durch Bindegewebe, wie sie im Rahmen eines Heilungsvorganges auftritt, nimmt es eine rundliche Form an (Abb. 139).

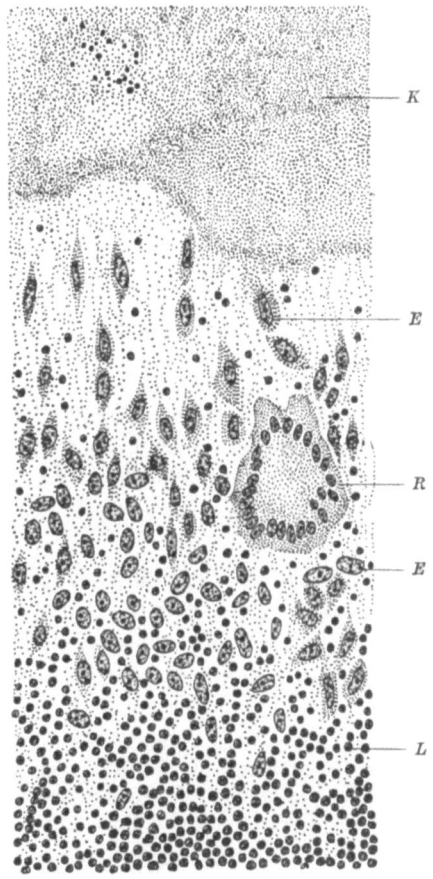

Abb. 140. Rand eines Tuberkuloms. *K* zentrale Verkäsung; *E* Epitheloidzelle; *R* Langhanssche Riesenzelle; *L* Lymphocyt

An einem Schnitt durch ein Tuberkulom des Gehirns erkennen wir z. B. mit schwacher Vergrößerung im Hirngewebe eingebettet einen unregelmäßig-buckelig begrenzten Herd, der jeder Kernfärbung entbehrt. Er entspricht dem zentralen, verkästen Anteil des

Spezifische Entzündungen

Tuberkuloms. Suchen wir seine Randbezirke ab, so treffen wir auf eine Lage typischen tuberkulösen Granulationsgewebes (Abb. 140) mit den palisadenförmig angeordneten Epitheloidzellen und eingestreuten Langhansschen Riesenzellen. Manchmal sind auch noch kleine, wie Satelliten den größeren Herd umgebende Knötchen zu sehen, die noch nicht in ihn einbezogen wurden. In der weiteren Umgebung erscheint das Hirngewebe wie aufgelockert: Es ist durch die Kreislaufstörung in einen Zustand hochgradigen Ödems versetzt bzw. geradezu erweicht.

Ganz entsprechend dem hier beschriebenen Tuberkulom des Gehirns sind die Tuberkulome auch in anderen Organen, wie Lunge, Milz, Niere, Nebenniere und Hoden, gebaut.

Lymphdrüsentuberkulose (H.-E.)

In die Lymphknoten gelangen die Tuberkelbakterien zumeist auf dem Lymphwege und erzeugen auch hier die typischen Knötchen. Obwohl grundsätzlich immer derselbe Vorgang vorliegt, können wir doch histologisch verschiedene Spielarten der Lymphdrüsentuberkulose unterscheiden.

Manchmal handelt es sich um einzeln liegende Knötchen, die im Zentrum verkäsen, ähnlich wie bei der Miliartuberkulose anderer Organe. Wir sprechen dann von *granulärer Lymphdrüsentuberkulose*.

In anderen Fällen fließen die einzelnen Knötchen in der Art von Konglomerattuberkeln zu größeren Käseherden zusammen, die große Teile, ja manchmal den ganzen Lymphknoten einnehmen können. Dann liegt eine sogenannte *käsige Lymphdrüsentuberkulose* vor.

Makroskopisch erinnert eine solche Lymphdrüse infolge der gelblichen Farbe des Käses auf der Schnittfläche an eine Kartoffel, man spricht daher auch von Kartoffeldrüsen. Hier besteht die Gefahr einer Sekundärinfektion und Erweichung mit anschließender Fistelbildung.

Das andere Mal tritt die Verkäsung ganz in den Hintergrund. Das histologische Bild wird von den Epitheloidzellen geradezu beherrscht (Epitheloidzelltuberkel), so daß man von *großzelliger oder epitheloidzelliger (Lymphdrüsen-)Tuberkulose* spricht (Abb. 141). Diese Form der Lymphdrüsentuberkulose trifft man besonders bei Boeckscher Erkrankung an.

Schließlich können auch größere Käseherde durch faseriges Bindegewebe abgekapselt und eingedickt werden. In ihnen lagern sich dann häufig Kalksalze ab — *verkalkende Lymphdrüsentuberkulose*.

Es ist selbstverständlich, daß gelegentlich die hier einzeln aufgeführten Formen der Lymphdrüsentuberkulose herdweise nebeneinander in ein und derselben Lymphdrüse anzutreffen sind. Über das in tuberkulösen Lymphdrüsen häufig auftretende Hyalin s. S. 178.

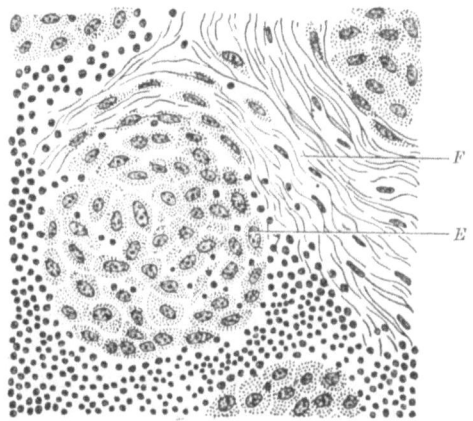

Abb. 141. Epitheloidzell-Tuberkel. *E* epitheloide Zellen; *F* kollagene Fasern

Tuberkulöse Perikarditis (*H.-E.*)

Besondere Verhältnisse liegen vor, wenn das in eine seröse Höhle ausgeschwitzte tuberkulöse Exsudat verkäst. Die Bildung des Granulationsgewebes kann dann natürlich nur nach Schwund der Serosadeckzellen vom darunter gelegenen subserösen Gewebe ausgehen. Dieses umgibt die in der ursprünglichen Lichtung gelegenen verkästen Massen von der visceralen und parietalen Serosa her mit einem Granulationsgewebssaum, während sich im Zentrum noch mehr oder minder reichlich nichtverkästes Fibrin findet.

An einem Präparat von einer tuberkulösen Perikarditis erkennt man mit der Lupenvergrößerung das uns bereits von früheren Präparaten her vertraute Bild der Herzmuskelfasern. An Stelle des glatten Perikardüberzuges findet sich aber eine zunächst zellreiche Gewebslage, die oberflächlich in fetzig rote Massen übergeht. Mit der starken Vergrößerung gehen wir nunmehr von dieser Oberfläche aus und durchmustern alle Schichten bis in die Herzmuskulatur. Die oberflächlichste Schicht besteht aus zerfallenen, rot gefärbten, kernlosen Massen, die wir in Analogie zu den eben besprochenen Präparaten als verkäsendes, fibrinreiches Exsudat ansprechen

Spezifische Entzündungen

müssen. Ihm sind gelegentlich auch rote Blutkörperchen beigemengt. Dann folgt muskelwärts eine mehr oder minder breite Schicht, welche von typischem tuberkulösem Granulationsgewebe gebildet ist. In ihr können rundliche, verkäsende Herde eingeschlossen sein, die entweder mit der oberflächlichen Käselage zusammenhängen oder selbständige Knötchen darstellen und dann auf ein Weiterschreiten der tuberkulösen Verkäsung hindeuten. Je tiefer wir vordringen, um so weniger kennzeichnend (spezifisch) wird das Gewebsbild. Es weist eine ziemlich dichte Infiltration mit Lymphocyten auf, auch gewucherte und bereits faserbildende Bindegewebszellen sowie erweiterte, stark blutgefüllte Gefäße wie bei der gewöhnlichen chronischen Perikarditis (s. S. 24) fehlen nicht. So gelangen wir schließlich bis zu den Herzmuskelfasern, die keinerlei krankhafte Veränderungen erkennen lassen.

Wir haben also nur die *eine* Wand der von verkästem Exsudat erfüllten Perikardhöhle vor uns, und zwar diejenige, die der visceralen Serosa entspricht. Die gleichen Veränderungen könnten wir auch an der parietalen Serosa antreffen. Auf diese Weise kann es zu einer Abkapselung des verkäsenden Exsudates kommen, das mehr und mehr eindickt. Durch das tuberkulöse Granulationsgewebe kommt es ebenso zu einer — wenigstens teilweisen Organisation des Fibrins ähnlich wie bei der unspezifischen Perikarditis (s. S. 24). Die Reste des käsigen Exsudates werden eingedickt und abgekapselt. Schließlich verwachsen die beiden Perikardblätter; das eingeschlossene käsige Exsudat kann verkalken, so daß ein Panzerherz entsteht.

Fibröse Lungentuberkulose (*H.-E.*)

Haben wir bisher das Fortschreiten der Tuberkulose kennengelernt, so muß uns nunmehr die Frage ihres Stillstandes bzw. ihrer Abheilung beschäftigen. Dabei verliert das den verkästen Herd umgebende Granulationsgewebe immer mehr seinen kennzeichnenden Bau insofern, als die Lymphocyten und Riesenzellen verschwinden. Die Epitheloidzellen, die ja vom Bindegewebe abstammen, werden wieder zu faserbildenden Zellen, wie wir es in einigen der vorhergehenden Präparate bereits angedeutet gefunden haben. Die kollagenen Bindegewebsfasern bilden um den Herd eine meist konzentrisch geschichtete Kapsel; der so eingeschlossene Käse wird eingedickt und kann auch Kalksalze aufnehmen.

Bei Lupenvergrößerung erkennen wir an einem Schnitt von einer solchen fibrös abheilenden Lungentuberkulose (Abb. 142) verstreut liegende Käseherde, die durch ihre mangelnde Kernfärbbarkeit und gleichmäßig rosarote Beschaffenheit gekennzeichnet sind. Betrachten wir ihre Umgebung mit starker Vergrößerung, so treffen wir nur an wenigen dieser Herde das uns bereits bekannte

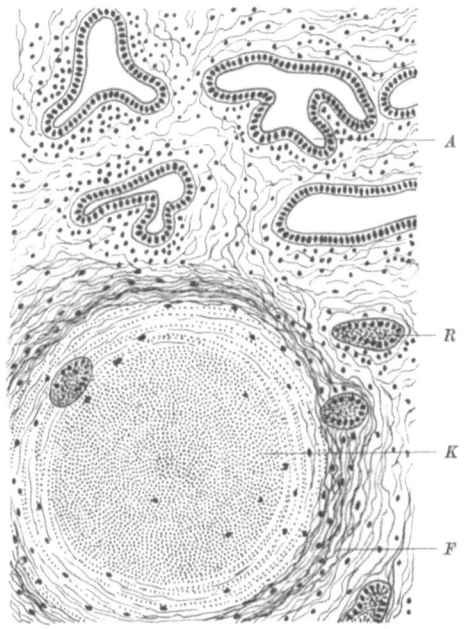

Abb. 142. Fibröse Lungentuberkulose. Käseherd (*K*) von Bindegewebslagen (*F*) mit Langhansschen Riesenzellen (*R*) umgeben. *A* kollabierte Alveolen

tuberkulöse Granulationsgewebe an; die meisten Herde sind von einer konzentrischen Bindegewebslage dicht umschlossen. Gelegentlich sehen wir auch im Käse kleine, blau gefärbte, unregelmäßige Bröckel, die Kalkeinlagerungen entsprechen. Es handelt sich um bindegewebig abgekapselte, verkäste Tuberkel. Durchmustern wir nunmehr wiederum mit der Lupenvergrößerung die übrigen Lungenabschnitte, so bemerken wir weitere rundliche, aus konzentrisch geschichtetem, kernarmem Bindegewebe bestehende Herde, die sich von den eben geschilderten nur durch das Fehlen des zentralen Käses unterscheiden. Entweder handelt es sich um Flachschnitte

Spezifische Entzündungen

durch die bindegewebige Wand größerer abgekapselter Käseherde, oder der Knoten enthält überhaupt keinen Käse, da dieser in so geringer Menge vorhanden war, daß er leicht aufgesaugt werden konnte. In der weiteren Umgebung solcher Herde ist aber auch die übrige Lungenstruktur verändert. Teils finden sich sehr weite (vikariierend geblähte) Alveolen, oder die Septen sind bindegewebig verdickt und lymphocytär infiltriert, so daß die Alveolarräume stark eingeengt erscheinen. Ihre Auskleidung besteht dann aus den kubischen, nahe aneinandergerückten Alveolarepithelien, die geradezu Drüsenschläuche zu bilden scheinen. In dem vernarbenden Bindegewebe ist gewöhnlich ziemlich reichlich Kohlepigment eingelagert (anthrakotische Vernarbung bzw. Induration).

Kavernenwand (*H.-E.*)

Durch verschiedene Einflüsse, wie die Wirkung von Bakterien, Leukocyten, Autolyse usw., kann der einmal gebildete Käse eine Verflüssigung erfahren. Bleibt er in der von Granulationsgewebe umgrenzten Höhlung liegen, so entsteht das Bild des kalten Abscesses. Gewinnt er dagegen Anschluß an ein Röhrensystem des Körpers, so kann er sich in dieses entleeren. Dann bleibt ein Hohlraum zurück, der je nach dem Organ verschiedenen Inhalt hat. In der Lunge enthält er Luft (Kaverne); in der Niere ist ein solcher Hohlraum, wenn er mit dem Nierenbecken zusammenhängt, von Harn erfüllt. Lag der Käseherd unter einer Schleimhaut, so kann der verflüssigte Käse durch Aufbrechen des Herdes gegen die Oberfläche zu entleert werden — es entsteht ein tuberkulöses Geschwür, wie wir es im Darm kennenlernen werden (s. S. 199). In vielen Fällen ist dabei mit dem Eindringen verschiedenartiger Keime in die so entstandene Höhlung zu rechnen.

Mit der schwachen Vergrößerung suchen wir uns an einem Schnitt von einer Lungenkaverne (Abb. 143) die der Innenfläche der Kaverne entsprechende, unregelmäßig zerklüftete Oberfläche auf. Unter ihr liegt Granulationsgewebe, das schließlich in Lungenparenchym übergeht. Betrachten wir nun die Kavernenwand mit starker Vergrößerung von innen beginnend. Ihre Oberfläche ist zumeist von einer dicken Lage ausgetretener, zerfallender Leukocyten bedeckt. Dann folgt nach außen zu ein verhältnismäßig gefäß- und zellreiches Granulationsgewebe, in dem auch enge, von kubischen Epithelien ausgekleidete Alveolen eingeschlossen sein können. Hier sind also in der Kavernenwand keine für Tuberkulose spezifischen Gewebsstrukturen nachweisbar. In der Tat handelt es sich um Gebiete, in deren Bereich die tuberkulöse Zerstörung nicht weiter fortschreitet und eine Art Abheilung der Kaverne unter dem

Bilde eines gewöhnlichen Granulationsgewebes vor sich geht. Das schrumpfende Bindegewebe kann die Kaverne immer mehr einengen und schließlich fast zum Verschwinden bringen. An anderen Stellen ist aber die Innenfläche der Kaverne von zerfallenden, mit Leukocyten durchsetzten Käsemassen bedeckt. Unter ihnen liegt ein Granulationsgewebe, das alle Zeichen der Spezifität erkennen läßt (Riesenzellen, Epitheloidzellen, Mangel an

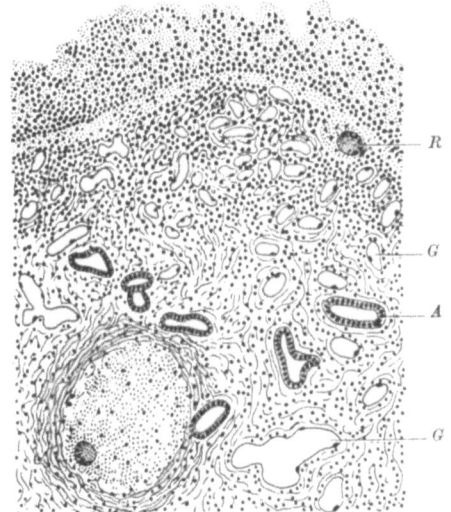

Abb. 143. Kavernenwand. *R* Langhanssche Riesenzelle; *G* Gefäße in der Granulationsgewebsschicht; *A* drüsenähnliche Alveolen

neugebildeten Gefäßen usw.). Gegen das Lungenparenchym zu zeigt es deutliche Neigung zur Bildung von Bindegewebsfasern und geht schließlich in eine Narbe über, die ebenfalls spaltförmige Reste von Alveolen enthalten kann. An diesen Stellen schreitet also der käsige Zerfall an der Innenfläche der Kaverne, wenn auch nur langsam, gegen die Lunge zu fort.

Tuberkulöses Darmgeschwür (*H.-E.*)

Schon bei Betrachtung eines Schnittes von einem tuberkulösen Darmgeschwür (Abb. 144) mit der Lupenvergrößerung erkennen wir eine Unterbrechung der Schleimhaut. Das Geschwür reicht gewöhnlich bis in die Muscularis propria oder kann sie auch durch-

Spezifische Entzündungen

brechen; dadurch, daß es an seinen Rändern weiter in die Submucosa reicht, als es dem oberflächlichen Schleimhautdefekt entspricht, entsteht an beiden Seiten eine Bucht, die gegen die Lichtung zu von dem überhängenden Schleimhautrand begrenzt wird. Untersuchen wir den Geschwürsgrund mit schwacher Vergrößerung näher, so müssen wir feststellen, daß er zum größten Teil von einem nichttuberkulösen (unspezifischen) Granulationsgewebe gebildet wird, das oberflächlich von ausgetretenem Fibrin und Leukocyten bedeckt ist. Es verdankt seine Entstehung also weniger der Tuberkulose, als der durch den tuberkulösen Schleimhautzerfall erst

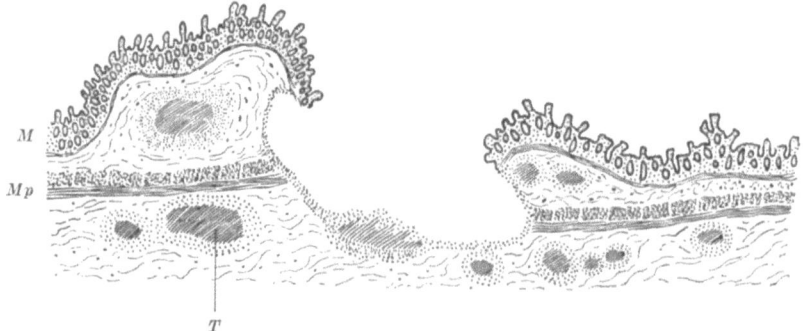

Abb. 144. Tuberkulöses Darmgeschwür. *M* Mucosa; *Mp* Muscularis propria; *T* Tuberkel

möglich gewordenen Einwirkung von Darmbakterien auf das frei liegende Gewebe. Nur hier und da, besonders in jenen seitlichen Buchten, gelingt es, runde Herde im Geschwürsgrund nachzuweisen, die schon durch ihre Knötchenform als Tuberkel verdächtig sind. Mit der starken Vergrößerung erkennen wir tatsächlich an ihnen meist alle typischen Kennzeichen des Tuberkels, wie zentrale Verkäsung und umgebendes spezifisches Granulationsgewebe. Solche Tuberkel sind aber im Geschwürsgrund oft außerordentlich spärlich, ja manchmal fehlen sie ganz. Dann suchen wir sie in den tieferen Wandschichten, in der Muskulatur oder unter der Serosa, wohin die Tuberkelbakterien auf dem Lymphweg gelangt sind und ebenfalls die typischen Knötchen erzeugt haben.

Einen ähnlichen Ablauf und histologischen Bau wie die tuberkulösen Darmgeschwüre zeigt die Tuberkulose anderer Schleimhäute, wie z.B. des Uterus, Kehlkopfes und der Tube.

Syphilis. Histologisch müssen wir ebenso wie klinisch zwischen den Erscheinungsformen der während des intrauterinen Lebens erworbenen (kon-

Angeborene Lebersyphilis

natalen, angeborenen) und der im Erwachsenenalter erworbenen Syphilis unterscheiden.

Bei der *angeborenen Syphilis* handelt es sich um eine Entwicklungshemmung der betreffenden Organe bei gleichzeitiger vermehrter Bindegewebsbildung im leicht chronisch entzündlich infiltrierten Zwischengewebe (chronisch-interstitielle Entzündung). Veränderungen dieser Art, welche also nicht durch ein für Lues spezifisches Granulationsgewebe gekennzeichnet sind, haben wir bei den einzelnen Organen schon kennengelernt, wie z.B. die Feuersteinleber und die Osteochondritis syphilitica.

Bei der *Syphilis des Erwachsenen* tritt ein spezifisches Granulationsgewebe nur im tertiären Stadium der Erkrankung auf, und zwar in Form der Gummen.

Daneben kommen jedoch auch *unspezifische Veränderungen* vor, die also keine für Syphilis kennzeichnenden Züge tragen, aber sicherlich auf die Anwesenheit der Syphilisspirochäten oder deren Gifte zurückgehen, wie z.b. Mesaortitis, Tabes und progressive Paralyse, die schon früher besprochen wurden.

Angeborene Lebersyphilis

(Levaditi)

Gelangen die Spirochäten zu einer frühen Zeit der Entwicklung in den Fetus, so vermehren sie sich außerordentlich stark und bringen ihn zum Absterben, bevor es zu einer Gewebsreaktion auf die eingedrungenen Parasiten kommen kann. Der Fetus macht dann noch im Mutterleib eine Art Zersetzungsprozeß durch und wird als tote, macerierte Frucht ausgestoßen. Aus geweblichen Veränderungen läßt sich daher bei einer solchen Frucht die Syphilis nicht mehr erschließen, wohl aber aus den sehr zahlreich vorhandenen Spirochäten.

Um die Spirochäten nachzuweisen, benützen wir ein einfaches Versilberungsverfahren, welches LEVADITI angegeben hat. Es besteht darin, daß aus einer Silber-

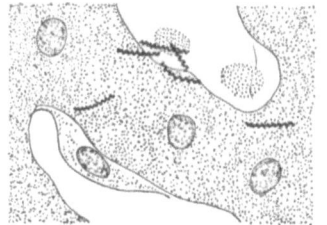

Abb. 145. Syphilisspirochäten in der Leber bei angeborener Lues (Silberimprägnation nach LEVADITI)

nitratlösung an der Oberfläche jeder Spirochäte ein feiner Silberniederschlag erzeugt wird, der sie — was für die Auffindung nur günstig ist — dicker erscheinen läßt, als sie in Wirklichkeit ist, weil sie ja gewissermaßen in einem Mantel von niedergeschlagenem, schwarz erscheinendem Silber eingehüllt ist.

Mit der schwachen Vergrößerung läßt ein solches Präparat die Gewebsstrukturen nur schattenhaft angedeutet in gelblicher Farbe erkennen. Erst bei der Anwendung der stärksten Vergrößerung (noch besser der Immersion) sehen wir gerade noch nachweisbare, einzeln und in Haufen liegende, kurze, geschlängelte Gebilde, eben die Spirochäten (Abb. 145). Da das Versilberungsverfahren einen eher groben Eingriff darstellt, darf es nicht wundernehmen, wenn besonders in den oberflächlichen Schichten des Präparates außer den Spirochäten schwarze Silberniederschläge auch an anderen Gewebsbestandteilen wie Chromatinbröckeln oder Bindegewebsfasern auftreten. Wir können daher nur solche Stellen zu einer verbindlichen Beurteilung heranziehen, in deren Bereich der Untergrund rein gelb gefärbt ist und bloß die Spirochäten schwarz erscheinen.

Lebergumma

(H.-E.; van Gieson)

Gummen, das spezifische Produkt der tertiären Syphilis, können in allen Organen vorkommen. Man findet sie am häufigsten in der Leber und im Skeletmuskel. Sie haben ihren Namen von der zähelastischen Beschaffenheit der in ihnen auftretenden zentralen Nekrose und der an Gummi arabicum erinnernden Flüssigkeit erhalten, die bei der Erweichung der Nekrose auftritt.

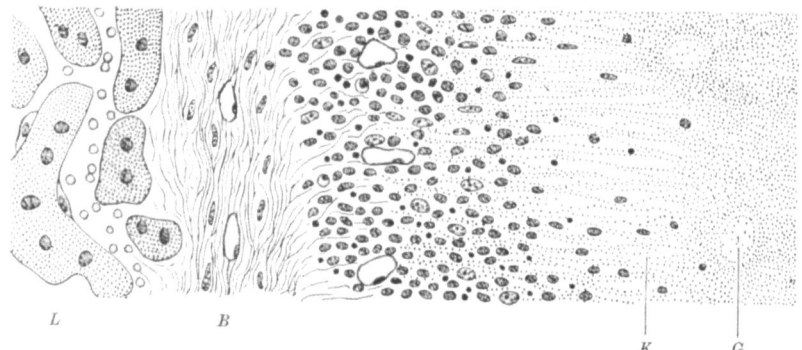

Abb. 146. Lebergumma (Randabschnitt). *L* Leberzellen; *B* äußere Bindegewebslage; *K* verkästes Zentrum mit schattenhaft angedeuteter Faserstruktur und Gefäßen (*G*)

Schon mit der schwächsten Vergrößerung erkennen wir in der Leber ein größeres kernloses (nekrotisches) Gebiet, das in diesem Punkt vollkommen dem tuberkulösen Käse gleicht. Von den normalen Leberanteilen ist es durch einen zellreichen Saum getrennt. Durchmustern wir nun von der Mitte ausgehend alle Schichten des Herdes bis zum normalen Lebergewebe (Abb. 146). Die zentrale käsige Masse läßt noch verschiedentlich Gewebsstrukturen erkennen. Besonders in den Randteilen treffen wir noch auf deutliche, zum Teil sogar noch blutgefüllte Capillaren und in die Nekrose ausstrahlende Bindegewebsfasern, die wir bis in den zelligen Randsaum hinein verfolgen können. Hier stehen sie offenkundig mit noch gut darstellbaren Bindegewebszellen und -fasern in ununterbrochenem Zusammenhang. Der zellige Saum, in den wir somit gelangt sind, setzt sich aus mehr oder minder reifen Bindegewebszellen bzw. Fibroblasten zusammen, die ganz den Epitheloidzellen des tuberkulösen Granulationsgewebes gleichen können. Die Ähnlichkeit mit dem tuberkulösen Granulationsgewebe kann noch dadurch verstärkt werden, daß hier und dort vereinzelte Riesenzellen vom Langhans-Typus auftreten; auch eine Durchsetzung mit Lymphocyten ist vorhanden. Je weiter wir gegen das normale Lebergewebe zu vorrücken, um so mehr nimmt das Granulationsgewebe einen bindegewebig-narbigen Charakter an. Von diesem ausgesprochen faserigen Gewebe strahlen Züge sternförmig in das umgebende Lebergewebe aus, indem sie es gewissermaßen in einzelne Felder unterteilen.

Wenn auch ein wohlausgebildetes Gumma vom Tuberkulom gut zu unterscheiden ist, so kann seine richtige Erkennung gegebenenfalls doch schwer werden. Man halte sich vor allem an den für das Gumma eigentümlichen Übergang des Granulationsgewebes in die Nekrose, d. h. an die in die Nekrose einstrahlenden Faserstrukturen. Sie treten besonders bei *Bindegewebsfärbungen* (VAN GIESON) deutlich in Erscheinung. Weiter beachte man die verhältnismäßige Zellarmut des gummösen Granulationsgewebes und das Fehlen oder die außerordentliche Seltenheit von Riesenzellen. Gelingt es nicht, eine sichere Entscheidung zu treffen, so muß man die Differentialdiagnose vom Nachweis der Erreger, also des Tuberkelbacteriums (ZIEHL-NEELSEN oder Tierversuch!) oder der Syphilisspirochäte (LEVADITI), abhängig machen.

Viruslymphadenitis (*H.-E.*)

Verschiedene Viren, wie z. B. ein durch die Klauen der Katzen bei der Katzenkratzkrankheit übertragenes Virus, rufen ein sehr kennzeichnendes, also in diesem Sinne geradezu spezifisches Gewebsbild in den Lymphdrüsen hervor. Makroskopisch erscheinen dabei die Drüsen geschwollen.

Mit der Lupe verschaffen wir uns zunächst eine Übersicht über den Bau des Lymphknotens. Er läßt Kapsel, Randsinus und

Rindenfollikel fast überall gut erkennen. Aus dem Rahmen fallen aber einige wahllos über die ganze Lymphdrüse verstreute Herde, welche zwar ebenso wie die Keimzentren rundliche Gestalt besitzen, aber bedeutend größer sind als diese. Außerdem zeichnen sie sich dadurch aus, daß sie ein dunkles Zentrum aufweisen, das von einem hellen Ring umgeben ist. Mit starker Vergrößerung (Abb. 147) werden wir gewahr, daß das Zentrum aus einer Ansammlung von

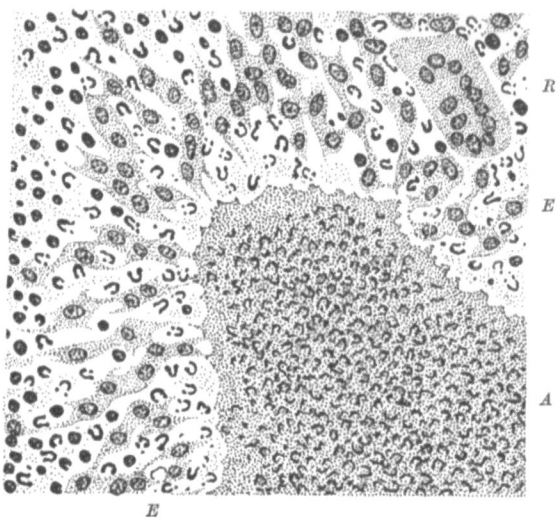

Abb. 147. Viruslymphadenitis. Eine zentrale Leukocytenansammlung (Absceß *A*) wird umgeben von einem Saum von Epitheloidzellen (*E*), in dem gelegentlich auch Riesenzellen (*R*) nachweisbar sind

zerfallenden Zellen, vorwiegend Leukocyten, besteht, also einem kleinsten Absceß (Mikroabsceß) entspricht. Der hellere Ring ist aus größeren, länglichen Zellen mit einem bläschenförmigen Kern gebildet, die also den Epitheloidzellen entsprechen. Manche von ihnen zeigen eine radiäre Einstellung zu der zentralen Eiterhöhle hin. Das Virus selbst kann man nicht sehen.

Aktinomykose

(H.-E.; Hämatoxylin-Sudan)

Der Actinomyces wächst auf künstlichen Nährböden in Form von verzweigten Fäden. Im menschlichen Organismus bildet er infolge der Gegenwirkung des Organismus eigenartige Zusammenballungen, die Actinomycesdrusen. Um sie herum findet sich ein Granulationsgewebe, das durch besondere Eigentümlichkeiten ausgezeichnet ist und insofern auch als spezifisch gelten kann.

Betrachten wir ein Präparat von einer länger dauernden Aktinomykose mit schwacher Vergrößerung, so fallen uns zahlreiche blau gefärbte Flecken ins Auge, die von dichten Zellhöfen umgeben sind. Nach außen zu gehen sie in ein mehr und mehr kernarmes Bindegewebe über. Durchmustern wir nunmehr die vorliegenden Veränderungen mit starker Vergrößerung in der Reihenfolge, daß wir

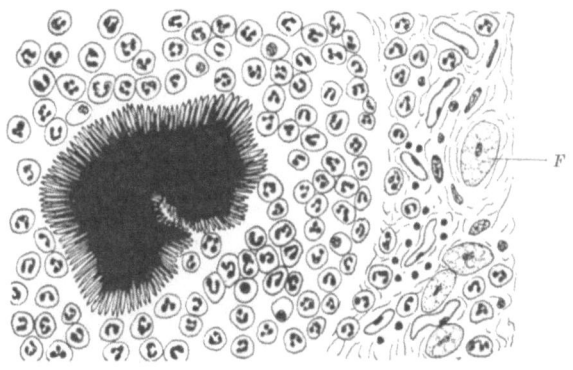

Abb. 148. Aktinomykotischer Absceß mit Druse. *F* verfettete Zellen im umgebenden Granulationsgewebe

von einem der zentralen blauen Haufen ausgehen und gegen die Umgebung fortschreiten (Abb. 148). Zunächst stellt sich heraus, daß der blaue Haufen sich an seinem Rand in eine Reihe von Fäden auflöst, die strahlenartig von ihm ausgehen. Es handelt sich um *Drusen* dieses Spaltpilzes, der ja nach diesem Verhalten auch den Namen Strahlenpilz bzw. Actinomyces erhalten hat. Während sich das nicht feiner auflösbare Innere der Druse blau färbt, nehmen die kolbig oder fädig endenden Ausstrahlungen in ihrer Peripherie den roten Eosinton sehr leicht an, so daß das dichte, blaue Zentrum von einem schmalen, rötlichen Saum umgeben ist. In der unmittelbaren Nachbarschaft der Druse stellen wir eine Ansammlung von zum Teil in Zerfall begriffenen Leukocyten, d.h. Eiterzellen fest. Die Druse schwimmt gewissermaßen im Absceßeiter. Weiter nach außen zu ist der *Absceß* begrenzt von einer Granulationsgewebsmembran, in der wir capilläre Gefäße, Leukocyten, Lymphocyten und Fibroblasten feststellen können. Gerade diese letzteren zeigen

Spezifische Entzündungen

aber manchmal ein ausgesprochen schaumiges Cytoplasma, d.h. es erscheint von zahlreichen rundlichen Lücken durchsetzt (Abb. 148 *F*). Durch Färbung mit *Sudan* kann man nachweisen, daß diese Lücken Fettsubstanzen enthalten, deren Ansammlung dem Granulationsgewebe seine makroskopisch so kennzeichnende schwefelgelbe Farbe verleiht. Wir nennen solche fetthaltige Bindegewebszellen auch Pseudoxanthomzellen, da sie an Zellen gewisser, ebenfalls durch gelbliche Farbe ausgezeichneter, Geschwülste (Xanthome) erinnern. Noch weiter nach außen zu wird das Granulationsgewebe immer zellärmer und geht schließlich in eine faserige Narbe über, die sich dann in dem umgebenden normalen Organgewebe verliert.

Eine besonders reichliche Entwicklung dieses Narbengewebes ist geradezu kennzeichnend für die aktinomykotische Entzündung und erscheint klinisch als bretthartes Infiltrat.

Pilzkrankheiten. Seit der Zurückdrängung der Infektionskrankheiten, ja auch geradezu als indirekte Folge der dabei angewendeten Antibiotika, haben die Erkrankungen durch Pilze im engeren Sinne stark zugenommen. Wir besprechen im Rahmen dieses Praktikums nur zwei häufig beim Menschen auftretende pathogene Pilze, nämlich Aspergillus und Candida albicans bzw. die von ihnen hervorgerufenen Krankheiten.

Im allgemeinen lassen sich die Pilze schlecht im H.-E.-Präparat erkennen. Wir benützen daher zu ihrer Darstellung eine Methode, die sonst als Bakterien-Färbung angewendet wird, die *Gram-Färbung*. Dabei färben sich nur (Gram-positive) Bakterien und Pilzfäden mit Methylviolett blauschwarz an, die übrigen Gewebsbestandteile stellt man mit Kernechtrot dar. Da die Pilze auch reichlich Kohlenhydrate enthalten, kann man sie auch sehr gut mit einer Färbung dieser Kohlenhydrate erfassen. Wir wenden zu diesem Zwecke die *PAS-Methode* (*P*eriodic-*A*cid-*S*chiff) an, bei der sich die Kohlenhydrate rot-violett anfärben.

Aspergillose
(H.-E.; H.-PAS; Gram)

Der *Aspergillus* siedelt sich besonders gerne im nekrotischen Gewebe, z.B. der Lunge, an und wächst in ihm zu Drusen aus. Die Pilzfäden (Hyphen) verzweigen sich dichotomisch und zeigen keine Scheidewände (Abb. 149). Nur selten haben wir beim Menschen Gelegenheit, die gießkannenähnlichen Fruchtständer zu beobachten, von denen dann die Sporen geliefert werden.

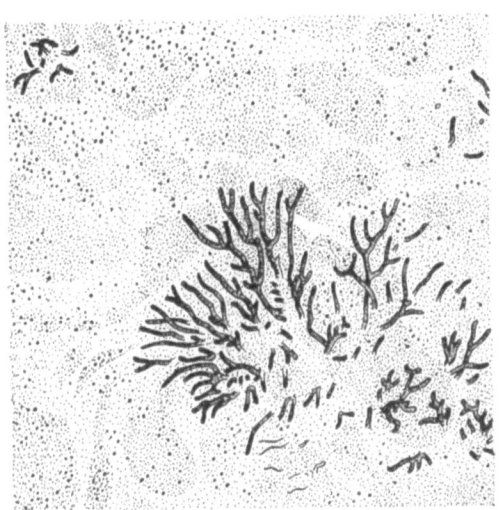

Abb. 149. Aspergillus-Fäden in einem nur schattenhaft angedeuteten nekrotischen Lungenherd

Soor

(Gramfärbung)

Die Soor genannte Krankheit wird hervorgerufen durch einen Pilz, Candida albicans (Monilia), der vorzugsweise das Plattenepithel der Mundhöhle und der Speiseröhre befällt und dort locker haftende Membranen bildet. Er kann aber auch in Blutgefäße eindringen und in inneren Organen Absiedlungen setzen (Soor-Septico-Pyämie).

An unserem Schnitt sehen wir mit schwacher Vergrößerung eine Plattenepithelschleimhaut, die an einer Stelle von dunkelblauen Massen oberflächlich bedeckt ist (Abb. 150). Bei starker Vergrößerung lösen sie sich in ein Geflecht feinster Fäden auf, welche teils stärker, teils schwächer gefärbt sind. Manchmal hat gerade nur die äußere Umgrenzung der Fäden den Farbstoff angenommen. Man erkennt dann, daß sie in einzelne Teilstücke (Glieder) zerfallen (Abb. 151). Zwischen den Fäden eingebettet liegen ovale, ebenfalls stark blau gefärbte Gebilde, die Conidien, das sind Dauerformen des Pilzes. Kleinste, eben noch erkennbare, ebenfalls blau gefärbte Körnchen entsprechen Bakterien (Kokken), die immer in ziemlicher

Spezifische Entzündungen

Anzahl in den Soormembranen vertreten sind. Betrachten wir die darunterliegende Schleimhaut, so sehen wir, daß das Fadengeflecht

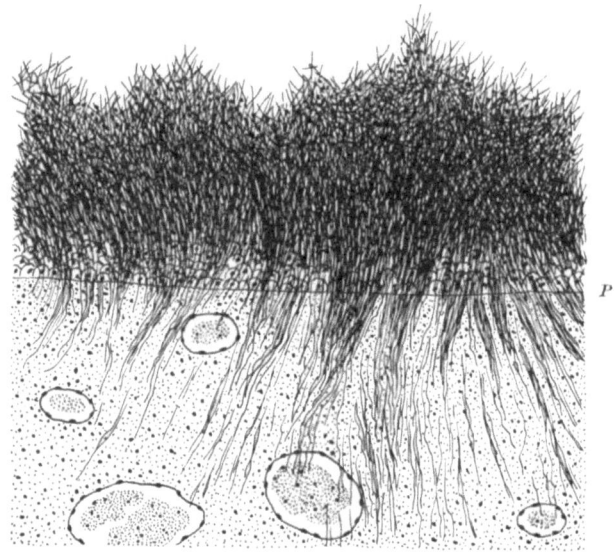

Abb. 150. Soor der Speiseröhre. Die Pilzfäden durchsetzen das noch schattenhaft sichtbare Plattenepithel (*P*) und reichen bis in die Schleimhautgefäße

mit seinen Ausläufern bis in das Epithel und die Mucosa hineinreicht. Das genügt aber nicht, um den Belag fest mit seiner Unterlage zu verankern: Er ist zum Unterschied von den fibrinösen Pseudomembranen, z. B. bei Diphtherie, leicht abwischbar. Als Reaktion auf das Eindringen der Pilzfäden kann man hier und dort eine starke Blutfüllung der Schleimhautgefäße und Ansammlung von Lymphocyten und Leukocyten sehen, die auch das Epithel durchwandern.

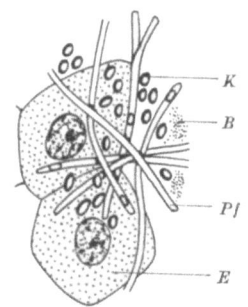

Abb. 151. Soor. *K* Conidien; *B* Bakterienhaufen; *Pf* Pilzfäden; *E* Epithelzellen

Fremdkörpergranulom (*H.-E.*)

Wir hatten es bisher mit ganz bestimmten belebten Erregern zu tun, auf die der Organismus jedesmal in einer besonderen, spezifischen Form reagierte. Nun rufen aber auch unbelebte, körperfremde Stoffe (Fremdkörper) eine eigentümliche

Gewebsreaktion hervor, die als Fremdkörpergranulom sehr wohl den spezifischen Granulationsgeweben an die Seite gestellt werden kann.

Es gibt eine große Zahl von körperfremden Stoffen, die teils beabsichtigt, teils unbeabsichtigt in die Gewebe hineingelangen, wie Nahtfäden, Paraffin, Schwammstücke, Tupfer, injizierte Öle usw., die imstande sind, eine solche Fremdkörperreaktion auszulösen. Als Beispiel wollen wir ein durch Talkumkristalle hervorgerufenes Fremdkörpergranulom untersuchen. Talkum wird gelegentlich auch heute noch als Puder verwendet und gelangt z. B. von Gummihandschuhen des Chirurgen leicht in Wunden.

Da die Talkumkristalle keinen Farbstoff annehmen, werden sie in unserem Präparat zunächst als Lücken imponieren, die, je nach-

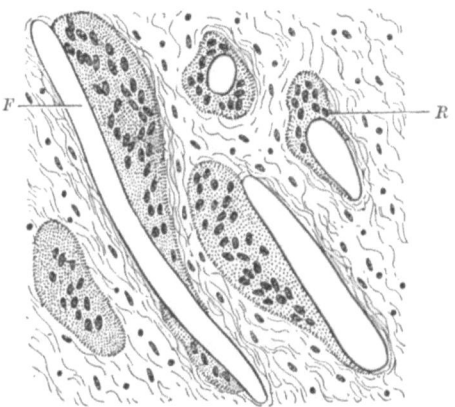

Abb. 152. Fremdkörpergranulom. *F* Fremdkörper (Seidenfaden); *R* Fremdkörperriesenzelle

dem, wie die Kristalle im Schnitt getroffen sind, verschiedene Form besitzen. Erst wenn wir bei starker Vergrößerung die Irisblende etwas zuziehen, ist es möglich, die etwas streifige Struktur der Kristallmassen zu erkennen. (Am besten macht man die Kristalle im Polarisationsmikroskop zwischen zwei gekreuzten Nicols sichtbar, da sie dann infolge ihrer Doppelbrechung aufleuchten.) Um die allermeisten dieser von Talkumkristallen eingenommenen Lücken finden wir eine Cytoplasmamasse, die zahlreiche Zellkerne enthält. Es handelt sich um die sog. Fremdkörperriesenzellen (Abb. 152), die entweder dem Fremdkörper bloß anliegen oder ihn vollkommen umschließen. Die Zellkerne liegen meist an der dem Fremdkörper abgewendeten Seite der Riesenzelle. Sie ist dadurch entstanden, daß sich die Kerne einer Mesenchymzelle geteilt haben, nicht aber das gleichzeitig mitgewachsene Cytoplasma; auch eine Entstehung durch Zellverschmelzung wird in Betracht gezogen.

Der Raum zwischen den Fremdkörpern und den ihnen anliegenden Riesenzellen wird von einem mehr oder minder reichen Granulationsgewebe eingenommen, in dem wir die uns schon bekannten Bestandteile, wie Fibroblasten, Lymphocyten, Leukocyten und capillare Gefäße erkennen. In der weiteren Umgebung nimmt die zellige Durchsetzung ab, die Faserbildung tritt in den Vordergrund, welcher das ganze Fremdkörperdepot abkapselt.

Das Fremdkörpergranulationsgewebe ist sozusagen nur ein Durchgangsstadium der Reaktion des Organismus auf den eingebrachten Fremdkörper: sie beginnt mit einer Exsudation, dieser schließt sich dann die Granulombildung an, wenn der Fremdkörper immer weiter schädigend wirkt, wie in unserem Beispiel durch das In-Lösung-Gehen von Silikaten. Handelt es sich um inerte Fremdkörper, wie z.B. die bei der Operation benützten Seidenfäden, so wandelt sich das Granulationsgewebe schließlich in eine Narbe um, die den Fremdkörper endgültig umschließt und abkapselt.

Rheumatische Myokarditis (*H.-E.*)

Beim akuten Rheumatismus treten an verschiedenen Stellen des Körpers, mit Vorliebe im Herzmuskel, in der Galea, an Sehnen und Gelenken, kennzeichnende granulomähnliche Herde auf, die *Aschoffsche Knötchen* genannt werden. Sind sie im Herzmuskel zahlreicher vertreten, so kommt es zu einer auch klinisch erfaßbaren Schädigung der Herzfunktion, zur rheumatischen Myokarditis.

Durchmustern wir einen Schnitt vom Herzmuskel mit schwacher Vergrößerung, so fallen uns hier und dort im Zwischengewebe und unter dem Endokard lockere Zellansammlungen von spindeliger Gestalt auf, die die Herzmuskelfasern auseinanderdrängen (Abb. 153): Manchmal läßt sich feststellen, daß sie in der unmittelbaren Umgebung von kleinen Gefäßen liegen. Betrachten wir ein solches voll entwickeltes („blühendes") Aschoffsches Knötchen mit starker Vergrößerung, dann sehen wir, daß es hauptsächlich aus locker beisammenliegenden, großen Zellen mit gut eosinfärbbarem Cytoplasma besteht. Die Zellform ist unregelmäßig, teils abgerundet, teils mit Ausläufern versehen, die Zellkerne erscheinen groß, oval oder bohnenförmig. Es handelt sich um besonders gestaltete Abkömmlinge von Histiocyten. Neben solchen Zellen kann man

Rheumat. Myokarditis. Lymphogranulom

noch mäßig reichliche Fibroblasten feststellen sowie einige spärliche Lymphocyten oder Leukocyten.

Bei seiner Abheilung hinterläßt ein derartiges Knötchen eine an einem Gefäß gelegene, unscheinbare, weißliche Narbe, in deren Umgebung gewöhnlich auch einige Muskelfasern zugrunde gegangen sind.

Lymphogranulom (H.-E.)

Das Gewebsbild des Lymphogranuloms ist, je nachdem, in welchem Stadium seiner Entwicklung wir es untersuchen, recht verschieden und deswegen oft schwer zu erkennen. Wir betrachten

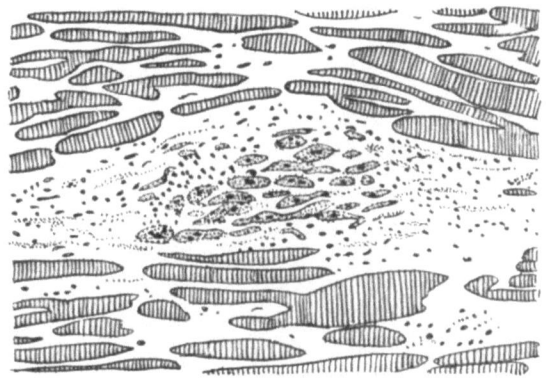

Abb. 153. Aschoffsches rheumatisches Knötchen im Myokard

einen Schnitt von einem Lymphknoten aus einem Stadium, das uns die Veränderung in voller Blüte zeigt.

Mit schwacher Vergrößerung ist vom ursprünglichen Aufbau des Lymphknotens so gut wie nichts mehr zu sehen. Es liegt nur ein stellenweise zellreicheres, stellenweise zellärmeres Gewebe vor. Die volle Eigenart des Lymphogranuloms, die in einer besonderen Buntheit des Zellbildes besteht, erkennen wir erst mit stärkeren Vergrößerungen (Abb. 154). Wir finden dicht nebeneinander neutrophile und eosinophile Leukocyten, Lymphocyten und Plasmazellen, Fibroblasten und neu gesproßte Capillaren. Die Mischung dieser zelligen Elemente ist von Fall zu Fall, ja von Stelle zu Stelle auch in ein und demselben Präparat verschieden insoferne, als manchmal die zellige Durchsetzung, manchmal die Faserbildung überwiegt, welche bis zur Bildung von hyalinen Narben gehen kann. So weit könnte also das Gewebsbild des Lymphogranuloms dem eines unspezifischen vernarbenden Granulationsgewebes gleichen. Einzelne Züge erwecken aber schon unsere Aufmerksamkeit: einmal die manchmal in gewissen Gebieten sehr reichlich vorhandenen eosinophilen Leukocyten, dann finden sich größere Zellen mit einem bläschenförmigen chromatinarmen Kern, der gewöhnlich ein besonders großes, stäbchenförmiges Kernkörperchen enthält. Hier liegen offenbar gewucherte Abkömmlinge der Reticulumzellen vor, die Sternberg-Reed-Zellen, oder auch Hodgkin-Zellen

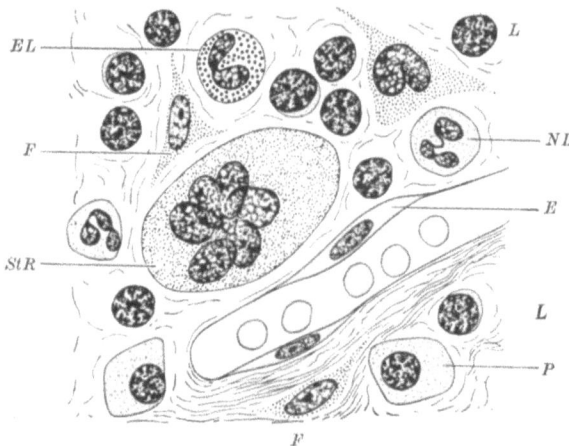

Abb. 154. Lymphogranulom. *EL* eosinophiler Leukocyt; *F* Fibroblast; *StR* Sternbergsche Riesenzelle; *L* Lymphocyt; *NL* neutrophiler Leukocyt; *E* Endothelzelle; *P* Plasmazelle

genannt werden. Manchmal zeigen ihre Kerne unregelmäßige Einschnürungen, ja auch Zerschnürungen, so daß größere Zellen mit zahlreichen, auf einem Haufen in der Zellmitte liegenden Kernen entstanden sind, die Sternbergschen Riesenzellen (Abb. 154 *StR*), die man als geradezu kennzeichnend für Lymphogranulom ansieht.

XVII. Tierische Parasiten

Von den tierischen Parasiten sollen hier nur einige wenige besprochen werden, und zwar hauptsächlich solche, die in die Gewebe eingedrungen sind und kennzeichnende histologische Bilder hervorrufen.

Echinococcus der Leber (*H.-E.*)

Die in die Leber auf dem Wege der Pfortader eingeschleppten Parasiten können sich in ihr vermehren und eigentümliche grobblasige Gebilde liefern

(Echinococcus hydatidosus). Die Wand einer solchen Blase mit dem angrenzenden Lebergewebe wollen wir untersuchen.

Mit der Lupenvergrößerung erkennen wir bereits, daß das Lebergewebe an einer Stelle mit einer eigentümlichen, fast strukturlosen Membran abschließt, die der Wand der Echinokokkenblase entspricht. An der Innenseite der Membran sind krümelige Massen zu erkennen.

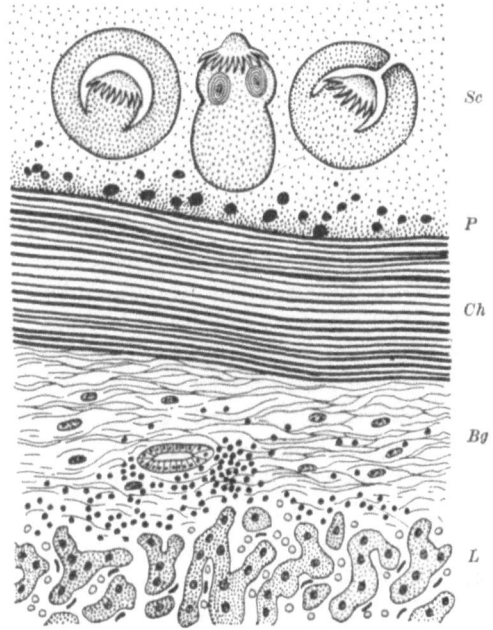

Abb. 155. Leberechinococcus. *Sc* Scolices; *P* Parenchymschicht mit Kalkkörnern; *Ch* Chitinmembran; *Bg* bindegewebige Kapsel; *L* Lebergewebe

Durchmustern wir nun mit der schwachen Vergrößerung das Präparat vom normalen Lebergewebe ausgehend in senkrechter Richtung zu der geschilderten Membran hin (Abb. 155). Zunächst zeigt das Lebergewebe keine Abweichung von der Norm. Je näher wir aber der Membran kommen, um so mehr machen die Leberzellen einem Bindegewebe Platz, das sich schließlich zu einer aus kollagenen Fasern gebildeten Kapsel verdichtet. Die Leberzellen sind hier offenbar infolge des von der Echinokokkenblase auf die Umgebung ausgeübten Druckes geschwunden; nur hier und

Tierische Parasiten

da sind im Bindegewebe die widerstandsfähigen Gallengänge erhalten geblieben. Mit dieser *Faserkapsel* ist die Grenze der Gewebe erreicht, die vom menschlichen Organismus als Reaktion auf den Parasiten gebildet wurden. Die der Faserkapsel anliegende Membran der Echinokokkenblase ist schon ein Produkt der Parasiten selbst und stellt bei stärkerer Vergrößerung eine eigentümlich wellig und parallel gestreifte Masse dar, die keine Zellkerne enthält und sich gewöhnlich blaß bläulichrot färbt, die *Chitinmembran*. An ihrer Innenfläche liegen ziemlich feinkörnige Massen, die sich zum Teil infolge ihres Kalkgehaltes blau anfärben. Von besonderem Interesse sind aber junge, sich entwickelnde Wurmindividuen, die *Scolices*. Ist der Kopf ausgestülpt, so liegt ein längliches Gebilde vor, das am anderen Ende in eine mehr oder minder runde Blase ausläuft. Der Kopf trägt zu oberst einen Kranz von sehr kennzeichnenden Häkchen, die keinen Farbstoff annehmen; sie sind aber stark lichtbrechend und treten am besten hervor, wenn man die Irisblende des Mikroskops etwas verengt. Außerdem trägt der Kopf unter dem Hakenkranz noch mehrere halbkugelige Ausstülpungen, welche mit Saugnäpfen besetzt sind. Ist der Kopf noch eingestülpt, so bildet der ganze Scolex eine rundliche Blase, in der man Einzelheiten des Kopfes, besonders aber die Haken, bereits erkennen kann. In zugrunde gehenden oder abgestorbenen Echinokokkenblasen ist ihr flüssiger Inhalt zu einer homogenen, rosarot gefärbten Masse geworden, in der man neben Kalkkörnchen noch schattenhaft angedeutet die abgestorbenen Scolices, besonders aber deren Häkchen, erkennen kann, da diese dem Zerfall am längsten widerstehen.

Von besonderer Wichtigkeit für die Diagnose sind also die Chitinmembran und die Häkchen: beide können jahrelang nach Absterben des Wurmes erhalten bleiben.

Oxyuren in der Appendix (*H.-E.*)

Der Oxyuris vermicularis ist ein Parasit, der vorwiegend bei Kindern im Dickdarm lebt. Gelangt er in den Wurmfortsatz, so kann er Anlaß zu schmerzhafter Reizung geben. Solche Wurmfortsätze werden oft unter der Diagnose „Appendicitis" entfernt.

Bei Betrachtung mit schwacher Vergrößerung erkennen wir in der Lichtung der Appendix neben etwas Kot einen oder mehrere quer oder schräg geschnittene Würmer (Abb. 156). Sie zeichnen sich durch eine mit Eosin stark gefärbte äußere Chitinhülle aus, die

Oxyuris. Trichine

die Eingeweide des Wurmes umschließt. Wir erkennen weiter das von einer Zellage gebildete Darmrohr und gewöhnlich auch zahlreiche in der Leibeshöhle liegende Eier. Die sonst unveränderte Schleimhaut der Appendix enthält manchmal sehr zahlreiche eosinophile Leukocyten.

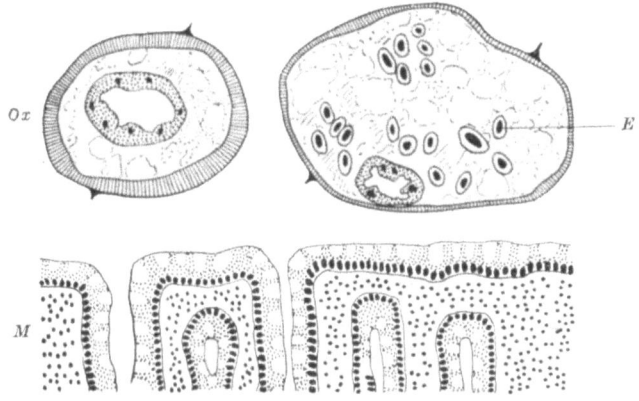

Abb. 156. Oxyuren (*Ox*) im Querschnitt über der Appendixschleimhaut (*M*); *E* Eier im Inneren der Würmer

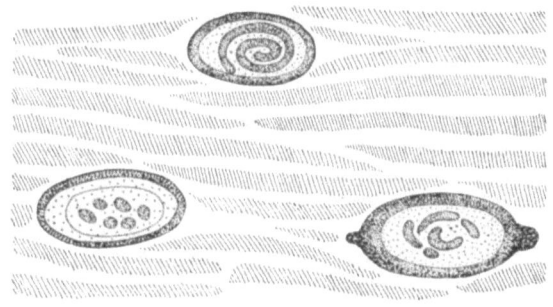

Abb. 157. Muskeltrichinen

Muskeltrichinose (*H.-E.*)

Die auf dem Blutweg in die quergestreifte Muskulatur gelangenden Trichinenlarven dringen in die Muskelfasern ein und kapseln sich hier ab.

Auf Längsschnitten durch einen solchen Muskel sehen wir mit der Lupenvergrößerung schon die spiralig aufgerollten Würmer (Abb. 157). Dabei sind natürlich meist nicht die ganzen Spiralen getroffen, da sie ja nur selten in der histologischen Schnittebene liegen, sondern nur einzelne Windungen. Umgeben ist der Wurm von einer homogenen, spindelig gestalteten Kapsel, der außen oft noch Muskelkerne anliegen. Sterben die Würmer ab, so können in sie Kalksalze eingelagert werden.

XVIII. Tumoren

Nicht ohne Absicht wird die Besprechung der Tumoren immer an den Schluß des pathologisch-histologischen Kurses gestellt. Ahmen sie doch histologisch Organe oder Gewebe nach, deren normales Bild wir vergleichsbereit im Kopf haben müssen, um alle Abweichungen sicher zu erkennen, die dem Geschwulstgewebe sein besonderes Gepräge geben. In den vorhergehenden Abschnitten haben wir Gelegenheit genug gehabt, uns mit dem normalen Organbau vertraut zu machen, so daß nunmehr die Erkennung und Einordnung geschwulstmäßig gewucherter Gewebe leichter fallen mag.

Wir können die Geschwülste sehr gut in der Reihenfolge der Organe besprechen, die wir bisher eingehalten haben. Damit würde aber ein klinisch wichtiger Gesichtspunkt verlorengehen, nämlich das Verhalten der Geschwulst zum Lebensschicksal ihres Trägers. Der Arzt wird sich in erster Linie dafür interessieren, ob eine beobachtete Geschwulst für seinen Kranken mehr oder minder unwesentlich oder im Gegensatz dazu gefährlich und zum Tode führend ist. Die ersteren Geschwülste wird man als gutartig, die letzteren als bösartig bezeichnen. Aber noch aus einem anderen Grunde verbietet sich eine organmäßige Aufteilung der Geschwülste. Wir finden nämlich in ganz verschiedenen Organen dieselbe Geschwulstform, z. B. Plattenepithelkrebse in der Haut, der Speiseröhre und an der Portio vaginalis. Noch sinnfälliger wird dieses Verhalten, wenn wir Geschwülste in Betracht ziehen, die von Gefäßen oder Bindegewebe ausgehen. Da diese in jedem Organ vorkommen, sind auch die entsprechenden Geschwülste in sehr vielen Organen anzutreffen. Wir werden daher als Einteilungsprinzip der Geschwülste neben der Gut- und Bösartigkeit nicht Organe, sondern Gewebsarten heranziehen müssen. Dabei kommt aber auch nur eine ganz grobe Einteilung wie die in Epithelgewebe (Schleimhäute, Drüsen) und Binde- und Stützgewebe in Frage. Durch Kombination dieser zwei Gesichtspunkte erhalten wir vier Gruppen von Geschwülsten: die gutartigen Geschwülste des Binde- und Stützgewebes, die bösartigen Geschwülste desselben (Sarkome), die gutartigen epithelialen und die bösartigen epithelialen Geschwülste (Krebse, Carcinome). Nicht alle Tumoren lassen sich freilich in diesen Rahmen ohne weiteres einfügen, so daß wir als weitere Gruppe noch einige besondere Tumoren anfügen müssen. Es ist im Rahmen dieses Praktikums unmöglich, auch nur annähernd der morphologischen Vielfalt der Geschwülste in allen ihren organbedingten Besonderheiten gerecht zu werden. Die hier besprochenen Präparate können daher nur eine sehr persönliche Auswahl darstellen, die aber doch bemüht ist, aus jeder der Gruppen einige repräsentative Beispiele zu bringen.

Bei der histologischen Begutachtung von Tumoren wird man immer auf die geschwulstfreien Organanteile zu achten haben, die fast auf jedem Präparat in mehr oder minder großer Ausdehnung vorhanden sind. Daher versäume man nie, das ganze Präparat mit der Lupenvergrößerung nach solchen Organteilen abzusuchen. Einmal kann das Wissen, in welchem Organ eine Geschwulst sitzt, allein schon die diagnostischen Möglichkeiten ganz wesentlich einengen, zum anderen ergibt sich an der Berührungsfläche Geschwulst — normales Organ Gelegenheit, das für manche Beurteilung so wichtige Verhalten des Tumorgewebes gegenüber dem ortsständigen Gewebe kennenzulernen. Bösartige Tumoren dringen immer in das normale Gewebe hinein vor (infiltrierendes Wachstum), zeigen also keine scharfe Grenze. Manche gutartigen Tumoren können dasselbe Verhalten zeigen, andere besitzen aber oft eine bindegewebige Kapsel. Sie entsteht dadurch, daß der Tumor das ortsständige Parenchym durch sein verdrängendes Wachstum zum Schwinden bringt, während das widerstandsfähige Stützgerüst sich um ihn herum zu konzentrischen Lagen, der Kapsel, anordnet.

1. Gutartige Tumoren des Binde- und Stützgewebes

Fibrom der Haut (*H.-E.*)

Die Fibrome sind dadurch gekennzeichnet, daß das Geschwulstgewebe mehr oder weniger reichlich fibrae, d.h. kollagene Fasern, samt ihren Bildungszellen enthält. Da solche Tumoren vom Bindegewebe ausgehen, dieses aber überall vorkommt, werden wir Fibrome in fast allen Organen antreffen. Besonders leicht lassen sich die Verhältnisse an den Fibromen der Haut überblicken.

Mit schwacher Vergrößerung erkennen wir unter der Epidermis einen Bezirk, der nicht die geflechtartig angeordneten, groben Bindegewebsbündel zeigt, sondern eine eher gleichmäßige Struktur aufweist (Abb. 158). Die Epidermis ist über diesem Knoten abgeflacht und wie ausgespannt. Mit starker Vergrößerung stellen wir fest, daß er aus Bindegewebszellen besteht, die manchmal so reichlich Fasern gebildet haben,

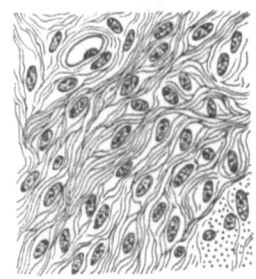

Abb. 158. Faserreiches Fibrom

daß sie selbst fast verschwinden *(hartes, zellarmes Fibrom)*. Sehr häufig sind in solchen Fibromen die einzelnen kollagenen Fasern nicht mehr deutlich voneinander abzugrenzen und erscheinen dann herdweise in eine homogene, gleichmäßig rot gefärbte Masse (Hyalin) umgewandelt.

Ähnliche geschwulstartige Bindegewebswucherungen treten manchmal auch im Bereich von Hautnarben auf und werden dann als *Keloide* bezeichnet.

Andere Fibrome enthalten weniger Fasern, dafür aber mehr spindelige, mit ovalen Kernen versehene Bindegewebszellen *(zellreiche, weiche Fibrome)*.

Untersuchen wir nun noch die Abgrenzung eines solchen Fibromknotens gegenüber dem normalen Gewebe. Während bei Anwendung schwacher Vergrößerung noch ungefähr die Grenze der Geschwulst angegeben werden kann, ist das bei starker Vergrößerung oft kaum mehr möglich: Die gewucherten Zellen und Fasern gehen sozusagen fließend in das angrenzende normale Bindegewebe über, in das sie diffus eingewachsen sind. Von den Geschwulstzellen werden auch die Anhangsgebilde der Haut umwachsen, so daß im Tumor selbst Haare und Schweißdrüsenausführungsgänge sowie einzelne Fettzellen des subcutanen Gewebes erhalten bleiben können. Trotz dieses infiltrierenden Wachstums handelt es sich aber um einen gutartigen Tumor.

Myxom *(H.-E.)*

Myxome ahmen den Bau des reifen embryonalen Bindegewebes nach, wie wir es etwa noch im Nabelstrang antreffen. Mit der schwachen Vergrößerung erscheint das Gewebsbild eher eintönig und zellarm. Mit der stärkeren Vergrößerung erkennen wir Zellen in einer mehr oder minder reichlich entwickelten Zwischensubstanz eingebettet (Abb. 159). Die Zellen besitzen spindelige oder Stern-Form und hängen teilweise miteinander zusammen; die schleimige Zwischensubstanz färbt sich blaß-bläulich an. Sie kann aber zwischen dichter liegenden Zellen fehlen oder auch einzelne Fasern enthalten wie in einem Fibrom. In der Tat ist der Übergang zwischen Fibrom und Myxom ein allmählicher, indem manchmal in einem Fibrom myxomatöse Anteile und in einem Myxom fibromatöse Gebiete auftreten.

Neurofibrom

(*H.-E.; van Gieson*)

An peripheren Nerven kommt es manchmal zu einer Gewebswucherung, die von den kollagene Fasern bildenden Zellen des Endoneuriums und den Zellen der Schwannschen Scheide ausgeht, während die Achsenzylinder selbst an ihr so gut wie unbeteiligt sind. Die Wucherung kann sich innerhalb des Perineuriums abspielen, so daß sie wie abgekapselt erscheint (abgekapseltes fasciculäres Neurofibrom). Sie kann aber auch jede solche Abgrenzung vermissen lassen und geht dann, ähnlich wie das eben besprochene

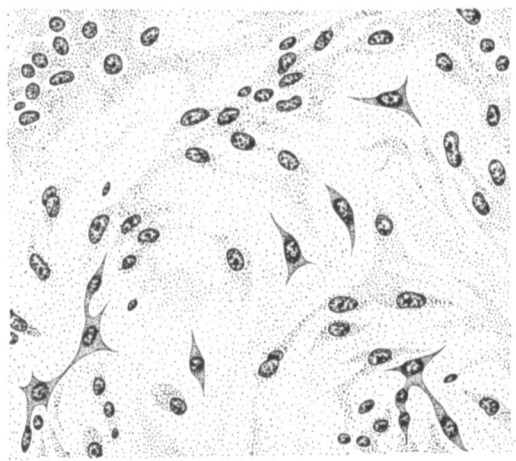

Abb. 159. Myxom

Fibrom, unscharf in das umgebende Bindegewebe über (diffuses, retikuläres Neurofibrom). Solche die Nerven spindelig auftreibende Tumoren können vereinzelt oder gleichzeitig an vielen Stellen auftreten (v. Recklinghausensche Krankheit).

Auf einem Querschnitt durch ein abgekapseltes Neurofibrom erkennen wir meist noch die konzentrischen Faserlagen des den Nerven umhüllenden Perineuriums (Abb. 160). Sie umschließen aber nicht bloß quergeschnittene markhaltige Nervenfasern, sondern ein ziemlich zellreiches Gewebe. Es besteht hauptsächlich aus locker gelagerten, spindeligen bis verzweigten Zellen mit ovalen Kernen. Zwischen sich schließen sie teils eine ödematöse Flüssigkeit, teils auch mehr oder minder reichliche Bindegewebsfasern ein. An einzelnen Stellen ist innerhalb des Perineuriums eine eigentümliche, gesetzmäßige Anordnung der Zellen insofern zu erkennen, als sie in parallel verlaufenden Zügen oder zu konzentrischen Lagen angeordnet sind. Solche Zellen zeigen dann gewöhnlich nicht ovale, sondern längliche, stiftförmige Kerne. Wir leiten sie von den Zellen der Schwannschen Scheide ab. Tatsächlich kann man bei van Gieson-Färbung feststellen, daß sich diese Gebiete nicht wie Bindegewebe rot, sondern gelblich färben. Nur ganz vereinzelt gelingt es, meist in der Mitte des Knotens, erhalten gebliebene Nervenfasern zu

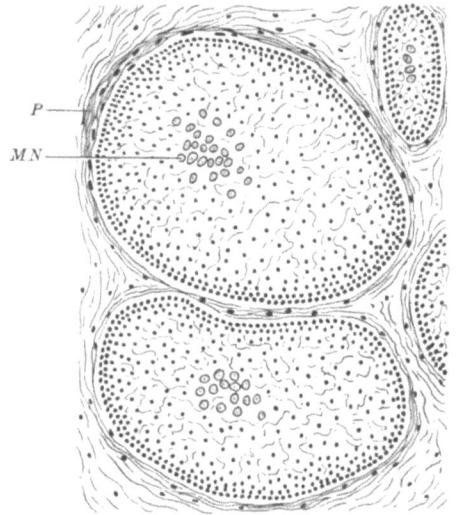

Abb. 160. Neurofibrom. *P* Perineurium; *MN* erhaltene markhaltige Nervenfasern

finden (Abb. 160 *MN*). Sie bestehen aus einem hellen Ring (herausgelöste Markscheide) um ein stärker gefärbtes rötliches Zentrum (Achsenzylinder).

Neurinom
(H.-E.; van Gieson)

Bei dieser ebenfalls an peripheren Nervenfasern auftretenden Geschwulst stammen die gewucherten Zellen von den Zellen der Schwannschen Scheiden ab.

Wiederum handelt es sich um einen rundlichen, durch eine Bindegewebskapsel meist gut abgegrenzten Knoten. Er ist, wie die Betrachtung mit starker Vergrößerung lehrt, hauptsächlich aufgebaut aus länglich spindeligen Zellen mit stiftförmigen Kernen, die parallel angeordnete, einander durchflechtende Züge bilden.

Besonders bemerkenswert ist aber das Auftreten rötlich gefärbter, feingestreifter Bezirke, die vollkommen frei von Kernen sind und wie Bänder ganze Abschnitte des Geschwulstgewebes durchziehen (Abb. 161). Am Rand dieser Bänder sind die Kerne dicht nebeneinander parallel in Reihen angeordnet. Man spricht deshalb auch von einer Palisadenstellung der Zellkerne. An manchen Stellen finden wir ein Auseinanderweichen der Zellen durch eingelagerte ödematöse Flüssigkeit, gelegentlich auch Blutungen und schaumige (verfettete) Zellen.

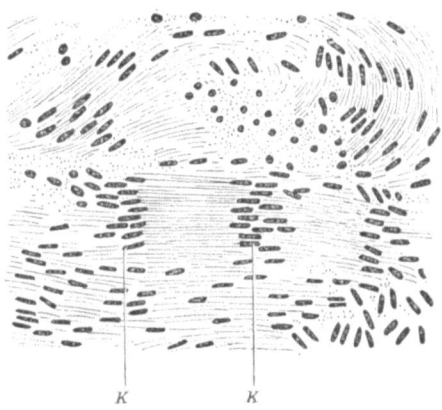

Abb. 161. Neurinom mit Kernreihen (*K*)

Neben den beschriebenen Zellen, die wir von den Zellen der Schwannschen Scheide ableiten, können aber in wechselnder Menge faserbildende Bindegewebszellen vorhanden sein. Mit der van Gieson-Färbung kann man diese beiden Anteile leicht voneinander unterscheiden (s. auch S. 223), die kollagenen Fasern erscheinen rot, die Zellen der Schwannschen Scheiden und die von ihnen gebildeten Fasern gelblich gefärbt. Neurofibrom und Neurinom sind also praktisch oft nicht streng zu trennen, haben wir doch auch im Neurofibrom Anteile feststellen können, die in ihrem Aufbau den Neurinomen gleichen. Geschwülste, die zwischen beiden Formen stehen, bezeichnen wir deshalb auch als *Neurinofibrome*.

Meningiom (*H.-E.*)

Eine gewisse Ähnlichkeit mit den Fibromen ist, was den Gewebsbau anlangt, den sogenannten Meningiomen eigen. Es sind dies Geschwülste, die

Tumoren

an der Innenfläche der Dura sitzen und sich gegen das Innern des Schädels halbkugelig vorwölben.

Bei Lupenvergrößerung können wir an einem derartigen Tumor meist noch Reste der aus groben kollagenen Faserbündeln aufgebauten Dura erkennen. Ihnen liegt an einer Seite ein zellreiches Geschwulstgewebe an. Mit der starken Vergrößerung sehen wir, daß seine einzelnen Zellen spindelig gestaltet sind und die eigentümliche Neigung haben, sich zu zwiebelschalenähnlich geschichteten Körperchen zusammenzufügen (Abb. 162). Ihr Zentrum kann von hyalinen oder in konzentrischen Lagen verkalkten Gebilden eingenommen sein. Die Begrenzung gegenüber der Dura ist durchaus unscharf insofern, als Züge von Geschwulstzellen zwischen die Bindegewebslagen der Dura vorgedrungen sind. Abgesehen von dieser Eigentümlichkeit schwankt das histologische Bild der Meningiome in weiten Grenzen. Manche bestehen fast nur aus konzentrischen, verkalkten Massen (Psammome); in anderen nimmt ein Teil der Geschwulstzellen fast epitheliale Beschaffenheit an, während die übrigen Zellen gewissermaßen zu einem bindegewebigen Stroma umgewandelt sind.

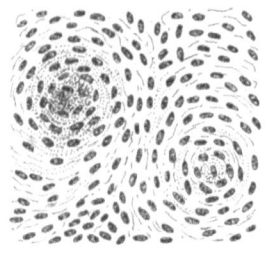

Abb. 162. Meningiom

Fibromyom
(H.-E.; van Gieson)

Unter den von den Muskeln ausgehenden Tumoren sind besonders diejenigen praktisch wichtig, die ihren Ursprung von der glatten Muskulatur nehmen. Im Uterus können sie eine ganz enorme Größe erreichen.

Bei Lupenvergrößerung erkennen wir an unserem Schnitt die normale Uteruswand daran, daß die einander durchflechtenden Muskelzüge von einander durch zarte Bindegewebssepten getrennt sind, während diese im Myom fehlen. Im Myom liegt ein zwar nicht mit einer Kapsel versehener, aber doch scharf begrenzter, rundlicher Knoten von kompakter Beschaffenheit vor. Bei Betrachtung mit starker Vergrößerung erweist er sich überwiegend aufgebaut aus glatten Muskelfasern, die sich nach allen Richtungen des Raumes durchflechten und dementsprechend ganz verschieden getroffen sind. An den reinen Längsschnitten weisen die glatten Muskelzellen die kennzeichnende langgestreckte Spindelform auf und lassen den stiftförmigen bzw. walzenförmigen Kern gut erkennen; auf Querschnitten erscheinen die Muskelzellen als rundliche, stark rot gefärbte Gebilde, von denen einige, wenn der Schnitt gerade durch die Mitte der Zelle geht, einen quergeschnittenen, rundlichen Kern enthalten. Zwischen den einzelnen Muskelfasern oder Muskelfaserbündeln können wir immer mehr oder minder reichliche Bindegewebsfasern erkennen, die oft zu einer gleichmäßig, aber schwächer als die Muskelsubstanz mit Eosin färbbaren Masse (Hyalin) umgewandelt sind. Um diese Komponente der Geschwulst in der Namensgebung zu berücksichtigen, spricht man daher oft von Fibromyomen. Eine *van Gieson-Färbung* (Abb. 3 auf Tafel 1) läßt den Anteil des rot gefärbten Bindegewebes gegenüber der gelblichen glatten Muskulatur in solchen Geschwülsten besonders gut hervortreten.

Hämangiom. Hämangiome ahmen den Bau der normalen Gefäße weitgehend nach, und zwar sowohl den der Arterien wie der Capillaren oder der Venen. Während die arteriellen Angiome aber ausgesprochen selten sind, kommen capillare oder den Bau venöser Sinus nachahmende kavernöse Angiome häufiger vor.

Capilläres Hämangiom (*H.-E.*)

Das capilläre Angiom trifft man am häufigsten in der Haut schon von kleinen Kindern, wo es klinisch als sogenanntes Feuermal in Erscheinung tritt.

Am histologischen Schnitt erkennen wir mit schwacher Vergrößerung unter der durch den Druck des Tumors etwas verdünnten Epidermis ein Gewebe, das zunächst den Eindruck eines zellreichen Fibroms machen könnte. Erst bei Anwendung starker Vergrößerungen werden wir gewahr, daß es verschieden weite Lichtungen enthält, von denen einige der weiten mit roten Blutkörperchen gefüllt sind. An ihnen läßt sich bei den Angiomen der Kinder sehr gut der Aufbau der gewucherten Gefäße aus einer endothelialen Innenhaut und einer äußeren, umhüllenden Zellschicht zeigen; beim Erwachsenen handelt es sich gewöhnlich bloß um eine einfache Endothellage (Abb. 163). An manchen Stellen sind die Lichtungen der Gefäßchen nach Abströmen der roten Blutkörperchen eng und spaltförmig geworden, ja manchmal überhaupt nicht mehr zu sehen. Solche Bezirke sind es, die sehr häufig zur Fehldiagnose

Tumoren

eines Fibroms oder gar Sarkoms Anlaß geben. Suchen wir mit schwacher oder stärkerer Vergrößerung die Ränder der Geschwulst auf, so sehen wir, daß sich eine scharfe Grenze gegenüber dem normalen Gewebe nicht ziehen läßt: Die geschwulstmäßig gewucherten Gefäße sind zwischen die Bindegewebsbündel und Fettzellen vorgedrungen und umschließen auch die Anhangsgebilde der Haut wie Haare und Schweißdrüsen. Der Tumor wächst also infiltrierend, ist aber so gut wie nie lebensbedrohend, d.h. bösartig.

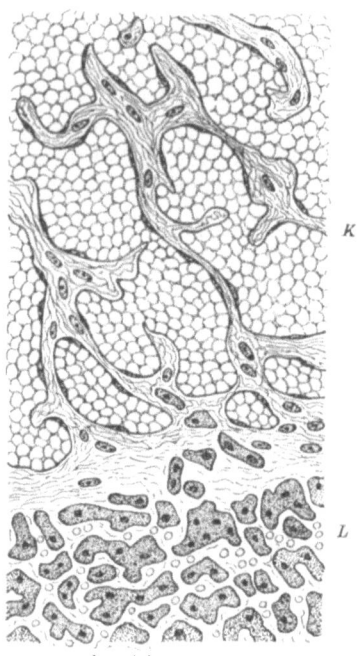

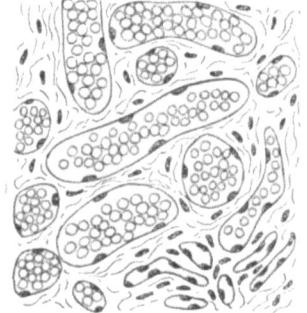

Abb. 163. Capillares Hämangiom. Rechts unten blutleere, zusammengefallene Gefäße

Abb. 164. Kavernöses Hämangiom (*K*) der Leber (*L*)

Kavernöses Hämangiom (*H.-E.*)

Das kavernöse Angiom studieren wir am besten in der Leber, wo es einen verhältnismäßig häufigen, aber harmlosen Zufallsbefund darstellt.

Bei Lupenvergrößerung sehen wir einen gewöhnlich unter der Leberoberfläche gelegenen rundlichen Herd, in dessen Bereich das Lebergewebe ersetzt ist von einem System unvollkommen gegeneinander abgegrenzter und miteinander kommunizierender blutgefüllter Hohlräume. Mit starker Vergrößerung erkennen wir deren endotheliale Auskleidung sowie den Gehalt an Bindegewebsfasern in den Scheidewänden (Abb. 164). Die Anordnung dieser Bluträume erinnert in gewisser Hinsicht an die der Schwellkörper des Genitales; daher auch die Bezeichnung „Kavernom". In den Randabschnitten der Geschwulst erstrecken sich die Iuträume zwischen das Leberparenchym hinein, oder — anders ausgedrückt — wir finden in den Scheidewänden Reste der infolge der Druckwirkung zugrunde gehenden Leberzellen.

Riesenzellenepulis (*H.-E.*)

Am Zahnfleisch sitzende Gewebswucherungen werden ganz allgemein als Epulis bezeichnet. Histologisch handelt es sich entweder um ein gefäßreiches Granulationsgewebe (Epulis granulomatosa) oder um eine Geschwulst, die durch die Anwesenheit von Riesenzellen ausgezeichnet ist (Riesenzellenepulis). Nur mit der letzteren Epulisart haben wir uns hier zu beschäftigen.

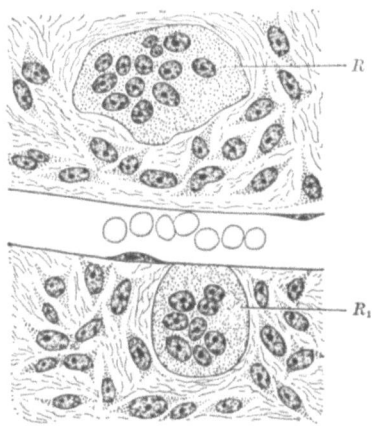

Abb. 165. Riesenzellenepulis. *R* Riesenzelle; R_1 in Verbindung mit der Capillarwand

Bei Lupenvergrößerung kann man an den Schnitten zumeist auf einer Seite des Gewebsstückchens einen Überzug aus nicht verhornendem Plattenepithel der Mundhöhlenschleimhaut erkennen. Unter ihr liegt das zellreiche Geschwulstgewebe. Es besteht, wie starke Vergrößerungen lehren, zum größten Teil aus spindeligen, faserbildenden Zellen, die der Bindegewebsreihe angehören (Abb. 165). Zwischen ihnen finden sich aber sehr zahlreiche größere Zellen mit gut färbbarem Cytoplasma, die zahlreiche Zellkerne enthalten. Diese liegen ohne jede gesetzmäßige Anordnung (also anders als in den Sternbergschen und Langhansschen Riesenzellen) in der Zelle verstreut und lassen nur die äußersten Randanteile frei. Gelegentlich kann man solche Riesenzellen in innigem

Zusammenhang mit den capillaren Gefäßen sehen, von denen sie auch abgeleitet werden: Man stellt sich vor, daß die Endothelien Sprossen bilden, die aber dann nicht von einer Lichtung ausgehöhlt werden, sondern sich als vielkernige Zellen von den Capillaren abschnüren.

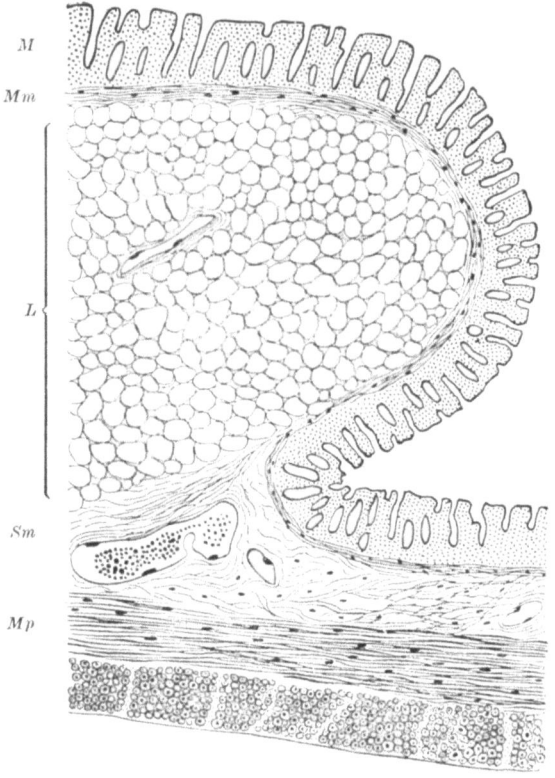

Abb. 166. Lipom (L) in der Submucosa (Sm) des Darmes. M Mucosa; Mm Muscularis mucosae; Mp Muscularis propria

Zu dem bisher beschriebenen Bild kommen gelegentlich noch besondere Züge hinzu. Die Fibroblasten können in Teilen der Epulis oder im ganzen Tumor sehr zahlreiche Bindegewebsfasern bilden, so daß fast der Eindruck eines Fibroms *(Epulis fibromatosa)* entsteht. Manchmal sind zwischen den Geschwulstzellen noch gut färbbare ausgetretene Blutkörperchen oder hämosiderotische Pigmentkörnchen zu sehen als Zeichen früher stattgefundener und resorbierter Blutaustritte. Hier gleicht dann das Bild durchaus den sogenannten *braunen Tumoren* des Knochenmarks. Schließlich kann zwischen den Tumorzellen eine netzige, homogene, rote Masse ausgeschieden sein, die zum Teil auch Kalk aufgenommen hat und zu Knochen wird: Es handelt sich also um *Osteoid*.

Die Riesenzellenepulis ist uns ein Beispiel für gutartige Riesenzellgeschwülste, die in ganz ähnlicher Form an anderen Stellen des Körpers (Sehnenscheiden, Knochen) vorkommen.

Lipom (*H.-E.*)

Lipome können an allen Standorten des Fettgewebes vorkommen, am häufigsten sind sie im subcutanen Fettgewebe. Da sie aber hier gewöhnlich recht groß sind und keine bequeme Übersicht gestatten, untersuchen wir am besten ein Lipom aus der Submucosa des Darmes.

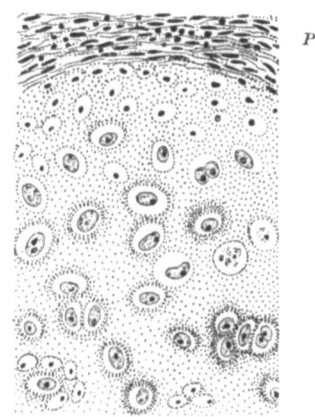

Bei schwacher Vergrößerung orientieren wir uns leicht über alle Wandschichten des Darmes und sehen sofort, daß sich in der Submucosa eine ziemlich scharf abgegrenzte Anhäufung von Fettzellen findet, während zu beiden Seiten davon die Submucosa fast oder überhaupt ganz frei von Fettzellen ist (Abb. 166). Diese Ansammlung von Fettzellen, das Lipom, buchtet die Muscularis mucosae

Abb. 167. Chondrom. *P* Perichondrium

und die Schleimhaut gegen die Lichtung vor und kann sogar, von Schleimhaut überzogen, wie ein gestielter Knoten in die Lichtung hineinhängen (polypöses Lipom). Bei starker Vergrößerung betrachtet, zeigen die Fettzellen des Tumors keine Abweichung von normalen Fettzellen.

Chondrom (*H.-E.*)

Chondrome kommen einmal an den Knorpeln des erwachsenen Organismus vor, können aber auch von Knochen ausgehen, die während der Embryonalentwicklung knorpelig präformiert waren.

Mit der Lupenvergrößerung stellen wir an unserem Schnitt fest, daß fast das ganze vorliegende Gewebsstück aus Knorpel besteht (Abb. 167). Oberflächlich ist es an einer Seite von parallelen Bindegewebslagen überzogen, die etwa dem normalen Perichondrium entsprechen. Betrachten wir nunmehr die einzelnen Zellen mit der starken Vergrößerung genauer, so stellen wir fest, daß die im Perichondrium liegenden Zellen gegen den Knorpel zu ihre länglichspindelige Gestalt langsam verlieren, indem sie sich abrunden. Gleichzeitig tritt um sie herum zunächst nur schwach bläulich gefärbte Knorpelgrundsubstanz auf, deren Färbbarkeit nach der Tiefe hin zunimmt. Die aus einer einzigen Zelle durch Teilung hervorgegangenen Zellindividuen liegen oft nahe beisammen in einer Art gemeinsamer, stark blau gefärbter Hülle (sogenannte isogene Zellgruppen). Grundsätzlich unterscheidet sich also der Bau des Chondroms, wenn wir von geringen Unregelmäßigkeiten der Zelllagerung und Anordnung absehen, nicht vom normalen Knorpel. Anders wie dieser neigt aber das Chondrom zu regressiven Metamorphosen. Häufig finden wir Nekrosen (mangelnde Kernfärbbarkeit) sowie eine schleimige Umwandlung der Grundsubstanz, die etwa der eines Myxoms entspricht. Diese erscheint dann nicht mehr homogen, sondern fädig, die Zellen verlieren ihre runde Gestalt und nehmen Spindel- oder Sternform an.

Gelegentlich läßt sich auch Verkalkung und an diese anschließend Knochenbildung feststellen. Dabei wird der Knorpel in derselben Weise in Knochen übergeführt wie bei der enchondralen Ossifikation. Derartige Chondrome werden auch als *Osteochondrome* bezeichnet.

2. Bösartige Tumoren des Binde- und Stützgewebes

Die bösartigen Tumoren des Binde- und Stützgewebes, die Sarkome, sind rasch wachsende Geschwülste, von denen manche eine Neigung zur Bildung besonderer Strukturen hinsichtlich Zellform und Zwischengewebe (Fasern, Grundsubstanz) erkennen lassen. Diese Besonderheiten erlauben es uns dann, die betreffenden Tumoren bestimmten Geweben zuzuordnen, wie das Fibrosarkom dem Bindegewebe, das Osteosarkom dem Knochen, das Myosarkom der Muskulatur usw. Eine solche Unterscheidung der einzelnen Sarkomtypen ist mehr befriedigend als die frühere rein beschreibende Einteilung in Spindelzellsarkome, Rundzellsarkome und polymorphzellige Sarkome. Allerdings gibt es Sarkome, die kaum eine Differenzierung erkennen lassen, welche uns ihre Zuordnung zu einem normalen Gewebe erlauben würde. Ihre Zellen haben alle Besonderheiten abgestreift und lassen nur eine Eigenschaft, die der unbeschränkten Wucherungsfähigkeit, erkennen. Bei solchen unreifen Sarkomen muß man sich oft mit der rein beschreibenden Terminologie zufrieden geben.

Fibrosarkom (H.-E.)

Die Tumorzellen besitzen zumeist die spindelige Gestalt (Spindelzellsarkom!) der Bindegewebszellen und einen längsovalen Kern. Auf Querschnitten müssen sie und ihr Kern daher rundlich erscheinen. Es kommen aber auch Zell- und Kernatypien vor. Man versteht darunter die Tatsache, daß die Zellgröße Abweichungen vom

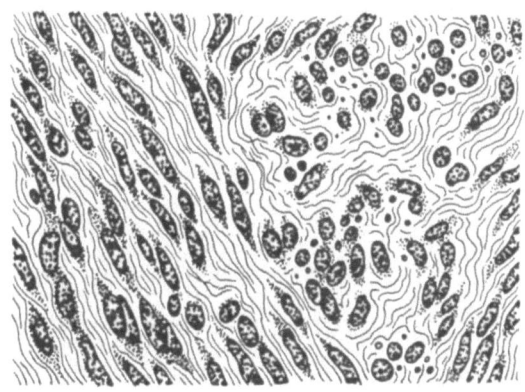

Abb. 168. Fibrosarkom. Zwischen den plump spindeligen Zellen feine kollagene Fäserchen

normalen Vorbild zeigt: Der Zelleib ist nicht mehr spindelig, sondern unregelmäßig, manchmal besonders umfänglich, manchmal wieder besonders klein (Zellpolymorphie). Ähnliche Formvarianten zeigen auch die Zellkerne, die sich als Zeichen des schnelleren Wachstums der Geschwulst häufig in Mitose befinden. Pathologische Mitosen sind ebenfalls häufig, wie etwa tripolare Mitosen, Chromosomenabsprengung, Riesenmitosen usw. Zwischen den Zellen findet sich ein manchmal grobes, manchmal feines Netzwerk von kollagenen Fasern, die es uns erlauben, den Tumor dem Bindegewebe zuzuordnen. Im Hinblick auf die oben erwähnten Zell- und Kernatypien wird man ihn aber nicht mehr als (gutartiges) Fibrom, sondern als Fibrosarkom bezeichnen.

Fibrosarkome wachsen infiltrierend und haben eine Neigung zu rezidivieren, wenn sie nicht weit im Gesunden entfernt wurden; sie metastasieren aber selten.

Myosarkom (H.-E.)

Je nachdem, ob der Tumor quer gestreifte Muskelfasern oder glatte Muskelfasern nachahmt, unterscheidet man Leiomyosarkome und Rhabdomyosarkome.

Die Tumorzellen eines *Leiomyosarkoms* erinnern insofern an glatte Muskelfasern, als sie spindelige Form (Spindelzellsarkom!) und einen stäbchenförmigen Kern besitzen (Abb. 169). Der Zelleib zeigt auch ebenso wie der der normalen glatten Muskelfasern eine stärkere Färbbarkeit mit Eosin. Zell- und Kernatypien sind häufig.

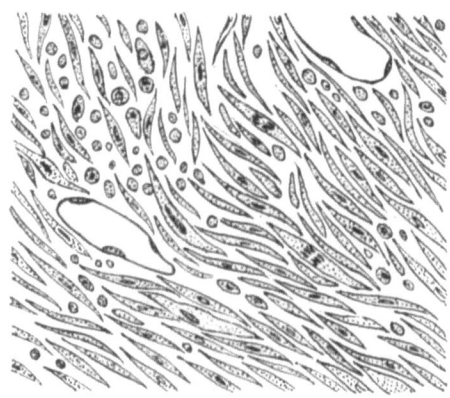

Abb. 169. Leiomyosarkom. Mehrere Mitosen in teils längs-, teils quergetroffenen Tumorzellen

Zahlreichere Mitosen deuten auf ein schnelleres Wachstum. Es liegt also kein Leiomyom (s. S. 222), sondern ein Leiomyosarkom vor.

Das seltene *Rhabdomyosarkom* ist ebenfalls im wesentlichen ein Spindelzellsarkom, in dem die Zellen aber eine besonders große Variationsbreite aufweisen hinsichtlich Größe und Form der Zellen sowie Größe, Form und Zahl der Kerne; auch Riesenzellen mit Riesenkernen oder mehreren Kernen kommen vor. Sehr kennzeichnend sind langgestreckte Zellen mit stark mit Eosin färbbarem Cytoplasmaleib, in dem unter Umständen auch noch Querstreifung nachgewiesen werden kann.

Lymphosarkom (H.-E.)

Im Lymphosarkom wird grundsätzlich, wenn auch in verzerrter Weise, der Bauplan des lymphoretikulären Gewebes wiederholt, das aus Lymphocyten und Reticulumzellen besteht. Es kann von allen Standorten des

Myosarkom. Lymphosarkom. Reticulosarkom

lymphoretikulären Gewebes (Tonsillen, Lymphdrüsen, Lymphfollikel der Schleimhäute) ausgehen.

Das Lymphosarkom besteht in der Hauptsache aus kleinen Rundzellen (Rundzellsarkom!) mit einem rundlichen Kern, der mehr oder minder deutlich die für die Lymphocyten kennzeichnende Anordnung des Chromatins nach Art von Radspeichen (Radspeichenstruktur) aufweist. Manche größere Zellen erinnern mehr an Lymphoblasten. Außerdem sehen wir zwischen diesen Tumorzellen noch eine andere Zellart eingestreut, die ausgezeichnet ist durch ovale, chromatinarme Kerne und einen größeren, hellen Cytoplasmaleib (Abb. 170). Solche Zellen entsprechen etwa den Reticulumzellen. Das Lymphosarkom läßt bei seinem infiltrierenden Wachstum die normalen Gewebsstrukturen lange Zeit unverändert, was besonders an Schnitten von Lymphosarkomen des Darmtraktes deutlich wird. Hier sehen wir die einzelnen Muskelschichten, ja sogar Submucosa und Muscularis mucosae in den Tumor hineinziehen und können sie in ihm eine Strecke weit dank der besonderen Färbbarkeit der glatten Muskelfasern mit Eosin verfolgen.

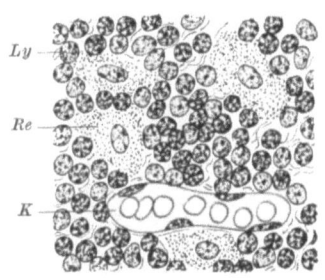

Abb. 170. Lymphosarkom. Ly Lymphocytäre Zellen; Re Reticulumzelle; K Capillare

Reticulosarkom

(H.-E.; Gitterfaserimprägnation)

Das Reticulosarkom kann ebenso wie das Lymphosarkom von allen Standorten des lymphoretikulären Gewebes ausgehen.

In den histologischen Schnitten erinnern die Tumorzellen an die normalen Reticulumzellen insoferne, als sie einen bläschenförmigen Zellkern besitzen und zwischen den Zellen oder an ihnen ein feines Netzwerk von Gitterfasern (Reticulinfasern) vorhanden ist. Dieses ist allerdings nur mit besonderen Methoden, wie z. B. der Silberimprägnation, nachzuweisen, wobei sich die Gitterfasern schwarz darstellen, während das übrige Gewebe ungefärbt bleibt und deshalb mit Kernechtrot nachgefärbt werden muß. Die Tumorzellen weichen von normalen Reticulumzellen dahin ab, daß sie sehr ungleichmäßig groß sind und große, vielgestaltige Kerne besitzen

Tumoren

(Abb. 171). Hier und dort sind zwischen den Tumor-Reticulumzellen auch Lymphocyten eingestreut. Zwischen reinen Lymphosarkomen mit verschwindend wenigen Reticulumzellen und reinen Reticulumzellsarkomen mit verschwindend wenigen Lymphocyten gibt es alle Übergänge in Form der sog. Lympho-Reticulo-Sarkome.

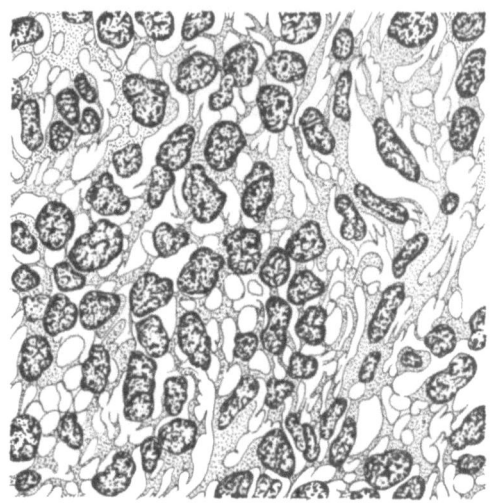

Abb. 171. Reticulosarkom. Die polymorphen Tumorzellen stehen miteinander durch ihre sternförmigen Ausläufer in Verbindung

Osteogenes Sarkom (H.-E.)

Vom Knochen können Sarkome ausgehen, die die verschiedenen, dem Stützgewebe zukommenden Differenzierungsprodukte bilden, wie Knorpel, Osteoid, reifen Knochen, Fasern oder Schleim. Allerdings sind diese im Sarkom gebildeten Zwischensubstanzen in den meisten Fällen als ein Zerrbild der normalen aufzufassen, so daß es manchmal durchaus nicht leicht fällt, in der Karikatur das Original zu erkennen (Abb. 172). Im folgenden sei zunächst einmal eine Anleitung gegeben, wie die einzelnen Differenzierungsprodukte in solchen Sarkomen zu erkennen und zu benennen sind.

Die vom Geschwulstgewebe gebildeten *kollagenen Fasern* liegen zwischen den spindeligen oder sternförmigen Zellen eingestreut und sind noch verhältnismäßig leicht auszumachen, ähnlich wie im

Fibrosarkom. Allerdings handelt es sich manchmal nur um feinste Fäserchen.

Osteoid wird als eine blaßrot färbbare, homogene Substanz zwischen den Zellen abgeschieden, die schließlich nach Art von Knochenzellen umschlossen werden. Ausgesprochene Osteoblastenreihen sind aber kaum zu sehen. Kommt es zur Verkalkung, so entsteht dementsprechend kein richtiger lamellärer Knochen, sondern bloß eine gitterförmig angeordnete verkalkte Grundsubstanz.

Manchmal kommt es aber in osteogenen Sarkomen auch zur Entwicklung richtigen *Knochens* mit lamellärer Struktur. Dann finden wir an seiner Oberfläche einen osteoiden Saum mit aufgelagerten Osteoblasten. Die Marklücken dieses Tumorknochens sind aber nicht von normalem Knochenmark, sondern von Tumorgewebe (spindelzellig, faserbildend usw.) ausgefüllt.

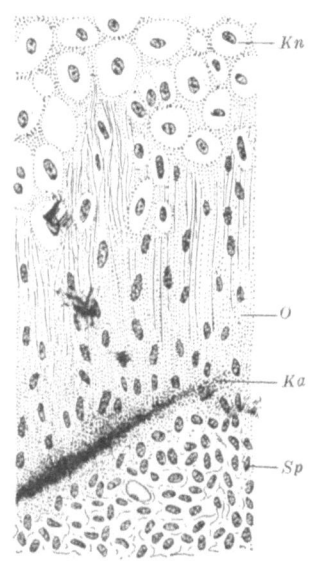

Abb. 172. Osteogenes Sarkom. *Kn* knorpelige, *Sp* spindelzellige Anteile; *O* Osteoid zum Teil mit Kalkeinlagerung (*Ka*)

Knorpelgrundsubstanz tritt in der unmittelbaren Umgebung von Zellen als bläuliche Masse auf, die dann die Bildungszelle oder -zellen einschließt. Manchmal wird die Knorpelgrundsubstanz von Zellen gebildet, die in einem Fasernetz eingeschlossen liegen; dann verdeckt sie bei oberflächlicher Betrachtung die faserige Grundstruktur, welche sich aber doch oft noch bei stärkerer Abblendung nachweisen läßt. Es handelt sich also um Faserknorpel. In der Knorpelgrundsubstanz sind Verkalkungen häufig.

Beim Auftreten der *schleimigen* Zwischensubstanz nehmen die Zellen eine spindelige oder verzweigte Form an oder runden sich in den schleimigen Massen ab.

Je nachdem, welche der geschilderten Differenzierungsprodukte das mikroskopische Bild beherrschen, spricht man von Chondro-, Osteoid-, Osteo-, Fibro- oder Myxosarkom. Sind zweierlei

Differenzierungsrichtungen vertreten, so wird das auch in der Benennung ausgedrückt (z. B. Chondro-myxo-sarkom). Manche dieser histologisch wohl gekennzeichneten Tumoren zeichnen sich durch Besonderheiten der Lokalisation und des Verlaufes sowie der Geschlechts- und Altersverteilung aus.

3. Gutartige epitheliale Tumoren

Gutartige epitheliale Tumoren im Inneren von Organen werden so gut wie immer eine rundliche Form und eine Kapsel aufweisen, während von Schleimhautflächen oder der Haut ausgehende Geschwülste über diese in verschiedener Form vorspringen: an der Haut sprechen wir dann von Warzen oder Kondylomen, an den Schleimhäuten von Polypen oder Papillomen. Anders als bei den bindegewebigen Tumoren grenzt sich bei den epithelialen Tumoren das in jeder Geschwulst vorhandene gewebige Stroma besonders deutlich vom geschwulstmäßig gewucherten Epithel ab.

Seborrhoische Warze (H.-E.)

Von den zahlreichen im Bereich der Haut vorkommenden Warzenformen wollen wir bloß eine, die seborrhoische Warze des alternden Menschen, besprechen, weil sie doch gelegentlich den Verdacht auf Bösartigkeit hervorruft und dann exstirpiert wird; sie ist aber völlig harmlos.

Leicht erkennen wir schon mit freiem Auge und besonders bei Lupenvergrößerung eine flache Erhebung über die Oberfläche der Haut, die zu beiden Seiten dieser Erhebung völlig normal erscheint. Mit der mittleren Vergrößerung betrachtet, erkennt man, daß hier eine Wucherung der Epidermis vorliegt, die von tiefen Spalten durchsetzt ist (Abb. 173). An günstig getroffenen Spalten können wir ihre Ausmündung an der Oberfläche der Wucherung wahrnehmen, während sie sonst auf Quer- oder Schrägschnitten als geschlossene Räume erscheinen. Sie sind erfüllt von abgeschilferten, verhornenden Epithelzellen, die dann als talgähnliche Masse abgestoßen werden und der ganzen Veränderung auch ihren Namen eingetragen haben. Die Wucherung der Epidermisanteile betrifft vor allem die Basalschicht und das Stratum spinosum, so daß eine gewisse Ähnlichkeit mit dem später zu besprechenden Basaliom (s. S. 258) besteht — tatsächlich wird die seborrhoische Warze vielfach auch als eine besondere Form des Basalioms betrachtet und bezeichnet. Vom Stroma her ziehen zarte Papillen in die Warze hinein und bilden gewissermaßen den Grundstock der plump papillär gestalteten Wucherung.

Spitzes Kondylom (*H.-E.*)

Wenn reizendes Sekret, z. B. bei Gonorrhoe, auf die Epithelien der Glans oder der Vulva gelangt, entwickeln sich hier offenbar unter Mitwirkung eines Virus eigenartige Wucherungen, die wir als spitze Kondylome bezeichnen.

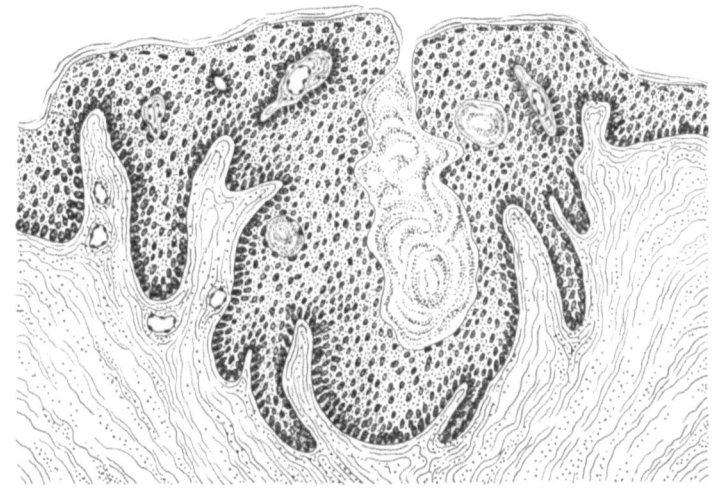

Abb. 173. Seborrhoische Warze. In der Mitte ein nach außen offener, von Talgmassen erfüllter Spalt

Bei Lupenvergrößerung erkennt man an den Rändern des Präparates normale Schleimhaut, die von Epidermis überzogen ist (Abb. 174). Verfolgen wir die Oberfläche, dann stoßen wir sehr bald auf eine Erhebung, die durch vielfache Zerklüftung ein zottiges Aussehen erhält. Jede einzelne „Zotte" ist von einer dicken Epidermislage bedeckt und führt in ihrem bindegewebigen Stroma die ernährenden Gefäße. Den Zusammenhang des Stromas mit dem Bindegewebe und den Gefäßen der Haut können wir aber nur dann richtig sehen, wenn die Zotten genau längs getroffen sind. An Queroder Schrägschnitten, die immer zu erwarten sind, wird eine Zotte als allseitig von Epidermis überkleidetes, rundliches oder ovales Gebilde erscheinen. Mit starker Vergrößerung durchmustern wir nunmehr eine solche „Zotte" genauer. Der Epithelüberzug ist im

Vergleich zur normalen Epidermis beträchtlich verdickt und zeigt auch Unregelmäßigkeiten der Verhornung insofern, als die verhornten Zellen nicht alle ihre Kernfärbbarkeit verloren haben, sondern noch deutlich darstellbare Kerne besitzen (Parakeratose). Die abschuppenden Hornlamellen können in den Tälern zwischen den Zotten angesammelt sein. Bemerkenswert ist eine immer

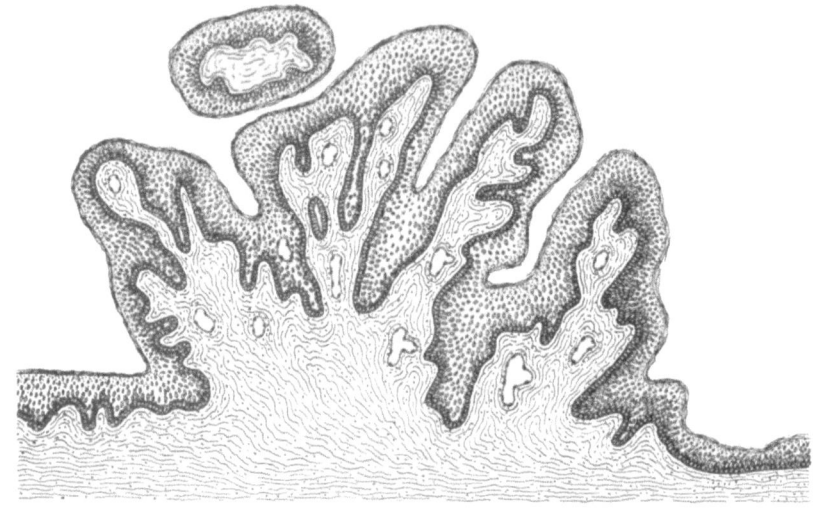

Abb. 174. Spitzes Kondylom

bestehende, wenn auch nur leichte Entzündung im Stroma, das Lymphocytenansammlungen besonders um die Gefäße enthält.

Grundsätzlich dasselbe Bild wie bei den Kondylomen treffen wir bei den ebenfalls durch ein Virus bedingten *Papillomen des Kehlkopfes*.

Papillom der Harnblase (*H.-E.*)

Ähnlich gebaut wie das spitze Kondylom ist auch das Papillom der Harnblase.

Bei Lupenvergrößerung erkennen wir die aus einander durchflechtenden Muskelbündeln bestehende Wand der Harnblase. Am Rande des Stückchens ist gewöhnlich noch etwas normale Schleimhaut erhalten, die allerdings meist des Epithels entbehrt, da das Harnblasenepithel sehr empfindlich ist und nach dem Tode leicht abschilfert. Ist es vorhanden, so zeigt es einen Aufbau aus ziemlich großen Plattenepithelien (Übergangsepithel). Unter dem Epithel oder der epithellosen Oberfläche liegt die dünne, von Rundzellen infiltrierte Schleimhaut. Es handelt sich um Lymphocyten, die hier und dort kleine Lymphfollikel bilden. Von dieser Oberfläche erhebt sich ein zottiges Gebilde (Abb. 175), dessen Aufbau wir nunmehr mit starker Vergrößerung untersuchen. Dabei machen wir

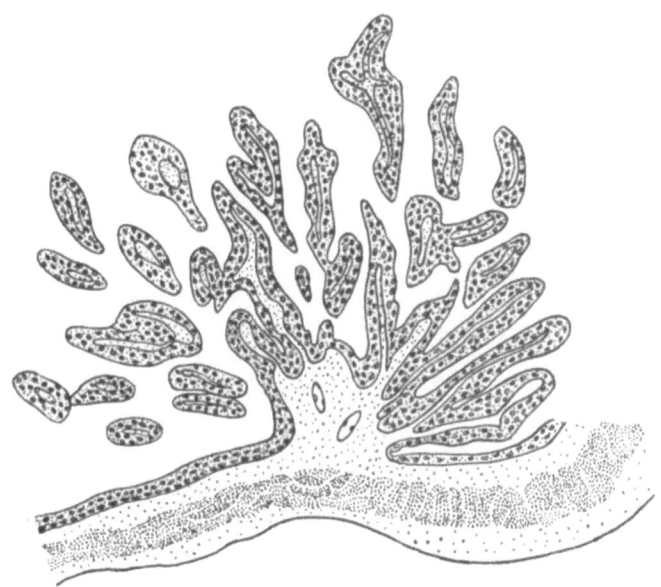

Abb. 175. Papillom der Harnblase

die Beobachtung, daß zwischen dem die Zotten überkleidenden Epithel und dem Stroma insofern ein Mißverhältnis besteht, als die Epithellage sehr dick und das gefäßführende Stroma nur in Form schmalster Züge vorhanden ist (Abb. 176). Das Epithel erweist sich bei starker Vergrößerung als vielschichtiges Epithel, dessen oberste Lagen nicht so stark abgeplattet sind wie bei Plattenepithelien — es entspricht dem sogenannten Übergangsepithel. Nicht alle Zotten sind im Längsschnitt getroffen; hier und da sehen wir auch Querschnitte, die aus einem dicken Epithelring um einen zentralen, auf dem Querschnitt rundlichen Stromastift bestehen. Mit schwacher Vergrößerung werfen wir zum Schluß noch einen Blick auf das Verhalten der basalen Anteile des Papilloms. Hier rücken die Zotten

Tumoren

oft so dicht zusammen, daß ihre Epithelüberzüge einander berühren und sozusagen zu soliden epithelialen Strängen verschmelzen. Papillome mit einem so dicken Epithelüberzug, wie auf Abb. 176, stellen die häufigste Type dieser Geschwulstform dar. Sie wird heute bereits als potentiell bösartig bzw. als langsam wachsender Krebs angesehen.

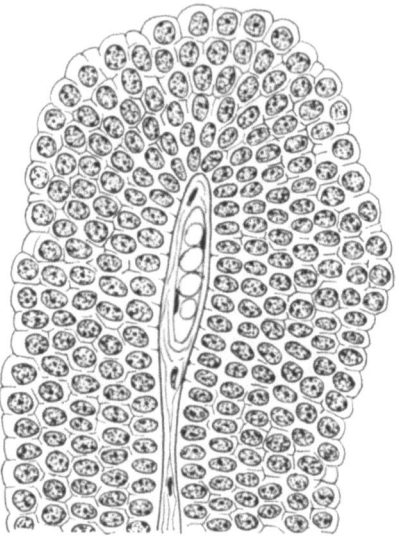

Abb. 176. Papillom der Harnblase. Einzelne Zotte

Polyp der Darmschleimhaut (*H.-E.*)

Ein in den Grundzügen ähnliches Bild wie beim Kondylom und Papillom treffen wir an Polypen der Magen-Darmschleimhaut. Einzelne Drüsenpolypen der Darmschleimhaut trifft man häufig — sie sind in der Regel harmlos; die bei der Polyposis adenomatosa auftretenden multiplen Polypen neigen zu krebsiger Ausartung.

Mit der Lupenvergrößerung suchen wir zunächst an den Rändern des Präparates die normalen Wandanteile auf, um an der Schleimhaut zu bestimmen, ob wir es mit Magen-, Dünn- oder Dickdarm zu tun haben. Bei der Verfolgung der Schleimhaut gelangt man in ein Gebiet, in dem sie wesentlich verdickt ist und über die Oberfläche vorragt, den Polypen (Abb. 177). Die normale Drüsenzeichnung ist hier mehr oder minder verschwunden und hat eigentümlich vereinfachten Formen Platz gemacht. Bevor wir aber

Polyp der Darmschleimhaut

die starke Vergrößerung anwenden, überzeugen wir uns noch vom Verhalten der Muscularis mucosae. Sie bildet auch im Bereiche des Polypen die scharfe Grenze zwischen der gewucherten Schleimhaut und der Submucosa, auch wenn sie in der Mitte des Polypen etwas verdickt oder aufgesplittert ist und in ihn hineinzuziehen scheint. Mit starker Vergrößerung betrachten wir nunmehr die einzelnen

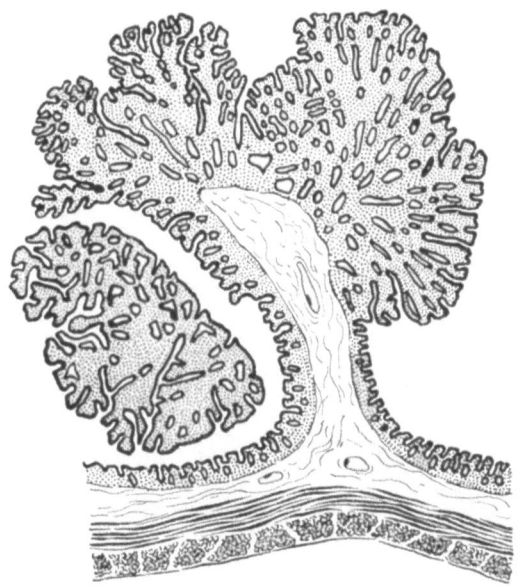

Abb. 177. Gestielter Polyp der Dickdarmschleimhaut

epithelialen Bestandteile des Polypen. Die ihn aufbauenden Drüsen unterscheiden sich von gewöhnlichen Lieberkühnschen Krypten durch Unregelmäßigkeiten des Verlaufes und der Gestalt: Verzweigungen, cystische Erweiterungen, Schlängelungen usw. kommen vor. Auch sind die Zylinderepithelien stärker gefärbt als normal. Die Becherzellen erscheinen recht unregelmäßig verteilt; manchmal beherrschen sie das Bild, indem sie dicht nebeneinander liegend sich gegenseitig abplatten, so daß keine richtige Becherform zustande kommen kann; an anderen Stellen ist der Schleimgehalt der Zellen gerade nur in Form eines kleinen Tröpfchens angedeutet oder fehlt überhaupt. Hier stehen dann die Zylinderzellen besonders dicht; ihre Kerne sind nicht wie normal in einer Reihe angeordnet,

Tumoren

sondern mehrreihig übereinandergelagert. Das ziemlich zellreiche Stroma kann durch die reichlich vorhandenen Drüsen auf ganz schmale Gebiete zusammengedrängt sein.

Adenome der Schilddrüse (H.-E.)

Schilddrüsenadenome können die verschiedensten Größen aufweisen. Von bloß mikroskopisch sichtbaren Knoten bis zu solchen von Kindskopfgröße gibt es alle Übergänge. Sind sie in der Mehrzahl vorhanden, dann

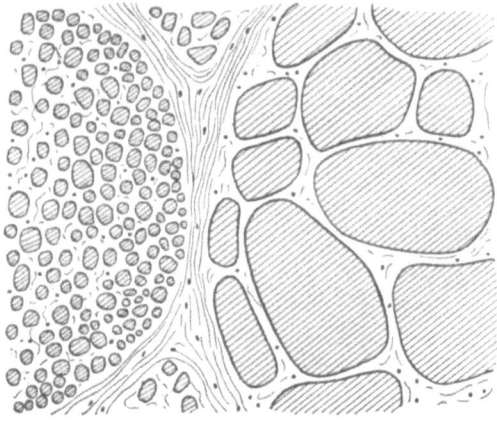

Abb. 178. Schilddrüsenadenome. Links ein mikrofollikuläres, rechts ein makrofollikuläres, kolloidreiches Adenom

führen sie zu einer Vergrößerung der Schilddrüse, zur Struma adenomatosa (nodosa). Auch mikroskopisch zeigen die Schilddrüsenadenome eine große Variationsbreite. Wir besprechen hier nur die Hauptformen.

Mit der Lupenvergrößerung erkennen wir inmitten des sonst normalen Schilddrüsenparenchyms einen oder mehrere durch eine bindegewebige Kapsel scharf begrenzte, rundliche Knoten (Abb. 178). Erst die Betrachtung mit stärkeren Vergrößerungen erlaubt uns, die Besonderheit jedes einzelnen Knotens zu erkennen:

a) Die *makrofollikulären* Adenome sind dadurch ausgezeichnet, daß sie aus besonders großen, ja manchmal geradezu cystischen Follikeln aufgebaut sind, welche ebenso wie die normalen Schilddrüsenfollikel gut färbbares Kolloid enthalten (Abb. 178, rechts).

b) In dem *mikrofollikulären* Adenomen sind die Follikel eher kleiner als in der normalen Schilddrüse und enthalten nur wenig Kolloid, ja sie erscheinen manchmal geradezu leer (Abb. 178, links).

c) Schließlich gibt es Adenome, in denen die gewucherten Epithelien überhaupt keine Lichtungen bilden, sondern in netzigen, miteinander zusammenhängenden Strängen oder soliden Klumpen abgelagert sind, die soliden, *trabeculären* Adenome.

Allen Adenomen sind gewisse gemeinsame Züge eigen: Das Stroma erscheint oft durch Einlagerung einer eiweißhaltigen Substanz ebenso rot gefärbt wie das Follikelkolloid, so daß man irrtümlicherweise oft einen Kolloidaustritt in das Stroma angenommen hat, der in Wirklichkeit nur selten vorkommt. In anderen Fällen ist das Stromabindegewebe hyalin umgewandelt und Sitz von Kalkablagerungen. Recht häufig findet man auch Blutaustritte. Noch ein Merkmal zeichnet den Adenomknoten gegenüber dem normalen Schilddrüsenparenchym aus: Während dieses durch gefäßführende Septen in kleine Läppchen unterteilt ist, fehlen diese regelmäßig im Adenom. Das normale Schilddrüsenparenchym um größere Adenome zeigt gewöhnlich die Zeichen der Verdrängung durch den vom Tumor ausgeübten Wachstumsdruck.

Nebennierenrindenadenom (*H.-E.*)

Nebennierenrindenadenome sind in den allermeisten Fällen harmlose Nebenbefunde bei der Obduktion. Nur selten kann man ihnen endokrine Wirksamkeit zuschreiben.

An unserem Schnitt erkennen wir bei Lupenvergrößerung noch einen Teil der normalen Nebenniere und unterscheiden die Zellsäulen der Rinde und das nach dem Tode meist schneller der Zersetzung anheimfallende, bläulich gefärbte Mark. Dieser regelmäßige Aufbau ist durch einen Knoten unterbrochen, der die kapselähnliche oberflächliche Bindegewebsschicht vorbuckelt, das Adenom. Mit schwacher Vergrößerung betrachtet, besteht es ebenso wie die übrige Rinde aus netzig zusammenhängenden Zellsträngen mit zwischengelagerten Capillaren; zum Unterschied von der Norm läßt sich aber keine gesetzmäßige Anordnung dieser Stränge in einzelnen Zonen nachweisen. Die starke Vergrößerung zeigt, daß die einzelnen Zellen ziemlich gut voneinander abgrenzbar sind und zumeist ein von zahlreichen, rundlichen Lücken durchsetztes Cytoplasma aufweisen (Abb. 179). Hier lagen Fett- und Lipoidtröpfchen, die bei der Einbettung herausgelöst wurden. Nur wenige Zellen besitzen einen feinkörnigen, fettfreien Zelleib. Das Geschwulstgewebe ist gegen die übrige Nebennierenrinde nicht scharf

Tumoren

— etwa durch eine bindegewebige Kapsel — abgegrenzt. Allerdings zeigen sich an den benachbarten Rindenabschnitten deutlich die Zeichen der Verdrängung durch den Wachstumsdruck des Tumors.

Kystome. Die Kystome stellen Tumoren dar, die, wie der Name sagt, durch das Auftreten cystischer Hohlräume ausgezeichnet sind. Ihre Auskleidung wird von dem geschwulstmäßig gewucherten Epithel gebildet. Besonders häufig sind die Kystome des Eierstockes.

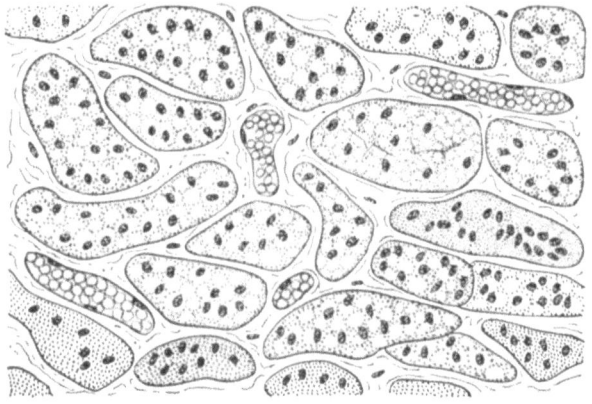

Abb. 179. Nebennierenrindenadenom

Ihr Epithel besteht entweder aus pseudomucinbildenden Zellen (Pseudomucinkystome), oder es erhebt sich in Form vielfach verzweigter, zottiger Gebilde in die Lichtung der Hohlräume (papilläres Kystom). Derartige Geschwülste können ganz enorme Größe erreichen und eben dadurch Beschwerden verursachen.

Pseudomucinkystom des Eierstockes (H.-E.)

Mit der Lupenvergrößerung erkennen wir eine scharf gezeichnete bindegewebige Kapsel und von ihr umschlossen zahlreiche, verschieden große, cystische Hohlräume (multilokuläres Kystom, Abb. 180). Ihre Begrenzung ist gewöhnlich vollkommen glatt. Betrachten wir die Auskleidung dieser Hohlräume mit starker Vergrößerung, so stellen wir fest, daß sie aus hohen, sehr regelmäßigen Zylinderepithelien besteht (Abb. 181a). Ihr lichtungswärts gelegener Zellteil ist stark aufgehellt, fast farblos, und enthält ein schleimiges Sekret, das sich allerdings von echtem Schleim dadurch unterscheidet, daß es sich mit den üblichen Schleimfärbemitteln (und Hämatoxylin) nicht anfärbt. Auch fällt es zum Unterschied vom echten Schleim (Mucus) bei Essigsäurezusatz nicht aus. Wir nennen es daher Pseudomucin oder Mucoid. Da auch die

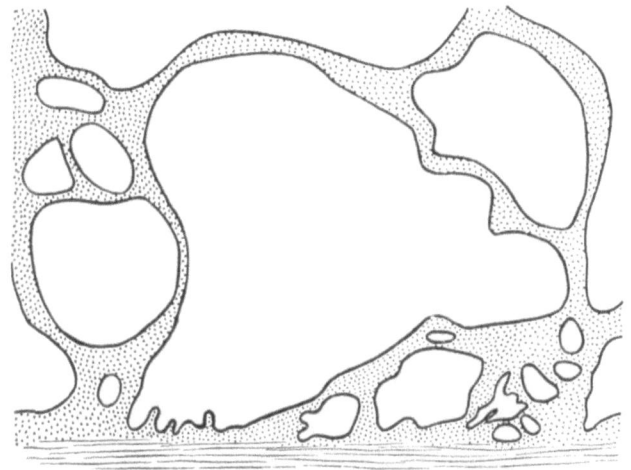

Abb. 180. Pseudomucinkystom des Eierstockes. Übersicht

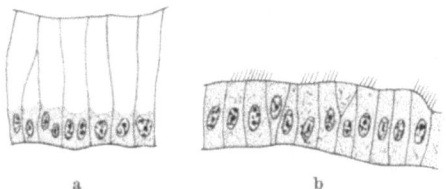

Abb. 181a u. b. Epithelzellen aus Kystomen des Eierstockes. a Pseudomucinkystom; b papilläres Kystom

cystischen Hohlräume mit diesem schlecht färbbaren Pseudomucin erfüllt sind, erscheinen sie histologisch so gut wie leer. In den Randanteilen des Tumors liegen oft ganz enge Hohlräume, ja manchmal solche, die ausgesprochen Schlauchform aufweisen. Es sind das die jüngsten epithelialen Bildungen, bei denen der sich ansammelnde Schleim die Lichtungen noch nicht erweitert hat. In der Geschwulstkapsel lassen sich manchmal Reste von Ovarialgewebe nachweisen.

Papilläres Kystom des Eierstockes (H.-E.)

Auch das papilläre Kystom besteht aus zahlreichen, durch Scheidewände getrennten Hohlräumen. Diese sind aber nicht glattwandig, sondern zeigen schon bei Lupenvergrößerung von der Wand gegen die Lichtung zu vorspringende zottige, sich immer weiter aufteilende Erhebungen (Abb. 182). Mit starker Vergrößerung betrachten wir nunmehr die diese Zotten bekleidenden Epithelien (Abb. 181b). Die Zellkerne liegen etwa in der Mitte des stark

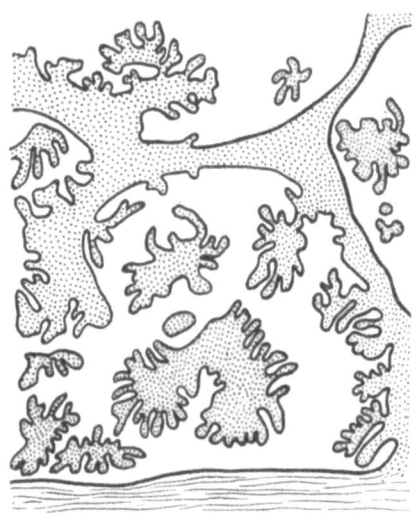

Abb. 182. Papilläres Kystom des Eierstockes

angefärbten Cytoplasmaleibes. Die Zellen selbst weisen keine Zeichen der beim Pseudomucinkystom feststellbaren Sekretion auf. Dementsprechend sind die Hohlräume auch nur von seröser Flüssigkeit erfüllt. An ihrer Oberfläche tragen die auskleidenden Zylinderzellen vielfach einen Flimmerbesatz. Dementsprechend wird diese Kystomform auch als seröses oder Flimmerepithelkystom bezeichnet. Das Stroma der Zotten ist häufig durch Einlagerung einer eiweißhaltigen Flüssigkeit (Ödem) am Zottenende kolbig aufgetrieben, die sich in Form einer blaßrosa gefärbten, homogenen Masse darstellt. Außerdem kommen hier gelegentlich dunkelblau gefärbte Kalkkörner vor, welche eine konzentrische Schichtung zeigen (Psammomkörper).

Sogenannter Parotismischtumor (*H.-E.*)

Der Parotismischtumor wurde früher als eine Geschwulst aufgefaßt, an deren Aufbau sowohl epitheliale als auch bindegewebige Anteile (Knorpel, Schleim und kollagene Fasern) in gleicher Weise beteiligt sind; daher der Name Mischtumor. Später hat sich dann herausgestellt, daß alle diese Differenzierungsprodukte nicht vom Bindegewebe, sondern vom Epithel geliefert werden, daß also epithelialer „Pseudoknorpel" vorliegt. Damit war die Einreihung dieser Geschwulstart unter die Adenome gegeben. Übrigens kommen derartig gebaute Tumoren nicht bloß in der Parotis vor, wo sie allerdings am häufigsten sind, sondern auch in allen anderen Speicheldrüsen (Submaxillaris, Sublingualis usw.), ja auch in Tränendrüsen und von Schweißdrüsen ausgehend auch in der Haut.

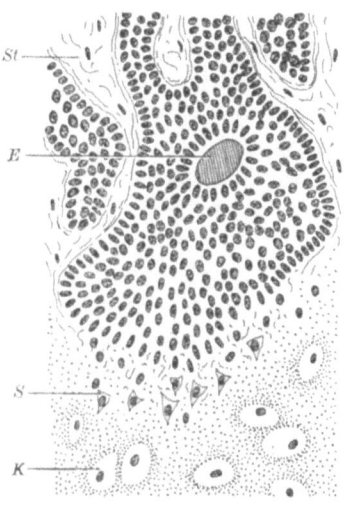

Mit der Lupenvergrößerung erkennen wir in unserem Präparat einen ziemlich scharf abgegrenzten Knoten, dem außen noch Reste der normalen Drüse (Parotis) anliegen. Der Knoten selbst macht zunächst auch bei Betrachtung mit schwacher Vergrößerung einen verwirrenden Eindruck. Stark blau gefärbte Anteile, die durchaus wie Schleim oder Knorpelgewebe aussehen, sind in bunter Folge gemischt mit Epithelsträngen und

Abb. 183. Sogenannter Speicheldrüsenmischtumor. *St* bindegewebiges Stroma; *E* eingedicktes kolloidartiges Sekret; *S* Ablösung der Geschwulstepithelien unter dem Bilde der Verschleimung; *K* „Pseudoknorpel"

-schläuchen. Sehen wir nun jeden dieser Anteile mit starker Vergrößerung genauer an (Abb. 183). Die *rein epithelialen Anteile* erweisen sich als solide Stränge oder von hohem Zylinderepithel ausgekleidete Schläuche, die manchmal von stark eosinrot gefärbtem, eingedicktem Sekret erfüllt sind, so daß sie auf Querschnitten geradezu an Schilddrüsenalveolen erinnern. Die *scheinbar bindegewebigen Anteile* bestehen aus Knorpelgewebe mit einer stark blau gefärbten Grundsubstanz, in die rundliche, von einer besonderen Hülle umgebene Zellen eingeschlossen sind. Gelegentlich sind auch wie im normalen Hyalinknorpel zwei oder mehrere Zellen in einer gemeinsamen Hülle eingeschlossen (s. Chondrom, S. 227). Stellenweise wird die Grundsubstanz faserigschleimig und zeigt alle Übergänge zu Schleimgewebe; die Zellen sind dann spindelig bis sternförmig.

Von besonderem Interesse auch für die Auffassung der ganzen Geschwulst als Adenom sind die Stellen, wo epitheliale und ,,bindegewebige" Anteile zusammenstoßen (Abb. 183). Wir suchen uns zu diesem Zweck mit schwacher Vergrößerung einen epithelialen Schlauch oder Strang auf, der inmitten schleimiger Grundsubstanz liegt. Seine Epithelzellen sind aber gegen den umgebenden Schleim nicht, wie man erwarten könnte, durch ein deutliches Grundhäutchen abgeschlossen, sondern ragen mit ihren basalen, aufgefaserten Enden in die umgebende schleimige Grundsubstanz hinein. Ja, wenn wir nur mit Geduld suchen, so finden wir auch Stellen, an denen Epithelzellen fast völlig aus dem epithelialen Verband gelöst sind und zum größten Teil bereits frei in der Grundsubstanz liegen. Stellen wir uns solche Epithelzellen ganz aus dem Zusammenhang gelöst vor, so müssen sie uns als ,,bindegewebige" Schleimzellen erscheinen. Man nimmt an, daß solche Epithelzellen entweder selbst den Schleim gebildet haben, der sie umgibt, oder das umliegende Stroma zu einer derartigen Umwandlung angeregt haben. Auf dem Wege der Beeinflussung der Umgebung wird offenbar auch Knorpelgrundsubstanz um Epithelzellen gebildet, so daß also ein epithelialer ,,Pseudoknorpel" entsteht.

Fibroadenom der Mamma (*H.-E.*)

An der Gestaltung des Fibroadenoms der Mamma nimmt neben dem wuchernden Epithel das bindegewebige Stroma einen sehr bestimmenden Anteil, so daß es mit Recht bei der Namensgebung berücksichtigt erscheint.

Mit Lupenvergrößerung sehen wir einen rundlichen, von einer bindegewebigen Kapsel begrenzten Knoten oder einen Teil von einem solchen, dem außen noch normales Mammagewebe anliegen kann. Sein Inneres zeigt zahlreiche, spaltförmige Hohlräume, die sich zum Teil sehr regelmäßig verästeln. Wir suchen uns nun ein Gangsystem auf, das etwa Y-förmig verzweigt ist, und betrachten es mit schwacher Vergrößerung (Abb. 184, rechts unten). Dabei erkennen wir, daß das bindegewebige Stroma sich recht verschieden verhält. An den Winkeln zwischen den sich verzweigenden Gängen ist es locker gefügt und eher faserarm, während es nach außen zu faserreicher wird und so gewissermaßen einen rundlichen Bezirk umgrenzt, der den Y-förmig verzweigten epithelialen Spaltraum und das innenliegende lockere Bindegewebe einschließt. Die faserreicheren Bindegewebszüge bilden also gewissermaßen Scheidewände zwischen einzelnen solchen Bezirken. Zur Erklärung dieses Verhaltens nimmt man an, daß umschriebene Wandanteile eines ursprünglich einheitlichen Epithelschlauches (oder cystischen Hohlraums) zusammen mit ihrem unterliegenden lockeren Bindegewebe

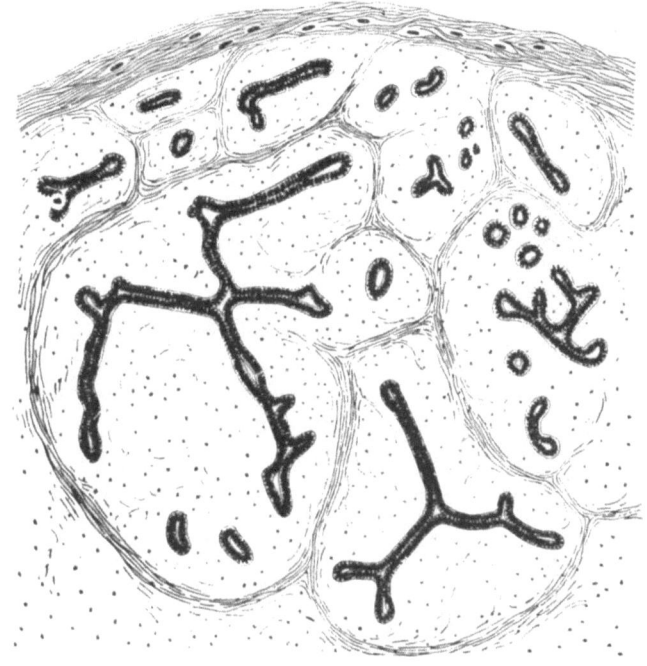

Abb. 184. Fibroadenom der Mamma

zu wuchern begonnen haben; durch ihre Volumenzunahme wölben sie sich wie Zapfen in die Lichtung hinein vor und engen sie ein. Die Y-förmige Verzweigung wäre also gar keine richtige Verzweigung, sondern nur eine von drei solchen Zapfen eingeengte Lichtung. In der Tat gelingt es manchmal, einen solchen gegen die ursprüngliche Lichtung vorragenden Epithelbindegewebszapfen am Querschnitt zu sehen, wo er dann allseitig von Epithel überzogen ist. Da sich die Wucherung also in einen Hohlraum hinein vollzieht, spricht man auch von *Fibroadenoma intracanaliculare*.

Sie ist aber nicht die einzige Form des Wachstums. Die epithelialen Kanälchen können sich auch durch gleichmäßige Wucherung verlängern und verzweigen, wobei ihnen dann das umgebende faserarme Bindegewebe ebenfalls gleichmäßig folgt. Überwiegt diese Anordnung, so spricht man von einem *Fibroadenoma pericanaliculare*. Meist sind beide Wachstumsformen in einem Tumor vertreten, so daß also die Bezeichnung Fibroadenoma intra- et pericanaliculare zutrifft. Bei starker Vergrößerung erweisen sich die einzelnen epithelialen Gänge und Spalten von zweireihigem Zylinderepithel ausgekleidet.

4. Bösartige epitheliale Tumoren (Carcinome, Krebse)

Der wesentliche Bestandteil des Krebses ist das wuchernde *Epithel*. Vergleichen wir es mit normalem Epithel, so sind in den allermeisten Fällen mehr oder minder große Unterschiede festzustellen, in ähnlicher Weise, wie sich auch Sarkomzellen von ihren normalen Vorbildern unterscheiden (s. S. 228). Das krebsige Epithel ist sozusagen die Karikatur eines normalen Vorbildes, von dem es sich manchmal so weit entfernt, daß überhaupt keine gestaltlichen Anklänge an den normalen Zelltypus mehr vorhanden sind *(Zellatypie)*. Auch entbehren die Krebszellen der Regelmäßigkeit normaler Organzellen: Sie sind nicht eine wie die andere gestaltet, sondern variieren hinsichtlich Größe, Zell- und Kernform in ganz erstaunlich weiten Grenzen *(Zellpolymorphie)*.

Anders als bei den bindegewebigen Tumoren grenzt sich bei den epithelialen Tumoren das vom Wirtsorganismus beigestellte „normale" ernährende *Stroma* deutlich von dem eigentlichen Geschwulstgewebe, nämlich den epithelialen Krebszellen, ab. Dieses Stroma ist bei den einzelnen Krebsformen verschieden reichlich entwickelt und prägt dadurch besonders das makroskopische Erscheinungsbild der Geschwulst. Ein Krebs, dessen Stroma reich an Bindegewebsfasern ist, wird hart erscheinen (Scirrhus, Abb. 185c), während im umgekehrten Fall ein weicher, markiger Tumor vorliegt (medulläres Carcinom, Abb. 185b).

In den Randabschnitten von Krebsen, hauptsächlich der Primärtumoren, findet sich gewöhnlich eine verschieden stark ausgeprägte lymphocytäre Infiltration des Bindegewebes, und zwar entweder ganz im normalen Gewebe oder im Krebsstroma oder in

beiden. Es handelt sich offenbar um die Antwort des Gefäßbindegewebes auf das Eindringen der Krebszellen. Wir sprechen von einer ,,*Stromareaktion*" (s. a. Abb. 190).
Sehr häufig finden wir in Krebsen *regressive Metamorphosen*, die sich ähnlich wie bei den Sarkomen aus der mit dem Wachstum

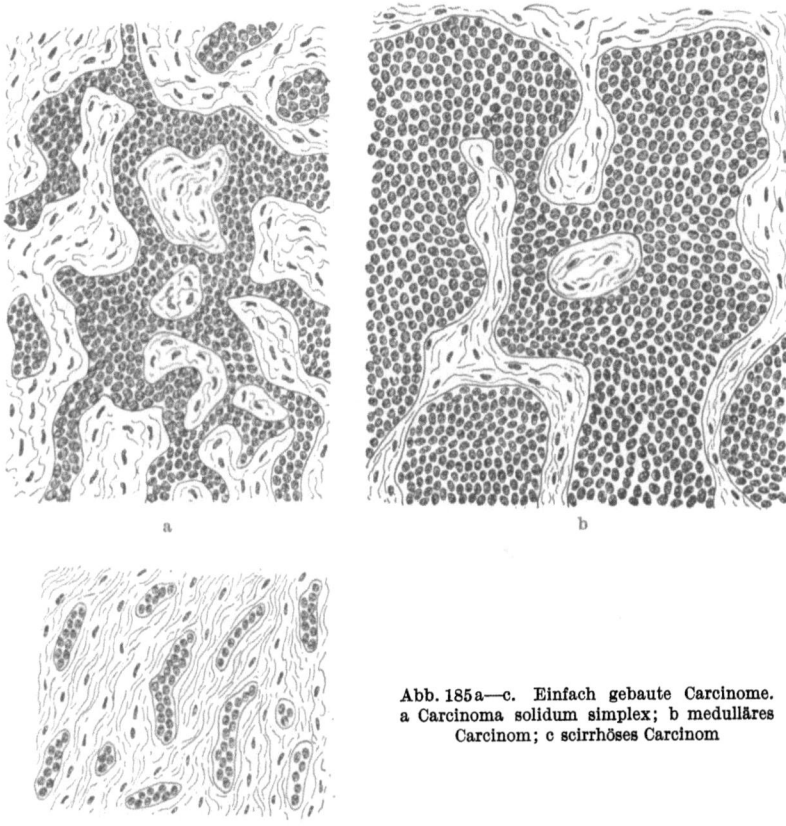

Abb. 185a—c. Einfach gebaute Carcinome. a Carcinoma solidum simplex; b medulläres Carcinom; c scirrhöses Carcinom

der Geschwulst nicht Schritt haltenden Gefäßversorgung erklären. So kommt es zu Blutungen, Absterben von ganzen Geschwulstabschnitten und Verflüssigung. Handelt es sich um einen oberflächlich sitzenden Tumor, so wird das nekrotische Gewebe ähnlich wie der tuberkulöse Käse (s. S. 198) abgestoßen — ein *krebsiges Geschwür* ist die Folge. Die im Inneren von Organen gelegenen

Krebse zeigen unter den gleichen Umständen eine rundliche Form und enthalten die nekrotischen Anteile meist in ihrem Zentrum, während die Randgebiete leben und weiterwuchern. Jedes epitheliale Organ ist Ausgangspunkt für ihm eigentümliche histologische Krebsformen. Manche von diesen kommen nur an einem einzigen Organ vor, sind also für dieses so kennzeichnend, daß der Geübte aus einem kleinen Stück der Geschwulst den Ausgangspunkt erschließen kann. Wir werden im folgenden in erster Linie diejenigen Krebsarten besprechen, die in vielen Organen vorkommen und sozusagen eine über das einzelne Organ hinausgehende Verbreitung besitzen; anschließend werden wir einige Beispiele von solchen Krebsarten kennenlernen, die nur in *einem* bestimmten Organ auftreten.

Zu den Krebsen, die in gleicher Weise in vielen Organen vorkommen, gehört z.B. das Adenocarcinom, das wir in gleicher Weise im Magen wie im Darm und in vielen drüsigen Organen antreffen. Jede einzelne dieser Krebslokalisationen zu besprechen und im Präparat vorzuführen, ist unmöglich, aber auch unnötig: Wer das Wesentliche z.B. des Adenocarcinoms an einem Organ richtig erfaßt hat, wird es an allen Örtlichkeiten ohne Schwierigkeit wiedererkennen. Dementsprechend ist in den folgenden Ausführungen nur auf das Geschwulstgewebe selbst Bedacht genommen, nicht aber auf das Organ, in dem es sich ausbreitet. Das entbindet den Lernenden aber nicht von der Pflicht, bei jedem Präparat wenigstens den Versuch zu einer Bestimmung des Organs zu machen, in dem der vorliegende Krebs sitzt. In sehr vielen Fällen wird man in den Bezirken des Präparates, die noch frei sind von Tumor, normales Organgewebe erkennen können. Solche Feststellungen sind besonders in Anbetracht der Tatsache wichtig, daß wir ja nicht bloß die Krebse an der Stelle ihres Entstehungsortes (Primärtumoren), sondern auch in ihren Absiedelungen in entfernten Organen (Metastasen) untersuchen müssen. Praktisch kann also sozusagen jede Krebsform in jedem Organ vorkommen.

Die *Einreihung* eines im Präparat vorhandenen Krebses kann mitunter dadurch erschwert werden, daß in dem einen Bildfeld der eine, im benachbarten Bildfeld ein ganz anderer Krebstyp vorzuliegen scheint, da der Krebs seine Wuchsform in Abhängigkeit von Umgebung und Ausbreitungsmöglichkeit leicht ändert. In solchen Fällen nehmen wir das Verhalten des überwiegenden Teiles, also gewissermaßen das Ergebnis einer Untersuchung mit der Lupe, bei der Einordnung und Benennung zur Richtschnur, entsprechend dem Grundsatz: a potiori fiat denominatio. (lat.: nach dem Überwiegenden soll die Benennung erfolgen).

Solides Carcinom (*H.-E.*)

Wir beginnen mit der Besprechung einer ganz einfachen Krebsform, die gewissermaßen den Grundtypus des Krebses darstellt (Abb. 185a). Einmal zeigen die Epithelzellen so gut wie keine Differenzierung und sind sozusagen als „Epithelzellen an sich" in soliden Strängen angeordnet. Zum anderen halten bei dieser Krebsform Epithel- und Stromabindegewebe einander fast die Waage. Wir untersuchen ein deratiges Carcinoma solidum simplex von der Mamma.

Mit schwacher Vergrößerung sehen wir in ein mäßig reichliches Bindegewebe verschieden breite Epithelstränge eingelagert, die aus einfach gebauten, etwa kubischen Epithelzellen bestehen. Manche der Stränge sind gerade an einer Verzweigungsstelle getroffen; andere, quergeschnittene, stellen sich als rundliche Epithelhaufen dar. Um manche größeren Krebsstränge erkennt man eine sonst nicht wahrnehmbare stärkere Ausbildung des Stromas in Form konzentrisch geschichteter Bindegewebslagen. Hier handelt es sich meist um Milchgänge, in denen sich der Krebs nicht bloß an die Stelle der normalen Epithelien gesetzt hat, sondern auch mit seinen Zellen die ganze Lichtung erfüllt (sogenanntes intracaniculäres Wachstum). Gewöhnlich reicht die Gefäßversorgung in der Wand des ursprüngliches Milchganges aber nur aus, um die Randanteile des krebsigen Inhaltes richtig zu ernähren, so daß die Zellen im Zentrum der Nekrose verfallen.

Makroskopisch quellen auf der Schnittfläche diese nekrotischen gelblichen Massen als zarte Würstchen vor, ähnlich wie ein Comedo aus einem Haarfollikel. Man spricht deshalb auch von Comedo-Carcinom.

Scirrhus (*H.-E.*)

Dieser Krebstyp ist durch ein ausgesprochenes Überwiegen des faserreichen, schrumpfenden Stromas über die epithelialen Anteile ausgezeichnet. Dementsprechend ist die Konsistenz dieser Krebsform gewöhnlich sehr hart. Scirrhöse Carcinome kommen am häufigsten in der Mamma vor, sind aber auch im Bereich anderer Organe, z.B. des Magen-Darmtraktes, anzutreffen.

Die Epithelzellen erscheinen bei den einfachsten Scirrhusformen in schmalen Strängen angeordnet (Abb. 185c). Manchmal liegen die Zellen einzeln wie im „Gänsemarsch" hintereinander und bilden so eine aus kubischen Elementen aufgebaute Zellsäule. Im Querschnitt durch einen solchen Epithelstrang sieht man dann ein ganz kleines, aus einigen Zellen bestehendes Häufchen oder überhaupt bloß eine einzelne Zelle. Das Stroma ist sehr reich an groben kollagenen Fasern, die die Epithelzellen gewissermaßen zu erdrücken scheinen.

Medulläres Carcinom (*H.-E.*)

Diese Krebstype hat ihre Bezeichnung von der markig-weißen Beschaffenheit erhalten, die an die des Rückenmarks erinnert. Sie ist dadurch bedingt, daß das bindegewebige Stroma, welches ja die ganze Geschwulst gewissermaßen zusammenhält, nur spärlich vorhanden ist, und andererseits die locker aneinanderliegenden krebsigen Epithelzellen weitaus überwiegen (Abb. 185b). Sie lassen sich denn auch von solchen Tumoren auch besonders leicht mit dem Messer als Krebsmilch von der Schnittfläche abstreifen. Bei den einfachsten Formen der medullären Carcinome fehlt jede Differenzierung der Krebszellen.

Adenocarcinom (*H.-E.*)

Das Adenocarcinom ahmt Drüsen insofern nach, als sich die Krebszellen um Lichtungen herum anordnen und auf diese Weise epitheliale Schläuche bilden. Die Nachahmung erstreckt sich aber gerade nur auf die Äußerlichkeit des Gewebsbaues, alle weiteren für die drüsigen Organe kennzeichnenden Besonderheiten, wie die organgemäße Zusammenfassung der Drüsenschläuche in Läppchen, die Ausbildung von Abschnitten mit verschiedener Funktion von Ausführungsgängen usw., fehlen. Eine besondere spezifische Funktion der krebsigen Drüsenschläuche läßt sich gewöhnlich nicht nachweisen; man kann höchstens hier und da Anhaltspunkte für die Absonderung einer eiweißhaltigen Flüssigkeit finden. Im ganzen gesehen ist das Adenocarcinom also eine rohe Nachahmung normaler Schlauchdrüsen. Es kommt hauptsächlich im Darmtrakt vor, kann sich aber überall dort entwickeln, wo drüsenhaltige oder zylinderepitheltragende Schleimhäute vorhanden sind (Respirationstrakt, Anhangsdrüsen des Verdauungstraktes usw.).

Das histologische Bild ist durch die in verschiedenen Richtungen getroffenen, schlauchförmigen Gänge gekennzeichnet, welche sich vielfach verzweigen. Ihre Auskleidung wird von Zylinderzellen gebildet, deren Kerne dicht nebeneinander und gewöhnlich auch in Reihen übereinander liegen (Abb. 186). Insofern erinnert also das Bild an die bei den Polypen des Darmtraktes beschriebenen Einzelheiten. Die Lichtungen sind manchmal erfüllt von einer stark mit Eosin färbbaren, homogenen Masse („Sekret"); sie kann auch abgeschilferte, abgerundete Zellen oder Wanderzellen enthalten.

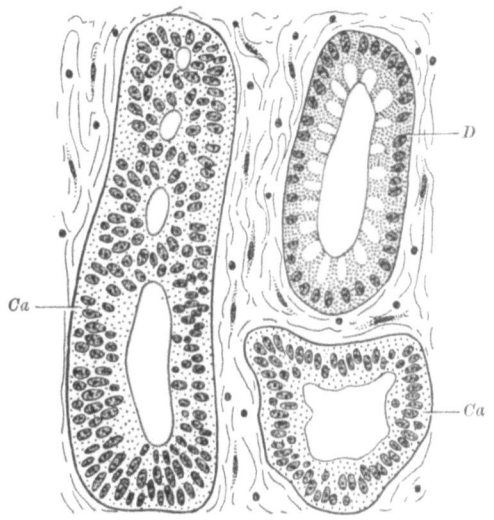

Abb. 186. Adenocarcinom. Krebsschläuche (*Ca*) neben normalen Darmdrüsen (*D*)

Wenn wir ein *primäres Adenocarcinom des Magen-Darmtraktes* untersuchen, so verfolgen wir zunächst mit der Lupenvergrößerung vom Rand des Präparates die normale Schleimhaut und stellen fest, um welchen Darmabschnitt es sich handelt. In der Nähe des Krebses erhebt sich die Schleimhaut gewöhnlich, da dieser in der Submucosa vorwuchert und sie verdickt. Dann hört der normale Schleimhautbau auf und wird von den krebsigen Drüsen ersetzt, die sich gerade hier in ihrer wirren Anordnung und besonderen Epithelbeschaffenheit von den gesetzmäßig gebauten und angeordneten normalen Drüsen gut unterscheiden lassen. Wichtig ist es, das Verhalten der Muscularis mucosae zu verfolgen: Sie wird von den Tumorschläuchen durchsetzt, welche mit den Schläuchen in der Submucosa in Zusammenhang stehen. Zum Unterschied vom gutartigen Polypen ist also hier die Muscularis mucosae nicht die Grenze der Wucherung. Weiterhin sehen wir dann einen oberflächlichen Zerfall des Geschwulstgewebes bzw. eine Geschwürsbildung. Im Grund des Geschwüres erkennen wir mit stärkeren Vergrößerungen zerfallende Tumorzellen, aber auch ausgetretene Leukocyten und Fibrin. Beide stammen aus den stark gefüllten Capillaren des hier akut entzündlich infiltrierten Stromas. Mit schwacher Vergrößerung suchen wir nun, auch die Ausbreitung der Krebsschläuche nach der Tiefe zu festzustellen. Wir treffen sie in der Muscularis propria, die manchmal überhaupt nur mehr in Spuren erkennbar ist, und verfolgen sie bis in die Subserosa.

Eine besondere Abart des Adenocarcinoms bildet größere Hohlräume, in die hinein von krebsigem Epithel überkleidete, zottenförmige Gebilde vorspringen. Auch an der Oberfläche selbst kann eine ganz plumpe, zottenähnliche Struktur auftreten. Wir sprechen dann von *papillärem Adenocarcinom.*

Schleimkrebs (H.-E.)

Manche Krebse produzieren in Anlehnung an die sekretorische Tätigkeit ihres Mutterbodens Schleim. Schon in manchen Adenocarcinomen lassen sich zwischen den undifferenzierten Zylinderzellen eingestreute Becherzellen erkennen, die ihr Sekret in die Lichtung entleeren (schleimbildendes Adenocarcinom). Vom Schleimkrebs sprechen wir aber erst dann, wenn sozusagen das ganze Krebsepithel einseitig in den Dienst der Schleimbildung gestellt ist. Makroskopisch ähnelt ein solcher Tumor einer Gallerte; daher wird er auch als Gallertkrebs bezeichnet. Der Schleimkrebs kommt etwa in denselben Organen vor wie das gewöhnliche Adenocarcinom.

Betrachtet man einen solchen Schleimkrebs mit schwacher Vergrößerung, so hat man im ersten Augenblick überhaupt nicht den Eindruck, als läge ein epitheliales bzw. krebsiges Gewebe vor (Abb. 187). Das ganze Bild ist von schwach bläulich gefärbten, fädigen Schleimmassen beherrscht, durch die nur wenige Bindegewebssepten hindurchziehen. Erst bei genauer Durchmusterung erkennt man hier und da eine mehr oder minder lange Reihe von Epithelzellen. Mit starker Vergrößerung stellen wir fest, daß es Zylinderzellen sind, die einem ganz schmalen bindegewebigen Stroma aufsitzen. Sie stellen also die letzten Überreste der epithelialen Auskleidung eines Krebsschlauches dar, dessen andere

Zellen zugrunde gegangen sind. Auch die Art, wie die Krebszellen zugrunde gehen, läßt sich in den Präparaten deutlich verfolgen. In

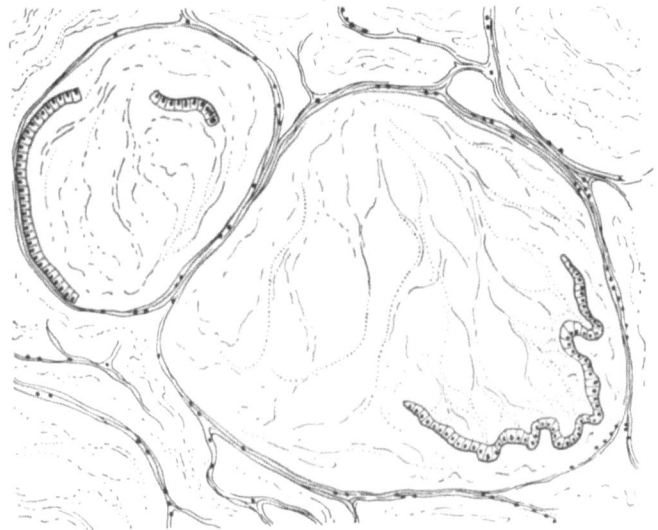

Abb. 187. Schleimkrebs

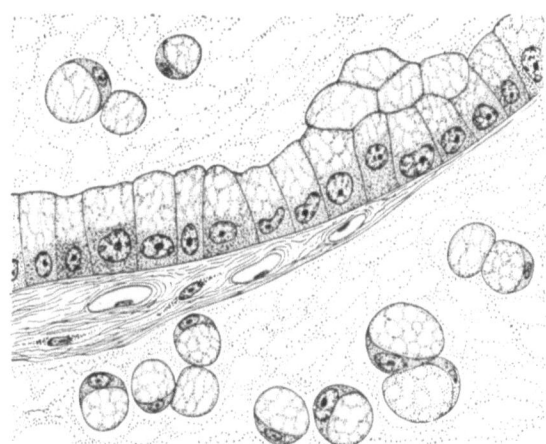

Abb. 188. Siegelringzellen in einem Schleimkrebs

den Schleimmassen liegen nämlich vielfach abgerundete Zellen, die in ihrem Inneren einen großen Schleimtropfen enthalten; dieser hat

Tumoren

den Kern abgeplattet und an den Zellrand gedrängt. Da aber die Schleimtropfen immer schwächer färbbar sind als das ebenfalls an den Zellrand verdrängte Protoplasma, erinnert eine solche Zelle an einen Siegelring, dessen Stein sozusagen der Kern darstellt (Abb. 188). Wir nennen solche Zellen *Siegelringzellen* und stellen uns vor, daß sie durch Ablösung aus dem Epithelverband bei gleichzeitiger Anstauung des schleimigen Sekretes in ihrem Inneren entstanden sind. Letzten Endes gehen die Siegelringzellen zugrunde, wobei der in ihnen enthaltene Schleimtropfen frei wird und in den vom bindegewebigen Stroma begrenzten Hohlraum austritt. Haben alle einen Krebsschlauch umgrenzenden Zellen auf diese Weise ihr Ende gefunden, dann liegt bloß eine vom Stroma umsäumte Schleimmasse vor. Ein solcher Schleimkrebs würde natürlich nicht wachsen können, wenn nicht in einzelnen Anteilen, besonders an seinen Rändern, von erhalten gebliebenen Zellen immer neue Schläuche gebildet würden. Tatsächlich können wir hier am ehesten erhaltene Krebsschläuche nachweisen, die dann das Bild eines Adenocarcinoms bzw. eines schleimbildenden Adenocarcinoms darbieten.

Plattenepithelcarcinom (*H.-E.*)

Das Plattenepithelcarcinom ahmt den schichtweisen Aufbau des normalen Plattenepithels mehr oder minder weitgehend nach. Es kommt an allen den Häuten vor, die von Plattenepithel, sei es nun verhornend oder nicht-verhornend, überzogen werden, also an Haut, Portio, in der Mundhöhle, Speiseröhre usw.

Untersuchen wir ein Plattenepithelcarcinom der Haut (etwa der Lippe), so haben wir gute Gelegenheit, den Aufbau der *normalen Epidermis* zu studieren und ihn in Vergleich zu setzen mit dem des Krebses. In der normalen Epidermis unterscheiden wir eine Basalschicht, die aus etwas höheren, senkrecht auf die Unterlage eingestellten Zellen besteht. Gegen die Oberfläche zu folgt eine Schicht kubischer bis platter Zellen, welche durch feine, von Zelle zu Zelle ziehende Fasern (Intercellularbrücken) miteinander verbunden sind — die sogenannte Stachelzellschicht. Ihre Zellen rücken dann im Laufe der Zeit immer höher, bis sie der Verhornung verfallen und als Hornschicht die Oberfläche der Epidermis bedecken. Sie besteht aus stark mit Eosin färbbaren Zellen, deren Kern nicht mehr darstellbar ist. An besonders dicken Hautstellen kann sich in den Verhornungsvorgang zwischen Stachelzell- und Hornschicht noch eine Zellage einschalten, die durch blau gefärbte Keratohyalin-Körnchen im Protoplasma ausgezeichnet ist, die Körnerschicht. Diese geht gegen die Hornschicht zu in eine homogene, stark lichtbrechende Lage über, das Stratum lucidum. Die Krebszellen sind beim *verhornenden Plattenepithelcarcinom* in verschieden breiten Strängen angeordnet und können, wenn

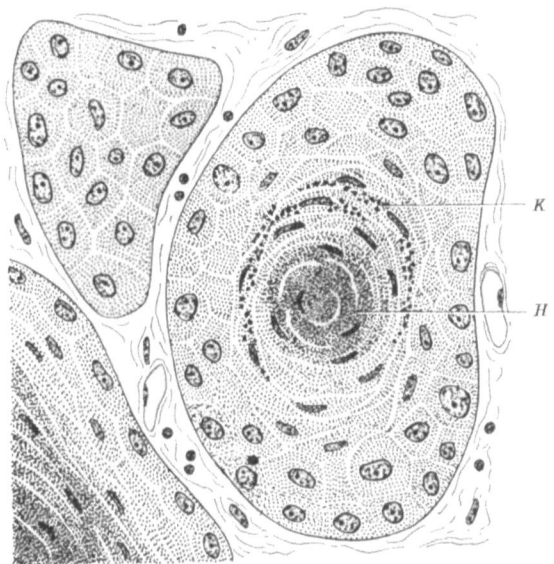

Abb. 189. Verhornendes Plattenepithelcarcinom. *K* Keratohyalinkörnchen; *H* Hornperle

auch manchmal recht verzerrt, den Verhornungsvorgang mitmachen. Wir untersuchen am besten einen nicht zu großen Krebszapfen, der im Inneren eine schon bei schwacher Vergrößerung deutlich hervortretende rötliche Masse, die verhornenden Epithelzellen, enthält (Abb. 189). Schon die der Basalschicht entsprechende, dem Stroma aufsitzende Zellage läßt die regelmäßige, senkrechte Einstellung und Größe der einzelnen Zellen vermissen. In noch höherem Grade trifft dies für die nächsten Zellagen zu, die der Stachelzellschicht an die Seite zu stellen wären. Hier sind die Zellen unregelmäßig durcheinandergewürfelt und von ganz verschiedener Größe, zeigen allerdings meist die kennzeichnenden Intercellularbrücken. Die Hornschicht liegt zuinnerst in dem Krebszellhaufen und muß ebenfalls eine rundliche Form annehmen, da es sich nicht wie in der Norm um eine epithelbedeckte Oberfläche handelt, sondern um ein in sich geschlossenes, rundliches Gebilde, in dem die verhornenden Zellen von allen Seiten her gegen die Mitte des Haufens zu vorrücken. So entsteht hier ein rundliches, aus konzentrisch angeordneten, verhornten Zellen bestehendes Gebilde, eine sogenannte *Hornperle*. Allerdings weicht diese Verhornung im Krebs in einzelnen Zügen vom normalen Vorbild ab. Viele der platten und schon stark rot gefärbten, also in Verhornung begriffenen Zellen enthalten noch immer einen Kern, so daß eine Abart der Verhornung vorliegt, die wir als Parakeratose bezeichnen (s. auch S. 236). Manchmal ist ähnlich wie in der Epidermis auch im Krebs zwischen Stachelzellschicht und zentraler Hornperle eine Körnerschicht eingeschaltet.

Gelegentlich sehen wir umfangreichere Hornperlen ohne die erwähnten äußeren Epithelschichten im Stroma liegen. Wir müssen uns dann vorstellen, daß der Verhornungsvorgang schneller abgelaufen ist als der Nachschub neuer Zellen von den äußeren Schichten her, ja daß dieser vielleicht überhaupt einmal aufgehört hat. Die auf diese Weise frei in das Stroma zu liegen gekommenen Hornperlen können Kalksalze aufnehmen, so daß wir sie dicht mit blauen Krümeln bestäubt finden. Das Stroma reagiert auf solche Hornperlen wie auf Fremdkörper mit Bildung von Fremdkörperriesenzellen.

Nicht alle Plattenepithelcarcinome verhornen in so ausgesprochenem Maße. Manchmal sind nur ganz wenige Hornperlen, manchmal überhaupt keine anzutreffen. Wir sprechen dann von *nicht verhornendem Plattenepithelkrebs*.

Basaliom (sogenannter Basalzellkrebs) (*H.-E.*)

Vom durchaus bösartigen, nicht verhornenden Plattenepithelkrebs müssen wir eine Geschwulstart streng unterscheiden, die zwar ebenfalls den Bau des Plattenepithels bis zu einem gewissen Grade nachahmt und nicht verhornt, aber ausgesprochen lokal bleibt und auch gegenüber therapeutischen Einwirkungen (Röntgen, Operation) recht günstig reagiert. Da solche Tumoren histologisch durch eine besonders gut ausgeprägte Basalzellschicht ausgezeichnet sind, grenzt man sie als Basaliome von den nicht verhornenden Plattenepithelcarcinomen ab. Die früher übliche Bezeichnung Basalzellkrebs wird besser vermieden, da das Wort „Krebs" allzu leicht falsche Vorstellungen über die Bösartigkeit solcher Geschwülste hervorrufen könnte. Der Lieblingssitz der Basaliome ist die Gesichtshaut.

Die epithelialen Tumorstränge, welche untereinander netzförmig zusammenhängen, zeigen eine gegenüber den Plattenepithelkrebsen bemerkenswerte Regelmäßigkeit ihres zelligen Aufbaues

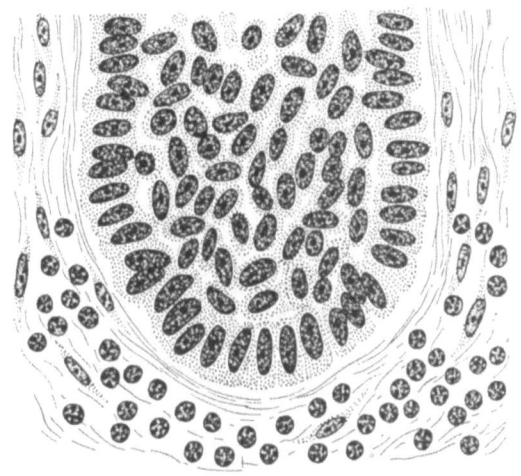

Abb. 190. Basaliom mit deutlicher lymphocytärer Stromareaktion

(Abb. 190). Dem Stroma sitzt eine Zellreihe auf, die in der senkrechten Einstellung ihrer zylindrischen Zellen durchaus an die Basalzellschicht der normalen Epidermis erinnert und dem Tumor auch seinen Namen eingetragen hat. Dagegen zeigen die übrigen Zellen recht wenig Analogien zur Stachelzellschicht: Es handelt sich um mehr regellos gelagerte, ovale, meist sogar spindelige Zellen, die durch intercelluläre Spalten unvollkommen voneinander geschieden sind. Auch an ihnen ist die Regelmäßigkeit der Kerne in bezug auf Größe und Chromatingehalt auffällig.

Betrachtet man ein solches Präparat mit der Lupe, so kann man manchmal eine merkwürdige Beziehung des Krebses zur normalen Epidermis feststellen. Sie überzieht am Rand einen Teil der Geschwulst, wobei die im Corium sich ausbreitenden Tumorstränge oft in unmittelbarer Verbindung mit der Epidermis stehen (Abb. 191). Im Zentrum fehlt oft der Epidermisüberzug, so daß hier eine vom Geschwulstgewebe gebildete Geschwürsfläche vorliegt. Da diese mit dem Wachstum des Tumors sich immer mehr vergrößert und vertieft, spricht man auch von *Ulcus rodens*.

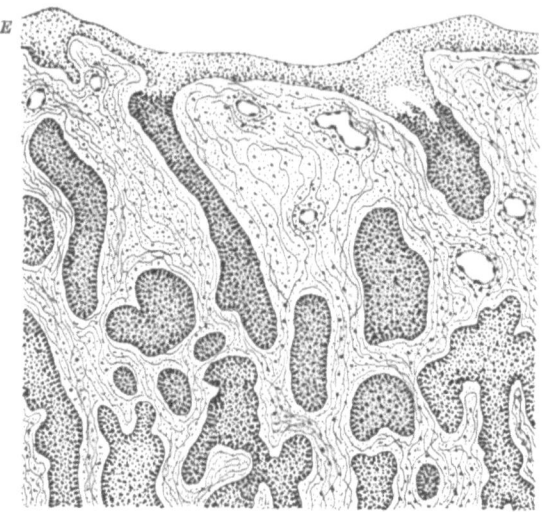

Abb. 191. Basaliom. Die Epithelzapfen des Tumors stehen in unmittelbarer Verbindung mit der darüber liegenden Epidermis (*E*)

Von diesem geläufigen Bild des Basalioms sind verschiedene Abweichungen möglich wie Cystenbildung im Bereich der Tumorstränge, Auftreten kleiner Hornperlen, Pigmentbildung von seiten der Basalzellen usw. Über die Beziehungen zur seborrhoischen Warze (s. S. 234).

Primärer Leberkrebs (Hepatom) (*H.-E.*)

Als Beispiel dafür, wie sehr auch bösartige Tumoren Gestalt und Leistung ihres Mutterbodens nachahmen können, mag der hepatocelluläre Leberkrebs dienen.

Mit Lupenvergrößerung erkennen wir an einem Winkel des Schnittes gewöhnlich noch einen Rest normalen Lebergewebes, falls das untersuchte Stückchen aus dem Primärtumor entnommen ist. Der Hauptteil des Präparates ist eingenommen von einem Gewebe, das irgendwie den Leberbau nachzuahmen scheint, aber doch kein Lebergewebe ist (Abb. 192). Mit starker Vergrößerung sehen wir, daß diese Nachahmung darauf beruht, daß epitheliale Zellen in netzigen Strängen angeordnet sind ebenso wie normalerweise die Leberzellen, und daß zwischen ihnen mehr oder minder weite capillare Gefäße verlaufen. Allerdings fehlt diesen Strängen jede gesetzmäßige Anordnung zu Zentralvenen oder Glissonschen Scheiden. Das Cytoplasma der Tumorzellen ist körnig und rot gefärbt, jedoch meist mit einem mehr bläulichen Ton als dasjenige normaler

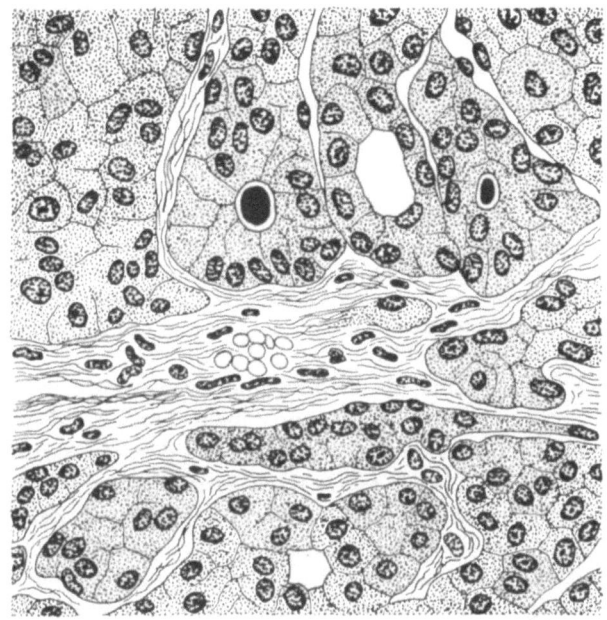

Abb. 192. Malignes Hepatom (Leberzellkrebs). Die epithelialen Tumorzellen z. T. in Strängen angeordnet, die an normale Leberzellbalken erinnern; in manchen eine Lichtung, die von Gallezylindern erfüllt sein kann

Leberzellen. Die Geschwulststränge sind auch gewöhnlich nicht von einer, sondern mehreren Zellreihen gebildet. Zwischen ihnen liegen längliche bzw. auf dem Querschnitt rundliche Gebilde von schmutziggelbbrauner Eigenfarbe, die Gallezylindern entsprechen, wie wir sie schon in der ikterischen Leber kennengelernt haben. Sie sind uns ein Zeichen dafür, daß auch das Geschwulstgewebe Galle absondert, welche natürlich, da sie auf normalem Wege nicht abgeführt werden kann, der Eindickung verfällt. Manchmal wird der von Leberzellen umschlossene und von einem Gallezylinder erfüllte Hohlraum umfänglicher; dann stellen sich die Leberzellen um ihn herum wie um eine zentrale drüsige Lichtung radiär ein. Fehlt ein die Lichtung ausfüllender Gallezylinder, so entsteht auf diese Weise leicht das Bild eines leeren Drüsenschlauches bzw. eines Adenocarcinoms. Die Geschwulst ist gewöhnlich ziemlich scharf gegen das Lebergewebe abgegrenzt, das nur die Zeichen der Verdrängung zeigt. Wir sehen aber doch oft, daß inmitten sonst normalen Lebergewebes die Venen, und zwar die Äste sowohl der Vena portae als auch der Vena hepatica von Geschwulstmassen ausgefüllt sind. Der Tumor hat nämlich die Eigentümlichkeit, mit besonderer Vorliebe in Gefäße einzubrechen und in ihnen zapfenförmig weiterzuwachsen.

Hypernephrom
(H.-E.; Hämatoxylin-Sudan)

Das Hypernephrom ist eine Geschwulst der Niere, die man früher im Sinne von GRAWITZ von in die Nierenrinde versprengten Nebennierenkeimen ableitete; daher der jetzt noch übliche Name Hypernephrom bzw. Grawitz-Tumor. In Wirklichkeit handelt es sich um eine von den Nierentubuli ausgehende epitheliale Geschwulst.

Haben wir ein Stück des Primärtumors vor uns, dann erkennen wir mit der Lupenvergrößerung an einem Rand des Präparates noch Reste des normalen Nierengewebes mit den kennzeichnenden Tubuli und Glomerula. Je näher wir aber gegen den Tumor selbst vorrücken, um so mehr zeigt das Nierenparenchym die Zeichen der Verdrängung: die Tubuli schwinden, so daß schließlich nur mehr eine kapselähnliche Lage vom Bindegewebe mit eingeschlossenen Glomerula übrigbleibt. Das Geschwulstgewebe selbst zeigt, mit der schwachen Vergrößerung betrachtet, einen sehr kennzeichnenden Bau (Abb. 193). Ganz schmale, gefäßführende Scheidewände grenzen epitheliale Stränge und Schläuche ab. Unter den Geschwulstzellen fallen uns viele auf, deren Cytoplasma so gut wie farblos ist. Mit starker Vergrößerung finden wir nur die Zellgrenzen stärker gefärbt, so daß der Kern wie in einer leeren Blase zu schwimmen scheint. Dieses Verhalten erinnert an das mikroskopische Bild von Pflanzenfasern, bei denen die aus Chitin bestehenden Scheidewände leere, kernhaltige Blasen zu umschließen scheinen. Man hat deshalb auch beim Hypernephrom von pflanzenzellähnlichen Elementen gesprochen. Das Cytoplasma dieser Zellen erscheint deshalb so hell, weil es Stoffe enthält, die bei der Bearbeitung des Materials herausgelöst wurden, und zwar Fett und Glykogen.

Hypernephrom

Die *Fette (Lipoide)* sind gewöhnlich in Tropfenform abgelagert und wurden durch den Alkohol bei der Einbettung herausgelöst. Das zurückbleibende Cytoplasma ist dementsprechend von rundlichen Hohlräumen durchsetzt, die ihm ein schaumiges Aussehen verleihen (Schaumzellen). In einem mit dem Gefriermikrotom hergestellten Schnitt, der mit Alkohol nicht in Berührung zu kommen braucht, können wir den Lipoidgehalt leicht mittels Sudanfärbung nachweisen. Makroskopisch verleiht die Lipoideinlagerung den betreffenden Stellen des Hypernephroms ein gelbliches Aussehen.

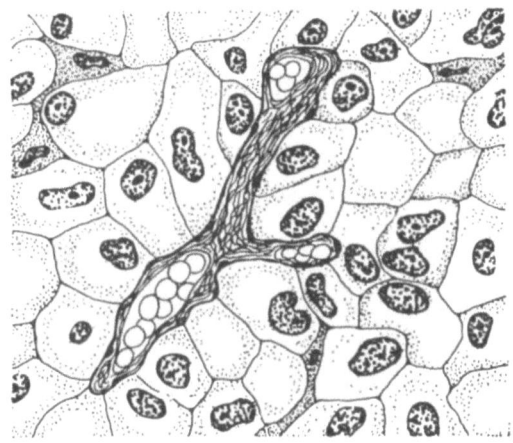

Abb. 193. Hypernephrom

Glykogen ist in gröberen und feineren Körnchen abgelagert. Es schwindet schon aus der Zelle bei Behandlung mit wäßrigen Lösungen und hinterläßt keine Spuren im Cytoplasma (über seine Färbung im Schnitt s. S. 81).

Sehr häufig treffen wir in Hypernephromen *regressive Metamorphosen* an: Das Stroma bildet reichlich kollagene Fasern, die hyalin degenerieren und dann die einzelnen Geschwulststränge umschließen; an anderer Stelle kommt es zu Nekrose und Blutungen.

Der eben beschriebene histologische Bau findet sich in erster Linie bei den gutartigen, noch durch eine Kapsel begrenzten Hypernephromen. Es gibt aber auch *bösartige Varianten*, die sich mehr oder minder weit von diesem Bild entfernen: sie brechen in Gefäße ein und setzen Metastasen. Histologisch findet man zwar immer noch die kennzeichnenden pflanzenzellähnlichen Elemente, welche die Diagnose erlauben, doch sind sie unregelmäßig gestaltet, d.h. sie zeigen eine gewisse Polymorphie und Atypie. Außerdem findet man aber undifferenzierte Epithelzellen, also etwa nach Art eines Carcinoma solidum, und schließlich auch spindelzellige Zellen, die wie in einem Sarkom angeordnet sind.

5. Besondere Tumorformen

Glioblastoma multiforme (*H.-E.*)

Im Zentralnervensystem kommen verschiedene Geschwulsttypen vor, die sich zum Teil leicht auf die besonderen Formen der Gliazellen (s. S. 126)

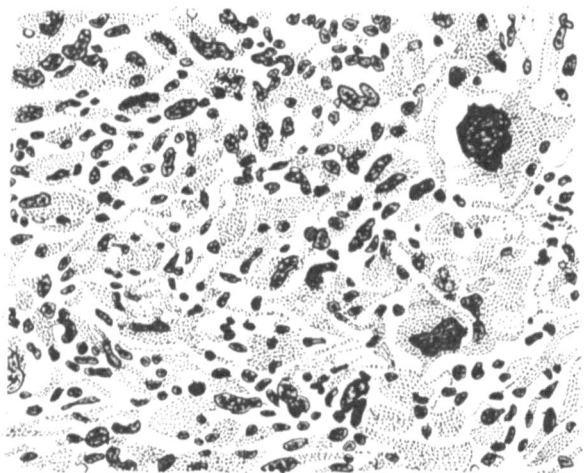

Abb. 194. Multiformes Glioblastom. Sehr ausgesprochene Zell- und Kernpolymorphie bis zur Bildung von Riesenzellen

zurückführen lassen, wie z.B. das Astrocytom auf die Astrocyten, das Oligodendrogliom auf die Oligodendrogliazellen usw. Die häufigste und leider auch bösartigste Form der Gliageschwülste ist aber das Glioblastoma multiforme, bei dem die Vielgestaltigkeit und Verwilderung der Zellen einen solchen Vergleich mit normalen Gliazellen kaum mehr zuläßt.

Mit der Lupenvergrößerung erkennen wir zumeist an einer Stelle des Präparates normale Hirnsubstanz, im übrigen liegt ein ziemlich zellreiches Gewebe vor, das jede planmäßige Anordnung vermissen läßt, das Glioblastom. Betrachten wir es mit starker Vergrößerung, so fällt uns sogleich die völlig ungleichmäßige Größe und Gestalt der Kerne sowie der zugehörigen Zellen auf (Abb. 194). Neben rundlichen Elementen finden sich spindelförmige Zellen oder solche mit verschieden langen Ausläufern. Manche Zellen sind klein, kaum größer als ein Lymphocyt, andere wiederum geradezu Riesenzellen mit vielen oder einem abenteuerlich gestalteten Kern. Manchmal liegen die einzelnen Zellen so dicht nebeneinander, daß man sie kaum abgrenzen kann; das andere Mal findet sich ein feines Faserwerk zwischen ihnen, das sich in genau demselben blaßrötlichen Ton anfärbt wie das Gliafaserwerk des normalen Gehirns. Wenn wir mit der schwachen Vergrößerung die Grenzen des Tumors gegenüber dem normalen Hirngewebe absuchen, so finden wir keine scharfe Abgrenzung, sondern stellen fest, daß das Geschwulstgewebe in Form einzelner Zellansammlungen in die Hirnsubstanz vordringt. Sehr häufig beobachtet man regressive Metamorphosen wie Nekrosen, Blutungen usw., besonders im Zentrum des Tumors.

Pigmentnaevus

(Hämatoxylin)

Der Pigmentnaevus (Naevuszellnaevus) entsteht als eine Wucherung von in die Cutis abgetropften Pigmentzellen (Melanocyten) der Epidermis. Diese sind ihrerseits von der Neuralleiste her in die Epidermis eingewandert. Unter Umständen entstehen Pigmentgeschwülste auch von den bei dieser Wanderung tief in der Cutis liegengebliebenen Zellen (sog. blaue Naevi).

Mit der Lupenvergrößerung stellen wir fest, daß das zu untersuchende Hautstückchen von Epidermis überzogen ist. Sie verläuft entweder ganz eben (Naevus planus) oder überkleidet knolligzottige Erhebungen (Naevus papillomatosus). Unmittelbar unter der Epidermis liegt statt des normalen Corium ein zellreiches Geschwulstgewebe, das sich seitlich und gegen die Tiefe zu nicht scharf abgrenzen läßt (Abb. 195). Durchwandern wir es mit starker Vergrößerung von oben nach unten. Dort, wo das Tumorgewebe fast unmittelbar an die Epidermis stößt, besteht es aus rundlichen, von bindegewebigem Stroma umschlossenen Zellhaufen, den sogenannten Naevuszellballen. Sie zeigen einen durchaus epithelialen Aufbau insofern, als die Geschwulstzellen ohne Zwischenlagerung von Fasersubstanz unmittelbar aneinanderstoßen, also wie im epithelialen Verbande liegen. Einzelne Zellen enthalten gewöhnlich an der der Hautoberfläche zugekehrten Seite ein feinkörniges, braunes Pigment, das mit dem Pigment in den Basalzellen der Epidermis vollkommen übereinstimmt, also Melanin darstellt. Außerdem finden wir aber oft gröbere Pigmentkörner von etwas anderem chemischen Verhalten in den die Naevuszellhaufen umgebenden Bindegewebszellen. Sie entsprechen mehr den bindegewebigen Chromatophoren der Haut (Abb. 195 *Ch*) und haben ihr Pigment nicht selbst produziert wie die Naevuszellen, sondern es von diesen aufgenommen. In dem Maße, wie wir von der Hautoberfläche in die Tiefe rücken, ändert sich die Anordnung der Naevuszellen. Zunächst kann man noch mit den Zellballen zusammenhängende, fast epithelial zu nennende, schmale Stränge sehen, die sich mehr und mehr aufsplittern, so daß schließlich eher spindelige Zellen einzeln und zu mehreren im Bindegewebe eingelagert sind. Hier erinnert das Bild dann durchaus an das eines ziemlich zellreichen Fibroms. In den am tiefsten gelegenen Teilen der Geschwulst sind so die Naevuszellen ohne scharfe Grenze in die normalen Gewebe eingedrungen. Dabei bleiben die Anhangsgebilde der Haut erhalten, so daß wir also inmitten der Geschwulst Schweißdrüsenausführungsgänge und Haare antreffen können, ähnlich wie beim Fibrom und Angiom. In den tieferen Schichten fehlt den Tumorzellen gewöhnlich jede melanotische Pigmentierung. Ebenso vermissen wir eine Stromareaktion.

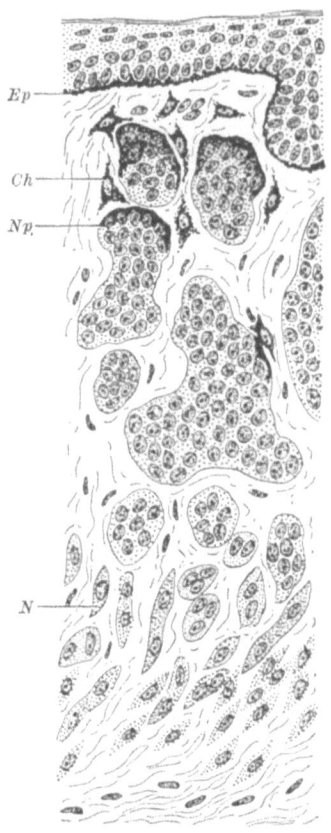

Abb. 195. Pigmentnaevus. *Ep* Epidermis mit pigmentierter basaler Zellage; *Ch* Chromatophoren; *Np* pigmenthaltige Naevuszellen; *N* pigmentfreie, spindelige Naevuszellen

An den Kernen der Naevuszellen kann man hier und da eine eigentümliche Beschaffenheit feststellen. Sie erscheinen ringförmig, wie mit einem Locheisen ausgestanzt oder enthalten ein grob strahlenförmig angeordnetes Chromatingerüst.

Malignes Melanom (Metastase)
(Hämatoxylin)

Die bösartige, von den Pigmentzellen abzuleitende Geschwulst nennen wir (malignes) Melanom. Sie kann überall dort entstehen, wo sich pigmentbildende Zellen finden, also in erster Linie in der Haut, aber auch im Auge und in den Meningen. Einen gutartigen Pigmentnaevus der Haut von einem malignen Melanom zu unterscheiden, ist oft recht schwierig. Wir untersuchen deshalb lieber nicht ein solches primäres Melanom, sondern eine seiner gewöhnlich sehr reichlich auftretenden, ebenfalls pigmentierten Metastasen.

Schon mit freiem Auge erkennen wir in dem Präparat einen rundlichen Knoten, der uns durch seine dunkelbraune bis schwarzblaue Färbung auffällt. Mit schwacher Vergrößerung sehen wir, daß die Tumorzellen reichlich mit demselben Pigment beladen sind, das wir schon im Naevus angetroffen haben, nämlich Melanin. Im einzelnen haben die Zellen entweder eckige Gestalt, gleichen also Epithelzellen, auch dadurch, daß sie vom bindegewebigen Stroma wie Krebszellen zu Strängen zusammengefaßt werden; an anderen Stellen sind sie mehr spindelig und gleichen daher den Zellen eines Sarkoms. Der Pigmentgehalt kann in weiten Grenzen auch in ein und demselben Schnitt schwanken. Stellenweise ist die Pigmentbildung so reichlich, daß die Zellen geradezu rundlich aufgebläht erscheinen und der Kern unter den dicht liegenden Pigmentkörnchen verschwindet. Manchmal gehen derartige Zellen unter ihrer übermäßigen Pigmentbildung zugrunde, so daß Melanin in das Zwischengewebe, in Lymphgefäße und in die Blutbahn gelangt; auch die Bindegewebszellen des Stromas können dann das frei gewordene Pigment aufnehmen. Andererseits gibt es auch Gebiete, die so gut wie pigmentfrei sind.

Adenosarkom der Niere (*H.-E.*)

In der Niere von Kindern kommt ein bösartiger Tumor vor, der histologisch Gebiete enthält, welche mesenchymalen (sarkomatösen) Charakter tragen, während andere wieder ausgesprochen epithelial (carcinomatös) aussehen. Da beide Anteile sich mischen, spricht man von einem Mischtumor (Adenosarkom) oder, nach dem ersten Beschreiber, von Wilms-Tumor.

Mit der Lupenvergrößerung sehen wir an einem Rand des Präparates gewöhnlich noch Reste des normalen Nierengewebes,

Tumoren

während der Hauptteil von einer sehr zellreichen Geschwulst eingenommen wird. Mit starker Vergrößerung bietet sie ein sehr abwechslungsreiches Bild (Abb. 196). Ganze Abschnitte sind von kleinen Zellen gebildet, deren Cytoplasma auch mit der stärksten Vergrößerung kaum abgrenzbar ist: Die rundlichen oder ovalen Kerne liegen wie bei einem Rund- oder Spindelzellsarkom dicht nebeneinander. Manchmal tauchen aber zwischen spindeligen Zellen feinste, rötlich gefärbte Fibrillenbündel auf, die Querstreifung zeigen können und jungen, im Tumor entstandenen Muskelfasern ent-

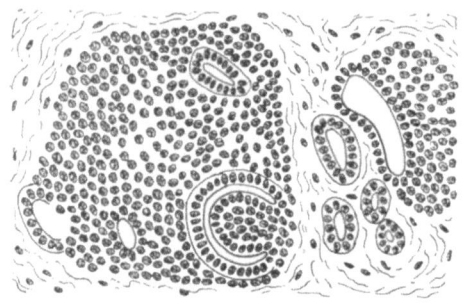

Abb. 196. Adenosarkom der Niere

sprechen. In dieses sarkomartige Gewebe eingestreut liegen Kanälchen, die von einem zylindrischen oder kubischen Epithel ohne jede Differenzierung ausgekleidet werden. Besonders merkwürdig sind aber rundliche, epitheliale Gebilde mit einem halbmondförmigen Hohlraum. Sie erinnern in ihrem Aussehen an unreife Glomerula, wie man sie im Laufe der Nierenentwicklung beobachtet: Das parietale Blatt der „Bowmanschen Kapsel" ist von kubischem Epithel bedeckt, das „Glomerulum" selbst erscheint solide und ist oberflächlich von einem ebenfalls kubischen Epithel überzogen. Die Grenze der Geschwulst gegenüber dem Nierenparenchym ist teils unscharf insofern, als sarkomähnliche Tumorzellen zwischen die Kanälchen vordringen, teils ist eine Art Kapsel vorhanden, die durch Verdrängung und Druckatrophie des Nierenparenchyms entstanden ist.

Chorionepitheliom (*H.-E.*)

Das Chorionepitheliom geht von der Placenta aus, ist also eigentlich ein Tumor des Fetus, dem ja die Placenta zugehört. Um seinen Aufbau richtig zu verstehen, müssen wir uns den Überzug der Placentarzotten, so wie wir ihn

Chorionepitheliom

an Hand eines Präparates (S. 170) kennengelernt haben, noch einmal vergegenwärtigen. Er besteht bei jungen Placenten aus einer basalen Schicht mit gut gegeneinander abgegrenzten kubischen Zellen (Langhanssche Zellschicht) und einer bedeckenden Cytoplasmamasse mit eingestreuten Kernen, dem Syncytium. Beide Zellarten finden wir in verzerrter Form im Tumorgewebe wieder.

Bei Betrachtung mit der Lupe und schwacher Vergrößerung glauben wir zunächst, überhaupt kein Geschwulstgewebe vor uns

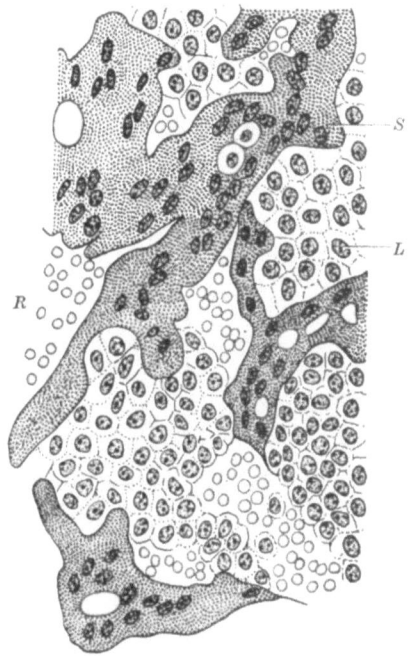

Abb. 197. Chorionepitheliom. *S* syncytiale Riesenzellen; *L* der Langhansschen Zellschicht entsprechende Zellen; *R* rote Blutkörperchen

zu haben, sondern bloß eine nekrotische, von Blut und Fibrin durchsetzte Masse. Nur hier und da lassen sich an ihren Rändern gegen die Reste normalen Gewebes zu einzelne Geschwulstzellgruppen finden. Mit starker Vergrößerung (Abb. 197) stellen wir fest, daß es sich einmal um etwa kubisch gestaltete, blasse Zellen mit verhältnismäßig regelmäßigen Kernen handelt: sie entsprechen etwa der Langhansschen Zellschicht. Kleine Gruppen von ihnen werden von mächtigen Cytoplasmaklumpen mit vielen, kleineren

Kernen umschlossen, die daher als Riesenzellen imponieren; sie entsprechen etwa dem Syncytium. Im Gegensatz zur normalen Placenta fehlt aber dem Tumorgewebe das bindegewebige Zottenstroma: Die Geschwulst besteht sozusagen nur aus dem gewucherten chorialen Zottenüberzug. Da auch vom mütterlichen Organismus kein Stroma beigestellt wird, liegt also eine epitheliale Geschwulst ohne jedes Stroma vor. Die Zellen wuchern und brechen, ähnlich wie die normalen Chorionepithelien, in die Blutgefäße des mütterlichen Organismus ein, wodurch es zu den im Präparat immer reichlich vorhandenen Blutaustritten kommt.

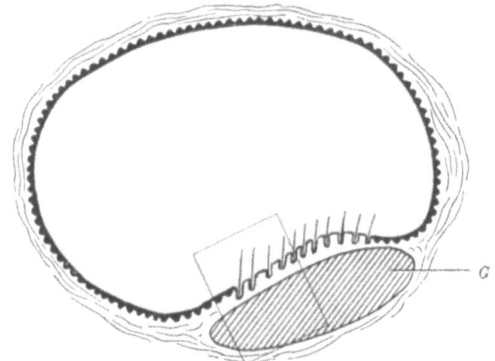

Abb. 198. Schema eines Teratoms (Dermoidcyste des Eierstockes). *G* Lage der verschiedenen Gewebe im Kopfhöcker. Das Rechteck umfaßt den gewöhnlich zur histologischen Untersuchung gelangenden Teil

Teratom (*H.-E.*)

Beim Teratom des Hodens oder Ovariums handelt es sich eigentlich nicht um eine Geschwulst, sondern um eine Art Mißbildung, nämlich einen unvollkommenen Keim, der sich entweder zugleich mit den Geweben des Trägerorganismus weiterentwickelt hat oder auf embryonaler Stufe stehengeblieben ist.

Die meisten Teratome des Ovariums haben die Form einer Cyste, die von Epidermis ausgekleidet ist („Dermoidcyste", Abb. 198). Nur an einer Stelle ragt von der Wand ein Höcker gegen die Lichtung vor (Kopfhöcker), in dem sich vor allem reichlich Haare sowie Talg- und Schweißdrüsen, aber gelegentlich auch alle möglichen anderen Organgewebe mit Ausnahme der Keimdrüsen finden. Wir untersuchen ein Präparat aus einem solchen Kopfhöcker.

Bei Lupenvergrößerung haben wir zunächst den Eindruck, ein Stück Haut vor uns zu haben, das von einer dicken, oberflächlich stark abschilfernden Lage verhornter Zellen bedeckt ist. Auffällig ist nur, daß sich besonders reichlich Talgdrüsen und Haare finden. Gehen wir etwas in die Tiefe, so können wir ein buntes Gewirr der verschiedensten Gewebe feststellen. Es liegt sozusagen ein Inhaltsverzeichnis der normalen Histologie vor, die uns auch dazu verhelfen muß, mit etwas Phantasie die einzelnen Bildungen zu normalen Geweben in Beziehung zu setzen. Eine einfache Aufzählung würde immer unvollkommen bleiben: Verschiedenste drüsige Gewebe, Epithelschläuche, Pigmentepithel der Retina usw. sind mit Knorpel, Knochen, Zähnen usw. vermischt. Ein besonders regelmäßig vorhandener Bestandteil sind gliöse Anteile des Zentralnervensystems.

Im Gegensatz zu den Dermoidcysten des Ovariums bestehen die Teratome des Hodens fast immer aus unreifen Geweben, die häufig maligne entarten.

6. Ausbreitungswege bösartiger Tumoren

Den bösartigen Tumoren stehen zu Wachstum und Ausbreitung verschiedene Wege offen. Das *infiltrierende Wachstum in den Spalten* des normalen Gewebes hat sich in den randlichen Anteilen fast aller bisher besprochenen bösartigen Tumoren feststellen lassen. Besonders deutlich war dieses alle natürlichen Gewebsgrenzen außer acht lassende Wachstum im Bereich der Darmwand zu sehen (s. S. 253).

Sehr gern beschreitet besonders der Krebs den Weg der *Lymphgefäße*. Entweder werden mit dem Lymphstrom losgelöste, lebensfähige Krebszellen weitertransportiert, bleiben in dem Filter der Lymphdrüsen hängen und bilden hier neuerlich Krebsknoten (Lymphdrüsenmetastase, s. S. 272), oder die Lymphgefäße werden von einer zusammenhängenden Masse krebsiger Zellen ausgefüllt (Lymphangiosis carcinomatosa, s. S. 273).

Losgelöste Tumorzellen können auch auf dem *Blutweg* verschleppt werden und sich in entfernten Organen zu neuem Wachstum ansiedeln (hämatogene Fernmetastase, s. S. 274).

Schließlich wachsen Tumorzellen auch in *vorgebildeten Höhlen;* dabei siedeln sich entweder die abgelösten Zellen an verschiedenen Stellen an, z.B. im Peritoneum, besonders im kleinen Becken. Auf

Tumoren

bzw. in den Ovarien bilden Krebszellen sehr kennzeichnende Metastasen (Krukenberg-Tumoren); sie können auch kleinere Hohlräume völlig ausfüllen, wie z. B. einen Gang in einer Milchdrüse (intracanaliculäres Wachstum, s. S. 251).
Einige die erwähnten Wachstumsformen betreffenden Präparate seien hier besprochen.

Lymphdrüsenmetastase eines Krebses (H.-E.)

Ist eine Lymphdrüse vollkommen von Krebsgewebe durchsetzt, dann ist gleichzeitig jede Andeutung ihres ursprünglichen Baues verlorengegangen. Wir werden also trachten müssen, eine Lymphdrüse zu untersuchen, von der mindestens noch Teile erkennbar erhalten sind.

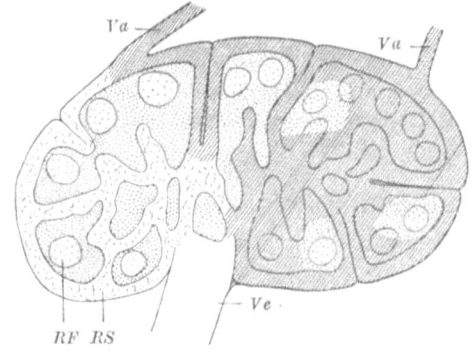

Abb. 199. Schema der Ausbreitung eines metastatischen Carcinoms (schraffiert) im Lymphknoten. *Va* Vasa afferentia; *RF* Rindenfollikel; *RS* Randsinus; *Ve* Vas efferens

Betrachten wir ein solches Präparat mit Lupenvergrößerung (Abb. 199), dann erkennen wir gewöhnlich noch die am längsten dem infiltrierenden Wachstum widerstehende Bindegewebskapsel sowie gegebenenfalls erhaltene Anteile des Parenchyms an der dichten Lagerung der Lymphocyten bzw. den Follikeln mit ihren Keimzentren. Ähnlich wie die unbelebten Fremdkörper, z. B. Kohleteilchen (s. S. 176), haben sich die Krebszellen in erster Linie in den Randsinus und tiefen Lymphwegen eingenistet, die sie durch ihr Wachstum völlig ausfüllen. Von hier aus ständig weiterwuchernd, engen sie das lymphoretikuläre Gewebe immer mehr ein, so daß es schließlich im Bereich der Krebsstränge oder -schläuche völlig geschwunden ist.

Finden wir epitheliale Stränge oder Schläuche in einer Lymphdrüse, so handelt es sich — von ganz wenigen Ausnahmen abgesehen — immer um

Metastasen, da die Lymphdrüse ja keine Epithelien enthält, aus denen ein primärer Krebs entstehen könnte.

Lymphangiosis carcinomatosa in der Lunge (*H.-E.*)

Manche primären Magen- und Mammacarcinome haben die Eigentümlichkeit, die Lymphgefäße kontinuierlich auszufüllen. Besonders leicht läßt sich dieses Verhalten in der Lunge studieren, in der die Lymphgefäße hauptsächlich entlang der Bronchien und in den Septen verlaufen.

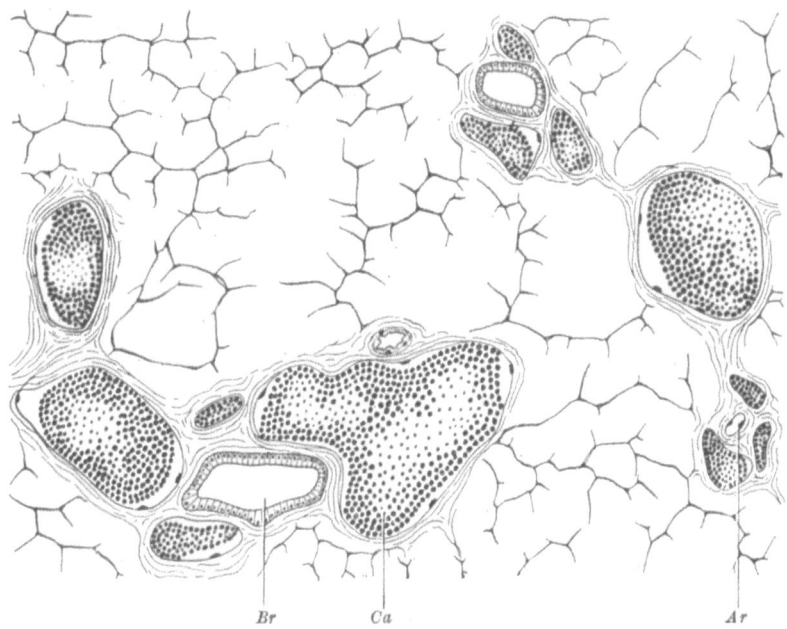

Abb. 200. Lymphangiosis carcinomatosa der Lunge. *Ar* Arterie; *Br* Bronchus; *Ca* krebsig ausgefüllte Lymphgefäße

Mit Lupenvergrößerung sehen wir an einem solchen Lungenschnitt zunächst nichts Auffälliges. Wir erkennen das unversehrte Alveolargerüst, die Gefäße und Bronchien. Bei genauerer Betrachtung fallen aber besonders in der Umgebung der Bronchien und in den Septen rundliche, gut abgegrenzte, zellreiche Herde auf (Abb. 200). Mit der starken Vergrößerung erkennen wir, daß es sich um Ansammlungen epithelialer Zellen handelt, die durch ihre verschiedene Gestalt und Größe (Zellatypie und Polymorphie) sich als Krebszellen zu erkennen geben. Die rundliche Begrenzung eines

Tumoren

solchen Krebszellhaufens entspricht immer der Wand eines Lymphgefäßes, von dem stellenweise, d.h. dort, wo die Krebsmasse die Lichtung nicht ganz ausfüllt, noch die Endothelauskleidung zu sehen ist. Welcher Krebstyp es ist, der das Lymphgefäß erfüllt, läßt sich gewöhnlich nicht feststellen, da die Krebszellen für sich allein ohne Stroma wuchern. Ihre Ernährung beziehen sie durch die Lymphgefäßwand. Sie genügt aber meist nicht, um alle Krebs-

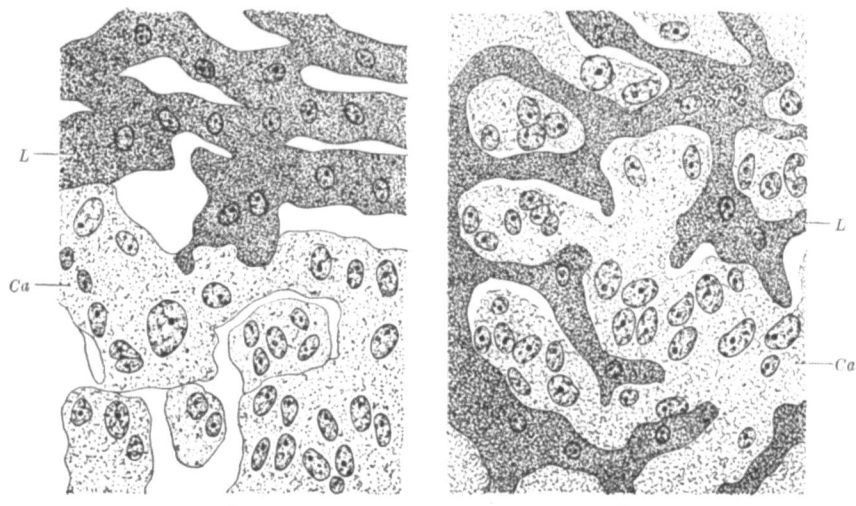

Abb. 201a u. b. Verhalten eines metastatischen Leberkrebses (*Ca*) zum Lebergewebe (*L*).
a Ersatz der Leberzellbalken durch Krebszellen. b Ausfüllung der Capillaren mit Krebszellen, wobei die Leberzellen durch Atrophie zugrunde gehen

zellen in der Lichtung am Leben zu erhalten, so daß zumeist ein großer Teil von ihnen nekrotisch ist, d.h. keinen färbbaren Kern besitzt, während das Protoplasma in eine körnige, rötlich gefärbte Masse zerfällt.

Gelegentlich wuchern die Krebszellen infiltrierend über die ursprüngliche Lymphgefäßwand hinaus in das umgebende Zellgewebe oder die Lungenvenen ein. Meist finden wir dann als Folge der Zirkulationsstörung auch Ödemflüssigkeit in den Lungenalveolen.

Hämatogene Krebsmetastase in der Leber (*H.-E.*)

Wuchern die in ein Organ auf dem Blutweg eingeschleppten Krebszellen weiter, so breiten sie sich nach allen Richtungen um diesen ursprünglichen

Wachstumskern aus. Solche Metastasen weisen daher in der Regel eine kugelige Form auf.

Schon bei Betrachtung mit freiem Auge erkennen wir an einem Präparat von einem metastatischen Krebsknoten, z. B. in der Leber, scharf abgegrenzte, rundliche Gebiete oder Teile von ihnen im Parenchym. Bei stärkerer Vergrößerung weisen sie alle den Bau einer der erwähnten Krebsarten auf. Von besonderem Interesse ist immer die Beobachtung des Randes eines solchen Knotens. Dann zeigt sich nämlich, daß die mit freiem Auge feststellbare scharfe Begrenzung einer histologischen Nachprüfung nicht standhält. Einmal sehen wir Krebszellstränge in den Capillaren vorwachsen (Abb. 201 b), wobei die zwischen den Capillaren gelegenen Leberzellbalken mehr und mehr eingeengt und schließlich druckatrophisch werden; das andere Mal sind die Krebszellen zwischen den Capillaren vorgedrungen und haben sich gewissermaßen an die Stelle der sonst hier gelegenen Leberzellbalken gesetzt (Abb. 201 a). Schließlich werden wir auch gewahr, daß in den makroskopisch krebsfrei erscheinenden Abschnitten doch schon Krebszellen, besonders in Blut- und Lymphgefäßen, vorhanden sind. Im Zentrum eines solchen metastatischen Krebsknotens ist sehr häufig die Ernährung des Tumorgewebes schlechter: Es kommt zur Nekrose und Vermehrung des Stromabindegewebes, das dann schrumpft. So entsteht bei den an der Oberfläche gelegenen Knoten die als Krebsnabel bekannte Einziehung.

Sachverzeichnis

Abortus, Geschabsel 170
Abscesse, cholangitische 60
— im Herzmuskel 29
—, metastatische, in der Niere 93
—, pyelonephritische 96
Abscheidungsthrombus 40
Adenocarcinom 252
—, papilläres 254
—, schleimbildendes 254
Adenom, makrofollikuläres 240
—, mikrofollikuläres 240
— der Schilddrüse 240
—, trabeculäres 241
Adenomyomatose der Prostata 157
Adenomyose 168
Adenosarkom der Niere 267
Aktinomykose 204
Amyloid 55, 83, 123
Amyloidleber 55
Amyloidnephrose 83
Amyloidose der Milz 123
Amyloidschrumpfniere 85
Anthrakose der Lunge 102
— der Lymphdrüse 176
Appendicitis, akute 142
Appendix, obliterierte 145
Arteriosklerose 32
— der Aorta 32
— der Coronararterien 35
Arteriolosklerose der Niere 76
Arteriolosklerotische Schrumpfniere 78
Aschoffsches Knötchen 210
Aspergillose 206
Asthma bronchiale 12
Atelektase, fetale 100
Atheromatose 33

Atrophie, braune, des Herzens 20
—, —, der Leber 49
—, fibröse, des Hodens 175
— der Muskulatur 180
Ausscheidungsabscesse der Niere 94
Ausbreitungswege bösartiger Tumoren 271

Bakterienhaufen 30
Basaliom 258
Basalzellkrebs 258
Basedow-Schilddrüse 164
Berlinerblau-Reaktion 50
Blasenmole 172
Blut 9
Blutausstrich von chronischer lymphatischer Leukämie 13
— — myeloischer Leukämie 12
— bei Eosinophilie 12
—, normaler 9
Blutaspiration 110
Blutkörperchen, rote 9
Blutschatten 8, 135
Bronchitis 116
— obliterans 115
Bronzediabetes 163

Callus 153
Candida albicans 207
Carcinom 248 ff.
—, solides (simplex) 251
—, medulläres 252
Cholangitis mit Abscessen 60
Cholecystitis, chronische 145
Cholesterinlücken 33
Chondrom 227
Chondrosarkom 233
Chorionepitheliom 268

Sachverzeichnis

Chromatolyse 26
Cirrhose, cholostatische 69
— der Leber 66 ff.
Colitis 140
Comedo-Carcinom 251
Concretio cordis 26
Coronarsklerose 35
Coronariitis 36
Croup, descendierender 97, 98

Darmgeschwür, tuberkulöses 199
Darmschleimhautinseln im Magen 138
Deciduazellen 171
Degeneration, parenchymatöse 73
Dermoidcyste 270
Diabetesniere (diabetische Nephrose) 81
Diphtherie 97 ff.
— der Trachea 98
Dissoziation der Leberzellen 49
Drüsen 155 ff.
Dysenterie 140

Ebsteinsche Zellen 81
Echinococcus hydatidosus 213
— der Leber 212
Einbettung 5
Eisenreaktion 50
Eiterkörperchen 30
Eiweißspeicherung, hyalintropfige 85
Eklampsie, Leber bei 65
Elasticafärbung 39
Encephalitis 131
—, perivenöse 131
Endocarditis 45
— chronica fibroblastica 45
— lenta 45
— polyposa 46
—, rheumatische 45
—, Thrombo- 46
—, ulceröse 47
Endometriose 167, 172
Entzündung, 185 ff.
—, croupöse 97

Entzündung, diphtherische (pseudomembranös-nekrotisierende) 97, 140
—, eitrige, des Herzmuskels 29 ff.
Entzündungen, spezifische 185 ff.
Eosinophilie, Blutausstrich bei 12
Epitheloidzellen 190
Epulis fibromatosa 226
— granulomatosa 225
Erosion der Portio 165

Färbemethoden 6
Färbung 6
Fettcirrhose 68
Fettdurchwachsung des Herzens 17
Fettembolie der Lunge 106
Fettherz 17
Fettkörnchenzellen 128, 131
Fettleber 55
Fettnekrose 160
Feuersteinleber 70
Fibrinfärbung 113
Fibroadenom der Mamma 246
Fibroadenoma intracanaliculare 247
— pericanaliculare 248
Fibrom der Haut 217
—, hartes, zellarmes 218
—, weiches, zellreiches 218
Fibromyom 222
Fibrosarkom 229, 233
Fibrose, interstitielle, des Herzmuskels 22
—, —, der Niere 95
Fibrosis testis 175
Fixierung 5
Formalin 5
Formalinpigment 6
Fragmentation der Herzmuskelfasern 16
Frakturcallus 153
Fremdkörpergranulom 208
Fremdkörperriesenzelle 208
Fruchtwasseraspiration 100

Gallepigment 52, 69, 82
Gallezylinder 52, 70, 82
Ganglienzellen 126

277

Sachverzeichnis

Gastritis, chronische atrophierende 137
Gefäße 32
Gefrierschnitte 6
Gehirn 126 ff.
Gehirnerweichung 128
Gerinnungsthrombus, frischer 40
Geschlechtsorgane 165
Gieson, van, Färbung 140
Gitterzellen 128
Gliazellen 126
Glioblastoma multiforme 264
Gliom 264
Glomerulonephritis 87
—, akute diffuse 87
—, — hämorrhagische 88
—, chronische 90
— mit nephrotischem Einschlag 87
—, subakute 89
Glomerulonephrose, membranöse 86
Glomerulosklerose, intracapilläre (Kimmelstiel-Wilson) 79
Glykogen 81
Granulationsgewebe 14, 24, 27, 42
—, spezifisches 185
Granulocyten 11
Gumma, miliares 202

Hämangiom, capilläres 223
—, kavernöses 224
Hämatoidinkristalle 129
Hämosiderin 50, 108, 121, 129, 162
Hämosiderose der Leber 50
— der Milz 121
Haut, Granulationsgewebe 14
Hepatisation, gelbe, bei Lobärpneumonie 112
—, graue, bei Lobärpneumonie 112
— der Lunge 111
Hepatitis, akute 61
—, interstitielle 70
Hepatom 260
Herdnephritis, Löhleinsche 89
Herz 16 ff.
Herzfehlerzellen 108
Herzinfarkt, frischer 26 ff.
—, nicht ganz frischer 27

Herzmuskel, hypertrophischer 21
Herzschwiele 28
Hirnblutung 130
—, alte 130
—, frische 130
Holzleber 57
Hodgkin-Zellen 212
Hornperle 258
Hyalin, bindegewebiges 125, 178
—, epitheliales 126
— in Lymphdrüse 178
Hydronephrose 96
Hypernephrom 262
Hyperplasie der Tonsillen 179
— der Uterusschleimhaut 168

Ikterus der Leber 52
— der Niere 81
Induration, anthrakotische, der Lunge 103
—, —, der Lymphdrüsen 178
Indurativpneumonie 114
Infarkt, anämischer, des Herzens 26 ff.
—, —, der Milz 125
—, —, der Niere 74
—, hämorrhagischer, der Lunge 109
—, septischer, der Lunge 119
—, vereiterter 119
Infarktnarbe der Niere 76
Infarktpleuritis 110

Kadaveröse Trübung der Niere 72
Kalkgitter 153
Karyorhexis 26
Katzenkratzkrankheit 203
Kavernenwand 198
Kavernom 224
Keloid 218
Kernwandhyperchromatose 26
Knochensystem 146 ff.
Knorpelknochengrenze 149
Koagulationsnekrose 27
Körnchenzellen, endometriale 172
Kohnsche Porenkanäle 113
Kolloidstruma, diffuse 163
Kondylom, spitzes 235

Sachverzeichnis

Konglomerattuberkel 191
Kongorot-Färbung 55
Krebse 248ff.
Krebsmetastase, hämatogene 274
Kryptentonsillitis 180
Kystom 242
—, papilläres 244

Langhanssche Riesenzelle 190
Leber 47ff.
— bei chronischer lymphatischer Leukämie 59
— — myeloischer Leukämie 58
Leberatrophie, akute gelbe 63
—, braune 49
Lebercirrhose 66ff.
—, atrophische 66
—, cholostatische 69
—, hämosiderotische 68
Leberdystrophie, akute 63
Lebergumma 202
Leberkrebs, hepatocellulärer 260
—, primärer 260
Lebersyphilis, angeborene 70, 201
Leiomyosarkom 230
Leptomeningitis, eitrige 127
Leukämie, Blutausstrich von chronischer lymphatischer 13
—, — — myeloischer 12
—, Leber bei chronischer lymphatischer 59
—, — — myeloischer 58
—, Lymphdrüse bei lymphatischer 179
Leukocyten, basophile 11
—, eosinophile 11
—, neutrophile 9
—, segmentkernige 11
Levaditi-Färbung 201
Lipofuscin 21, 50
Lipoidnephrose 85
Lipom 227
Lipomatose 17, 160, 179
— der Lymphdrüsen 179
— der Skeletmuskulatur 181
Lipomatosis cordis 17
Lobärpneumonie 111ff.
Lobulärpneumonie 115

Löhleinsche Herdnephritis 89
Lunge 99ff.
—, Anthrakose der 102
—, Blutaspiration der 110
—, Fettembolie der 106
—, Miliartuberkulose der 190
—, Silikose der 103
Lungenabsceß 118
Lungenemphysem 105
Lungenentzündung 110
Lungenfibrose, interstitielle 120
Lungeninfarkt, hämorrhagischer 109
Lungenödem 104
Lungentuberkulose, fibröse 196
Luschkasche Gänge 146
Lymphangiosis carcinomatosa 273
Lymphatisches Gewebe 176ff.
Lymphdrüse, Anthrakose der 176
—, Hyalin in 178
—, bei lymphatischer Leukämie 179
Lymphdrüsentuberkulose 194
—, granuläre 194
—, großzellige 194
—, käsige 194
—, verkalkende 194
Lymphoblasten 14
Lymphocyten 12
Lymphdrüsenmetastase 272
Lymphogranulom 211
Lympho-Reticulosarkom 232
Lymphosarkom 230

Magen-Darmtrakt 136ff.
Magengeschwür 138.
Malarialeber 51
Malariamelanin 52, 123
Malariamilz 123
Markscheidenfärbung 134
Mastopathia cystica 155
— fibrosa 156
Mastzellen 11
Mediaverkalkung 36
Medulläres Carcinom 252
Melanom, malignes 267
Meningiom 221
Meningitis, eitrige 127
—, tuberkulöse 187

Sachverzeichnis

Meningoencephalitis 128
—, tuberkulöse 188
Mesaortitis 38
Metachromasie 55
Metaplasie, indirekte 138
Mikrogliazellen 127
Miliare Tuberkel der Leber 188
Miliartuberkulose 188 ff.
— der Lunge 190
Milz 121 ff.
—, Amyloidose der 123
—, anämischer Infarkt der 125
—, Hämosiderose der 121
Monilia 207
Monocyten 11
Mosaikstruktur 147
Multiple Sklerose 135
Myeloblasten 13, 58
Myelocyten 13, 58
Myokardiolyse 28
Myokarditis, diffuse eitrige 31
— bei Diphtherie 31
—, rheumatische 210
Myom 222
Myosarkom 230
Myxom 218
Myxosarkom 233

Naevus papillomatosus 265
— planus 265
Naevuszellnaevus 265
Narbe 25
Nebennierenrindenadenom 241
Nekrose, fibrinoide 139
—, ischämische 26
Nephritis, interstitielle (bakterielle) 95
—, — bei Scharlach 92
Nephrose 80 ff.
—, cholämische 81
—, diabetische 81
Nephrosklerose 76 ff.
Neurinofibrom 221
Neurinom 220
Neurofibrom 219
—, abgekapseltes, fasciculäres 219
—, diffuses, retikuläres 219

Neuronophagie 133
Niederschläge 7
Niere 71 ff.
—, Arteriolosklerose der 76
—, Ikterus der 81
—, kadaveröse Trübung der 72
—, Verfettung der 80
Nierenabscesse, metastatische 93
Niereninfarkt, anämischer 74
Normoblasten 13

Oligodendroglia 127
Organisation 24, 28, 41, 114, 136
Osteoblasten 147
Osteochondritis luica 152
Osteochondrom 228
Osteogenes Sarkom 232
Osteoklast 147
Osteoid 151
Osteoidsarkom 233
Osteosarkom 233
Ostitis deformans Paget 147
Ovula Nabothi 166
Oxyuren in der Appendix 214

Pachymeningitis haemorrhagica interna 135
Pankreas, Sklerose des 162
Pankreasapoplexie 161
Pankreascirrhose 162
Pankreasnekrose, akute 160
Pankreascirrhose, hämosiderotische 162
Panzerherz 196
Papillom der Harnblase 236
— des Kehlkopfes 236
Parakeratose 236
Parasiten, tierische 212
Parotismischtumor 245
Parotitis, ascendierende 158
Peribronchiale Pneumonie 117
Peribronchitis 118
Perikarditis, akute fibrinöse 22
—, in Organisation 24
—, tuberkulöse 195
Peritoneum 26
Peritonitis 24

Sachverzeichnis

Phlegmone der Skeletmuskulatur 183
Pigmentkörnchenzellen 129, 131
Pigmentnaevus 265
Pilzkrankheiten 206
Placenta 170
Placentargewebe 170
Plattenepithelcarcinom 256
—, nicht verhornendes 258
—, verhornendes 257
Pleura 26
Pleuritis 24, 119
Pneumocystis-Pneumonie 120
Pneumonie 110ff.
—, abscedierende 118
—, chronische 113
—, croupöse 110
—, gallertige 186
—, interstitielle 119
—, miliare, käsige 190
—, peribronchiale (bei Masern) 117
—, plasmocytäre 121
—, tuberkulöse käsige 185
Poliomyelitis anterior 133ff.
Polyp der Darmschleimhaut 238
Portioerosion 165
Prostata, Adenomyomatose der 157
—, Myome der 158
Prostatahypertrophie 157
Prostatakonkremente 158
Psammom (der Dura) 222
Psammopapillom des Eierstockes 244
Pseudoacini 66
Pseudoerosion der Portio 165
Pseudogallengänge 64, 67
Pseudohypertrophie der Muskulatur 181
Pseudoknorpel 245
Pseudomucinkystom des Eierstockes 242
Pyämie 29, 93
Pyelonephritis 95
Pyknose 26

Rachendiphtherie 97
Rachitis 150

v. Recklinghausensche Krankheit 219
Respirationstrakt 97ff.
Reticulosarkom 231
Rhabdomyosarkom 230
Riesencapillaren 136
Riesenzellepulis 225
Röhrenknochen, normaler kindlicher 149
—, rachitischer 150
Rückenmark 132ff.
Rundzellensarkom 228
Russelsche Körperchen 137

Sagomilz 123
Salpingitis, akute 174
—, chronische 173
Sarkom 228
—, osteogenes 232
—, polymorphzelliges 228
Schinkenmilz 124
Schleimkrebs 254
Schrumpfniere, arteriolosklerotische 78
—, nephritische, sekundäre 91
—, pyelonephritische 96
Scirrhus 251
Seborrhoische Warze 234
Sehnenfleck 25
Siegelringzellen 255
Silberimprägnation nach Levaditi 201
Silikose der Lunge 103
Skeletmuskulatur 180ff.
—, Atrophie der 180
—, Phlegmone der 183
—, Pseudohypertrophie der 181
—, wachsartige Degeneration der 182
Sklerose der Intima 33
—, multiple 135
— des Pankreas 162
Solitärtuberkel des Gehirns 192
Soor 207
Spindelzellsarkom 228
Speckleber 57
Staubzellen 102

Sachverzeichnis

Stauungsleber 57
Stauungslunge, chronische 107
Stauungsniere 73
Steatosis hepatis 55
Sternberg-Reed-Zellen 212
Sternbergsche Riesenzelle 212
Stromareaktion 249
Struma colloides diffusa 163
Sublimatnephrose 82
Sudan-Färbung 18
Syphilis 200 ff.
Syphilome, miliare 71

Tabes dorsalis 134
Talkumgranulom 209
Teratom 270
Thrombocyten 12
Thromboendokarditis 46
Thrombose 39 ff.
Thrombophlebitis 43
Thrombus, gemischter 41
—, grauroter (Abscheidungsthrombus) 40
—, hyaliner 66
— in Organisation 41
—, kanalisierter 44
—, organisierter 43
—, roter (Gerinnungsthrombus) 40
Tigerung des Herzmuskels 20
Tonsillen, Hyperplasie der 179
Trichinose 215
Trichinen im Muskel 215
Trophoblast 172
Trübung, kadaveröse, der Niere 72
Tuberkel, miliare, der Leber 188
Tuberkulom 192
— des Gehirns 192

Tuberkulose 185 ff.
Tumoren 216 ff.
Tumoren, braune 227
Typhus abdominalis 141
Typhusdarm 141
Typhuslymphknoten 142
Typhuszelle 142

Ulcusgastritis 139
Ulcus rodens 260
Umbau-Gastritis 138

Verfettung, großtropfige, diffuse (Leber) 54
— des Herzens, diffuse 20
— —, fleckförmige (Tigerung) 19
— des Herzmuskels 18
—, hypoxämische 20, 54
—, kleintropfige, centroacinäre (Leber) 53
—, —, diffuse (Leber) 54
— der Leber 53 ff.
— der Niere 80
Vergrößerung 2
Viruslymphadenitis 203

Wachsartige Degeneration der Skeletmuskulatur 182
Wachsleber 57
Wilms-Tumor 267

Zellatypie 248
Zellpolymorphie 248
Zentralnervensystem 126
Ziehl-Neelsen-Färbung 186
Zuckergußmilz 125

Tafeln 1—3
Farbige Beispiele für die gebräuchlichen histologischen Färbemethoden

Hamperl, Praktikum, 7. Aufl.   Springer-Verlag Berlin-Heidelberg-New York

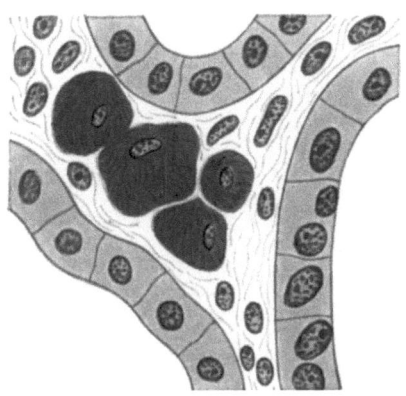

Abb. 1. Hämatoxylin-Sudan. Lipoidnephrose

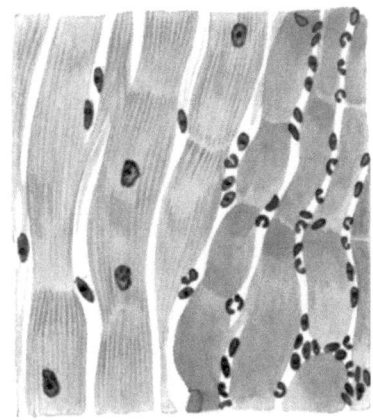

Abb. 2. Hämatoxylin-Eosin. Herzinfarkt

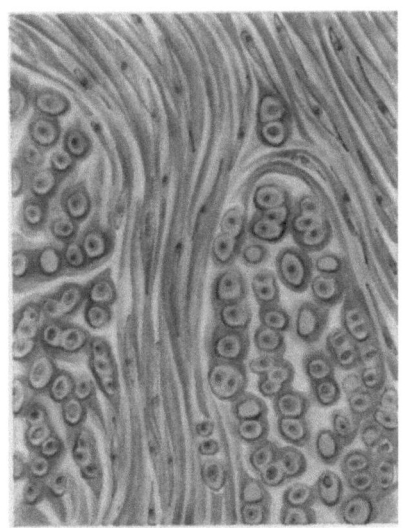

Abb. 3. Van Gieson. Fibromyom

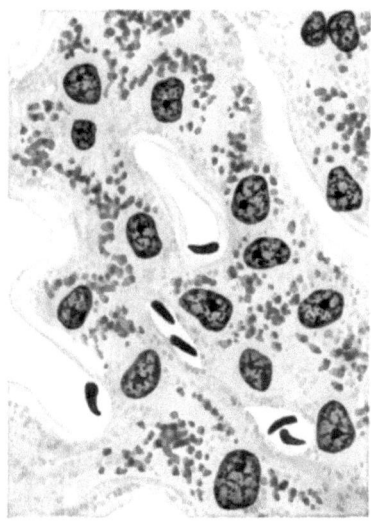

Abb. 4. Hämatoxylin. Braune Leberatrophie

Tafel 2

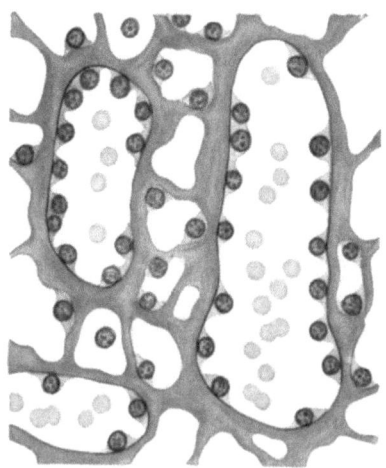

Abb. 5. Hämatoxylin-Kongorot.
Schinkenmilz

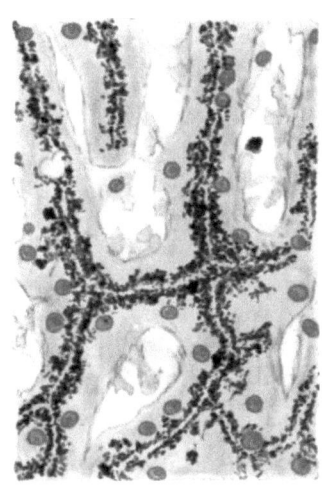

Abb. 6. Berlinerblaureaktion-
Kernechtrot. Hämosiderose der Leber

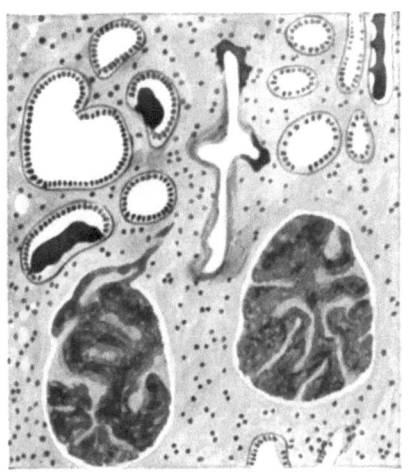

Abb. 7. Methylviolett. Amyloidniere

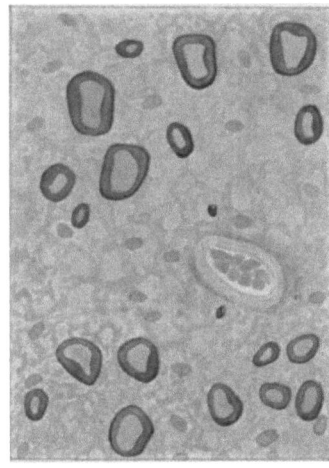

Abb. 8. Markscheidenfärbung nach
SPIELMAYER Tabes dorsalis

Tafel 3

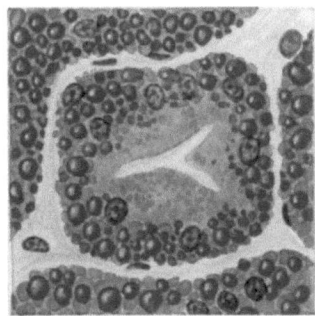

Abb. 9. Hämatoxylin-Sudan.
Nierenverfettung

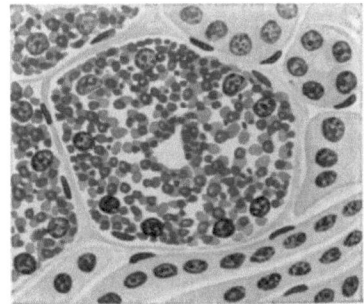

Abb. 10. Glykogenfärbung nach BEST.
Diabetesniere

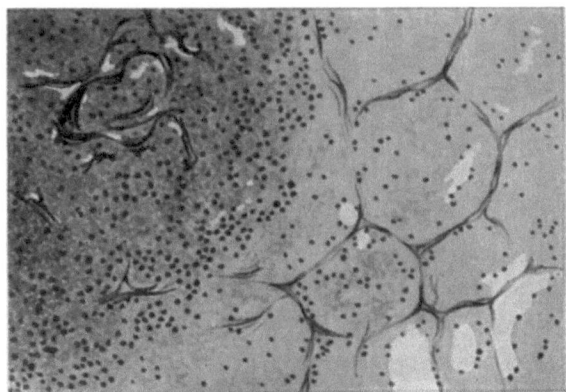

Abb. 11. Elastica-Kernechtrot. Käsige Pneumonie

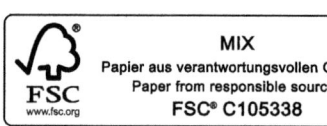

If you have any concerns about our products,
you can contact us on
ProductSafety@springernature.com

In case Publisher is established outside the EU,
the EU authorized representative is:
**Springer Nature Customer Service Center GmbH
Europaplatz 3, 69115 Heidelberg, Germany**

Printed by Libri Plureos GmbH
in Hamburg, Germany